Cardiopatie congenite dell'adulto

Una guida pratica

Cardiopatie congenite dell'adulto

Una guida pratica

Michael A. Gatzoulis
Royal Brompton Hospital and
National Heart & Lung Institute
at the Imperial College
London, UK

Lorna Swan
Department of Cardiology
Western Infirmary
Glasgow, UK

Judith Therrien
Sir M. Davis Jewish General Hospital
McGill University
Montreal, Quebec, Canada

George A. Pantely
Division of Cardiology
Oregon Health and Science University
Portland, Oregon, USA

Con il contributo di
Philip J. Steer
per il capitolo Gravidanza e Contraccezione

Prefazioni di
Lucio Parenzan
Eugene Braunwald

Edizione italiana a cura di
Massimo Chessa e Alessandro Giamberti

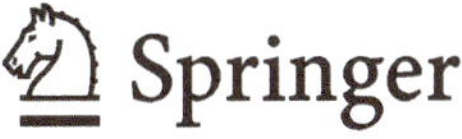

Edizione italiana tradotta e curata da:

MASSIMO CHESSA e ALESSANDRO GIAMBERTI
Centro di Cardiologia-Cardiochirurgia Pediatrica e del Cardiopatico Congenito Adulto
Centro Cardiovascolare "E. Malan" – Università degli studi di Milano
IRCCS - Policlinico San Donato
San Donato Milanese (Milano)

Titolo dell'opera originale: Adult Congenital Heart Disease – A Practical Guide

BMJ books is an imprint of the BMJ Publishing Group Limited, used under licence

ISBN 978-88-470-0525-9

Springer-Verlag fa parte di Springer Science+Business Media

springer.com

Adattamento della copertina: Simona Colombo, Milano
Impaginazione: C & G di Cerri e Galassi, Cremona
Stampa: Arti Grafiche Nidasio, Assago

Springer-Verlag Italia S.r.l., Via Decembrio, 28, I-20137 Milano

Prefazione all'edizione italiana

Le cardiopatie congenite nell'adulto rappresentano un problema sociosanitario divenuto attualmente di tale importanza e tale complessità da richiedere un'attenzione del tutto nuova per affrontare il problema stesso in maniera adeguata. Esistono molte cardiopatie congenite "semplici", come il difetto interatriale, che rimangono spesso silenti in età pediatrica, manifestando però segni clinici nella loro storia naturale in età adulta; altre ancora, come la coartazione aortica, seppure sottoposte a correzione chirurgica, possono avere sequele a distanza in termini di ostruzione residua, ipertensione persistente o sviluppo precoce di coronaropatia. In altre cardiopatie, anche assai complesse, i notevoli progressi della cardiochirurgia nelle ultime tre o quattro decadi hanno permesso una sopravvivenza superiore al 90%; tuttavia appaiono del tutto evidenti i problemi a lungo termine di disfunzione ventricolare o aritmie dopo intervento di Fontan o dopo correzione fisiologica della trasposizione delle grosse arterie, oppure ancora la funzionalità limitata nel tempo di condotti valvolati o l'impatto negativo sulla funzione ventricolare destra di una insufficienza polmonare cronica dopo correzione di patologie tronco-conali.

Terapia antiaritmica, terapia anticoagulante, profilassi dell'endocardite, contraccezione e gravidanza sono altre problematiche più generali che possono essere affrontate nei cardiopatici congeniti adulti in maniera appropriata soltanto con una competenza specifica e collaborazione interdisciplinare. Identiche considerazioni valgono ovviamente per procedure chirurgiche o di emodinamica interventistica. Risulta evidente la necessità di un appropriato programma di training del personale medico, tecnico e infermieristico in Centri di riferimento, possibilmente creando una rete regionale o interregionale, di coordinare i rapporti con i medici di famiglia, di promuovere la realizzazione di registri regionali/nazionali e l'attività di ricerca.

La "popolazione" dei cardiopatici congeniti adulti è relativamente nuova, ma indubbiamente destinata a crescere; richiede un'attività multidisciplinare e una struttura organizzativa ospedaliera e sul territorio certamente complessa, che rappresenta una "sfida" che non possiamo ignorare; il libro di Gatzoulis, Swan, Therrien e Pantely rappresenta di certo uno strumento di grande utilità per specialisti e non specialisti che abbiano a cuore il problema e vogliano vincere questa sfida.

Lucio Parenzan
Direttore scientifico Humanitas Gavazzeni

Nota dei curatori dell'edizione italiana

Migliorare l'assistenza al paziente adulto con cardiopatia congenita rappresenta un dovere a cui tutti coloro che lavorano al miglioramento della gestione delle cardiopatie congenite non possono sottrarsi.

Nel XXI secolo, questa nuova popolazione di pazienti ci interroga sul suo futuro e chiede risposte agli innumerevoli problemi che la loro condizione pone.

Un approccio corretto dovrebbe associare alla gestione clinica di queste problematiche lo studio e la ricerca, così da favorire la crescita culturale dei centri.

La traduzione di questo Manuale vuole essere un contributo a questa "missione" a cui tutti siamo chiamati, con l'auspicio che i colleghi (qualunque sia la loro specialità), gli specializzandi e gli studenti trovino in questo testo tradotto un veicolo semplice e completo per avvicinarsi alle problematiche del cardiopatico congenito adulto.

Massimo Chessa – Alessandro Giamberti
Responsabili Programma Cardiopatie
Congenite dell'Adulto
Centro di Cardiologia-Cardiochirurgia Pediatrica
e del Cardiopatico Congenito Adulto
Centro Cardiovascolare "E. Malan" –
Università degli Studi di Milano
IRCCS - Policlinico San Donato
San Donato Milanese (Milano)

Prefazione all'edizione inglese

La possibilità di diagnosticare e trattare con successo le cardiopatie congenite rappresenta uno dei più importanti successi della chirurgia e della medicina cardiovascolare del XX secolo. Come conseguenza, il numero di adulti con cardiopatie congenite – sia sottoposte a trattamento che non trattate – è cresciuto rapidamente e attualmente si avvicina a circa un milione di pazienti nel Nord America. Un incremento simile è avvenuto anche in Europa occidentale. La cura degli adulti con cardiopatia congenita rappresenta un'importante sfida. Queste cardiopatie includono un ampio numero di differenti malformazioni anatomiche, con vari gradi di severità, a vari livelli della loro storia naturale e con gradi diversi di riparazione anatomica. Approssimativamente, un terzo di questi pazienti ha una malformazione cardiaca congenita "semplice", come ad esempio una stenosi valvolare polmonare di media importanza o un difetto interventricolare sottoposto a chirurgia. La maggioranza ha lesioni di notevole complessità, come ad esempio una cardiopatia cianogena.

Questa popolazione di adulti con cardiopatie congenite è in crescita e presenta delle problematiche peculiari nella sua gestione. Le aritmie sono frequenti e spesso molto importanti. La gravidanza presenta delle problematiche specifiche. Il rischio di endocardite batterica e disfunzione ventricolare prematura può verificarsi anche in pazienti sottoposti a una correzione soddisfacente. C'è una delicata interazione tra la gestione dei rischi tipici che contribuiscono allo sviluppo di coronaropatie negli adulti e gli esiti di cardiopatie congenite riparate, come la coartazione dell'aorta.

Durante le ultime due decadi, l'approccio alla diagnosi nel trattamento degli adulti con cardiopatie congenite si è totalmente trasformato. Per molti anni la sala di emodinamica è stata il luogo per la diagnosi, mentre la sala operatoria la sede del trattamento. Ora le sale di imaging [n.d.T. sala di ecocardiografia, tomografia computerizzata, risonanza magnetica] sono il principale centro di diagnosi mentre il laboratorio di emodinamica diventa sempre più il luogo di trattamento invasivo.

Idealmente gli adulti con cardiopatie congenite dovrebbero essere curati presso centri regionali dedicati a cardiopatici congeniti adulti, all'interno dei quali siano presenti cardiologi formati per il trattamento del cardiopatico congenito sia in età pediatrica sia in età adulta, e addestrati per la gestione degli specifici problemi che questi pazienti possono presentare. Tuttavia i centri regionali da soli non possono compiere tutto il lavoro.

Cardiologi non specificatamente addestrati per curare questi pazienti, nonché altre figure professionali, al di fuori di questi centri regionali, sarebbero auspicabili al fine di partecipare alla cura di questi pazienti. *Cardiopatie congenite dell'adulto: una guida pratica* – Autori: Gatzoulis, Swan, Therrien e Pantely – sarà una risorsa di gran valore per tutti questi professionisti. Questa guida descrive le forme diverse di cardiopatie congenite con un dettaglio sufficiente per permettere al medico una diagnosi e una gestione della maggior parte dei loro problemi; inoltre questo non è il testo enciclopedico che serve al subspecialista e che spesso disorienta il non specialista. La sezione sui principi generali, includendo la gravidanza, la contraccezione, l'endocardite infettiva, l'anticoagulazione, le aritmie, la sincope, l'insufficienza cardiaca e la cura di pazienti con cianosi, è particolarmente ben descritta.

C'è stato il timore che gli adulti con cardiopatie congenite potessero diventare degli orfani dal punto di vista medico. Questo Manuale diventerà una importante risorsa educativa per aiutare a ridurre questo timore.

Eugene Braunwald, MD
Boston, MA, USA

Introduzione

Le cardiopatie congenite, con un'incidenza approssimativa dell'1%, rappresentano il principale difetto congenito con una prognosi generalmente abbastanza negativa. Il miglioramento della diagnosi e della gestione dei pazienti con cardiopatie congenite durante l'ultima parte del XX secolo ha permesso alla maggioranza di questi pazienti di sopravvivere fino all'età adulta. Ci sono attualmente centinaia di migliaia di individui nel mondo che sono sopravvissuti a una chirurgia eseguita in età pediatrica o sono stati scoperti essere portatori di una cardiopatia congenita in età avanzata - spesso durante la gravidanza. La maggior parte di questi pazienti ha dei problemi crescenti durante tutto l'arco della vita, sia di tipo cardiaco sia di altra natura medica. Questi pazienti sono regolarmente seguiti dal loro medico di famiglia e, in modo sempre maggiore, dai medici specialisti ospedalieri, rappresentando per essi sia un significativo sovraccarico di lavoro sia una sfida nella gestione stessa. Benché i pazienti con cardiopatie congenite rappresentino una sfida per il trattamento medico, vi è sempre stata una marcata scarsità di mezzi a disposizione per la formazione e in generale per provvedere ai bisogni di questi pazienti.

Lo scopo di questo libro è quello di introdurre questo importante argomento a un più ampio uditorio, in particolare medici generici, medici non specialisti nel trattamento delle cardiopatie congenite, medici in formazione e personale paramedico e in generale tutti coloro che a qualche titolo siano coinvolti nel trattamento dei cardiopatici congeniti. Nostra principale attenzione è stata quella di introdurre i principi generali nella definizione del problema, discutere la gestione delle lesioni comuni e fornire informazioni essenziali nella gestione delle emergenze. Nostro scopo finale è stato quello di rendere familiari le varie discipline coinvolte nella gestione di tali soggetti rendendone più facile un appropriato e tempestivo riferimento allo specialista. La conoscenza è potere ed è sperabile che un insieme di professionisti (e di pazienti) meglio informato, migliorerà le prospettive a lungo termine di ciò che si considera essere uno dei principali obiettivi coronati da successo della medicina moderna.

Michael A. Gatzoulis
Lorna Swan
Judith Therrien
George A. Pantely

Ringraziamenti

Gli autori sono profondamente grati ai loro colleghi: Prof. Philip Steer per la parte riguardante gravidanza e contraccezione, Prof. Leon Gerlis per i disegni morfologici, Dr. Philip Kilner, Wei Li e Yen Ho per la risonanza magnetica cardiaca, ecocardiografia e i reperti anatomici, Dr. Jack Colman, Dr. Erwin Oechslin e Dylan Taylor per aver autorizzato l'utilizzo del glossario di cardiopatie congenite, Dr. Craig Broberg e Mary Banks, Nick Morgan e Tom Fryer, nonché lo staff della casa editrice BMJ Books/ Blackwell per il loro entusiasta supporto durante l'intero progetto. Il Dr. Gatzoulis e il Royal Brompton Adult Congenital Heart Program sono sostenuti dalla British Heart Foundation.

Indice

Parte 1

Aspetti generali

Capitolo 1

Epidemiologia delle cardiopatie congenite

Una cardiopatia congenita è per definizione una patologia presente sin dalla nascita. Tuttavia molte condizioni cliniche congenite possono manifestarsi con uno spettro assai vario di difetti che possono essere stati o meno presenti sin dalla nascita.

Quelli presenti ma non usualmente evidenziati nelle fasi iniziali della vita includono lesioni come i difetti interatriali di moderata entità. Inoltre ci sono forme non strettamente congenite, come ad esempio molte delle cardiomiopatie, che all'inizio presentano solo delle anomalie anatomiche che rappresentano una predisposizione latente alla patologia.

Approssimativamente il 60% delle cardiopatie congenite viene diagnosticato nei bambini con un anno di età, il 30% nei bambini più grandi, il 10% negli adulti (cioè pazienti oltre i 16 anni di vita). Tuttavia ci sono adesso più adulti che bambini con cardiopatie congenite e questo ha delle implicazioni importanti nella pratica di ogni settore della medicina dell'adulto.

La maggior parte degli adulti con cardiopatie congenite raggiunge lo specialista degli adulti attraverso il cardiologo pediatrico. Questi pazienti hanno beneficiato dei miglioramenti della cardiologia pediatrica e della cardiochirurgia, con il risultato che il 96% dei bambini con cardiopatie congenite sopravvive al periodo infantile e vivrà perlomeno 15 anni.

L'incidenza di nati vivi con cardiopatie congenite è, in modo approssimativo, 7 casi ogni 1000 nati vivi. Il dato varia chiaramente a seconda della popolazione studiata ma è nella maggior parte dei casi una semplice approssimazione. Questi numeri sono stati di poco modificati dalla diagnosi prenatale. La prevalenza di cardiopatie congenite è molto più difficile da determinare, specialmente negli adulti. Nel Regno Unito (con una popolazione approssimativa di 60 milioni di persone) si pensa vi siano almeno 150000 adulti con cardiopatie congenite. Questo dovrebbe determinare la presenza di almeno 250 casi ogni 100000 abitanti (Tabella 1.1).

Tabella 1.1 Lesioni cardiache più comuni (alla nascita)

Difetto interventricolare	30%	Stenosi valvolare aortica	6%
Difetto interatriale	10%	Tetralogia di Fallot	6%
Dotto arterioso	10%	Trasposizione completa dei grossi vasi	4%
Stenosi valvolare polmonare	7%	Altre	20%
Coartazione dell'aorta	7%		

Nomenclatura

Una delle principali difficoltà per uno specialista in relazione alla gestione delle cardiopatie congenite è una confusa e apparentemente incomprensibile nomenclatura regolarmente utilizzata. Un chiaro esempio di ciò è la molteplicità di termini utilizzati per una singola condizione, ad esempio doppia discordanza, trasposizione dei grossi vasi o trasposizione congenitamente corretta.

Sfortunatamente una nomenclatura descrittiva dettagliata è vitale per la comprensione dell'anatomia, della fisiologia e dell'evoluzione di questi pazienti. La descrizione segmentale logica dovrebbe, si spera, minimizzare la confusione, ma è ancora difficile per i non specialisti districarsi nelle implicazioni di questi termini. In molti di questi casi un'immagine è più efficace di mille parole se associata alla spiegazione telefonica di un cardiologo pediatra: la maggior parte dei dettagli pertinenti possono essere comunicati con efficacia. Un glossario e una lista di siti web utili che possono aiutare nella spiegazione dell'anatomia cardiaca sono inclusi alla fine di questo libro.

Eziologia

Il periodo cruciale dello sviluppo cardiaco fetale si ha tra la sesta e la dodicesima settimana di età gestazionale. Inoltre le anomalie del dotto, le lesioni valvolari e le anomalie del miocardio possono presentarsi più tardi nella gravidanza. Clinicamente i pazienti vogliono sapere:

1. perché ciò accade?
2. Potrà succedere ancora? (Ad esempio altri fratelli o figli potranno essere anch'essi affetti?)

L'eziologia delle lesioni congenite può essere separata in forme genetiche e non genetiche. Le cause non genetiche (Tabella 1.2) possono includere le malattie della madre (come la rosolia o il diabete) o l'assunzione di droghe da parte della madre (includendo gli antiepilettici, l'alcool e il litio ad esempio). Esempi di delezioni comuni e duplicazioni sono riportati nella Tabella 1.3.

Tabella 1.2 Eziologie non genetiche di lesioni congenite e interessamento cardiaco

Eziologia non genetica	Coinvolgimento cardiaco
Rosolia materna	Dotto arterioso pervio, stenosi valvolare polmonare, stenosi delle arterie polmonari, difetti interatriali
Litio	Malattia della valvola tricuspide
Sindrome fetoalcolica	Difetto interventricolare
Lupus materno	Blocco atrioventricolare congenito

Tabella 1.3 Esempi di delezioni/duplicazioni comuni

Sindrome del cuore sinistro ipoplasico	delezione 11q23-25
Coartazione	delezione 4q31, 5q23-31
Tetralogia di Fallot	delezione 22q11, 8p22

Approssimativamente il 17% di cardiopatie congenite si ha in associazione con una sindrome ben definita che "causa" il difetto. Tuttavia il contributo genetico alla cardiopatia congenita è molto più importante. Durante l'ultima decade, numerosi loci genetici e anomalie cromosomiche sono stati associati a un ampio range di condizioni. Si deve solo dare uno sguardo alla percentuale di ricorrenza per le madri con cardiopatie congenite per comprendere che i fattori familiari genetici contribuiscono a molte delle principali lesioni (*vedi* Capitolo 3 per le percentuali di ricorrenza).

I libri di pediatria elencano una pletora di forme rare di cardiopatie congenite, molte delle quali associate a problemi multisistemici. Di tali lesioni, le più complesse spesso esitano nella morte di questi bambini prima che essi raggiungano il medico dell'adulto. La Tabella 1.4 elenca alcune delle principali lesioni che il medico dell'adulto o il chirurgo possono vedere.

Tabella 1.4 Alcune delle principali lesioni riscontrabili dai medici dell'adulto

Sindrome	Manifestazione cardiaca	Manifestazione non cardiaca
Holt Oram	Difetti settali (DIA, DIV)	Difetti ossei Autosomica dominante-12q35 TBXS fattore di trascrizione
Ellis-Van Creveld	Atrio unico, DIA	Anomalie degli arti e delle unghie
Noonan	Displasia della valvola polmonare Cardiomiopatie (ipertrofia, spesso del cuore destro)	*Pterigium colli*, bassa statura, *pectus escavatum*, criptorchidismo
Turner	Coartazione e bicuspidia della valvola aortica	Cromosoma X0 Linfedema Bassa statura *Pterigium colli*
Kartagener	Destrocardia	*Situs inversus*, sinusite, bronchiectasie
Leopard	Stenosi polmonare	Lentigini multiple, sordità, nevi, anomalie costali

Le più comuni sindromi cardiache congenite

Numerose sindromi meritano una specifica menzione o per la loro frequenza o a causa dell'importanza delle problematiche non cardiache.

Trisomia 21 (sindrome di Down)

L'associazione tra la trisomia 21 e le cardiopatie congenite è ben conosciuta. I bambini con una sindrome di Down e il difetto del setto atrioventricolare, altresì definito come canale atrioventricolare (CAV), dovrebbero essere sottoposti precocemente a una operazione chirurgica, prima che sia possibile lo sviluppo di un'ipertensione polmonare. Benché nel passato la stessa sopravvivenza del paziente con sindrome di Down e la più alta mortalità perioperatoria siano state delle barriere al trattamento del difetto cardiaco, il numero di soggetti con trisomia 21 e CAV sottoposti a chirurgia è alto. Nella popolazione di adulti è tuttavia comune vedere pazienti con sindrome di Down e una cianosi ed eritrocitosi secondaria.

I difetti del setto atrioventricolare (spesso difetti completi con un difetto settale sia atriale sia ventricolare e delle anomalie della valvola atrioventricolare, *vedi* Capitolo 10) e la tetralogia di Fallot sono le lesioni più frequenti. La sindrome di Down coesiste con CAV nel 35% dei pazienti e in percentuale superiore al 75% di questi con una forma completa di CAV.

Nella cura di questi pazienti adulti un'altra componente importante della loro sindrome di Down, che può avere un impatto sul loro status cardiaco, è la tendenza alle apnee ostruttive durante il sonno e alle patologie della tiroide.

Sindrome di DiGeorge (CATCH 22)

La sindrome di DiGeorge (CATCH 22) è dovuta a una delezione del cromosoma 22 (22q11). È un difetto genetico relativamente comune tra i pazienti con cardiopatia congenita. Approssimativamente il 15% dei pazienti con tetralogia di Fallot presenta questa delezione. Ciò è più probabile se essi hanno inoltre un arco aortico destroposto, un'atresia polmonare o collaterali aorto-polmonari. Altre componenti della delezione 22q11 includono difetti cardiaci, anomalie facciali, ipoplasia del timo, palatoschisi e ipocalcemia (da cui l'acronimo anglosassone CATCH 22: *Cardiac anomaly, Anomalous face, Thymus hypoplasia/aplasia, Cleft palate, and Hypocalcaemia*). Questo difetto genetico di solito si presenta in modo sporadico ma con la possibilità che i soggetti affetti abbiano un rischio del 50% di trasmettere il difetto stesso alla loro prole. Il test diagnostico per tale condizione è chiamato FISH (*Fluorescence In Situ Hybridization*), viene effettuato su un campione di sangue e dovrebbe essere messo a disposizione per pazienti con tetralogia di Fallot che stiano prendendo in considerazione la possibilità di una gravidanza.

Altre anomalie cardiache comunemente riscontrate nei pazienti con una delezione 22q11 sono l'interruzione dell'arco aortico e il *troncus arteriosus.* I pazienti con una delezione 22q11 hanno inoltre un alto rischio di disturbi psichiatrici, di solito la depressione, che possono influenzare la loro qualità di vita e la *compliance* nel follow-up della patologia cardiaca.

Sindrome di Williams

La sindrome di Williams è associata ad anomalie cardiache dello sviluppo neurologico e multisistemico in generale, ed è causata una delezione del cromosoma 7 (7q11.23). Le più comuni anomalie cardiache sono la stenosi sopravalvolare aortica, le stenosi delle arterie polmonari periferiche e le anomalie arteriose come ad esempio la stenosi degli ostii coronarici. Le lesioni della parte sinistra del cuore tendono alla progressione (stenosi sopravalvolare aortica), mentre le anomalie della parte destra del cuore (polmonari) sono spesso statiche o possono progredire spontaneamente. I soggetti con una sindrome di Williams presentano inoltre delle anomalie legate al metabolismo del calcio fino a una ipocalcemia – usualmente neonatale – che hanno un'importanza clinica.

Outcome a lungo termine

L'outcome a lungo termine relativo a ogni specifica lesione sarà discusso nei capitoli successivi.

La mortalità per cardiopatie congenite si è drammaticamente ridotta nei lattanti e nei bambini. La maggior parte di questi bambini ha la possibilità di raggiungere l'età adulta. Nel Regno Unito nel 1986 il 60% delle morti per cardiopatie congenite si è avuto in lattanti con meno di un anno di vita. A partire dal 1990 questo dato è significativamente cambiato e attualmente la maggior parte delle morti per cardiopatie congenite si ha nei soggetti adulti oltre i venti anni.

Letture consigliate

Hoffman JIE & Kaplan S (2002) The incidence of congenital heart disease. Journal of the American College of Cardiology, 39, 1890-1900

Petersen S, Peto V & Rayner M (2003) Congenital heart disease statistics 2003. British Heart Foundation Health Promotion Research Group, University of Oxford. www.heartstats.org

Warnes CA, Liberthson R, Danielson GK et al (2001) Task force: 1. The changing profile of congenital heart disease in adult life. Journal of the American College of Cardiology, 37, 1170-1175

Wren C & O'Sullivan JJ (2001) Survival with congenital heart disease and need for follow up in adult life. Heart, 85(4), 438-443

Capitolo 2

Servizi per l'adulto con cardiopatie congenite

Breve storia della specialità

Le cardiopatie congenite in età adulta rappresentano una specialità cardiovascolare in rapida e continua crescita; ciò riflette, in larga misura, il successo della cardiologia e della cardiochirurgia pediatrica. Oltre il 50% dei lattanti sarebbero morti prima di raggiungere l'età adulta, ma sopravvivono poiché sottoposti a un intervento chirurgico precoce. Le prospettive erano ancora più scoraggianti per la maggior parte dei pazienti con cardiopatie congenite fino alla seconda metà del XX secolo.

La "moderna" cardiologia è nata intorno al XIX secolo con lo sviluppo della radiologia (Roentgen, 1895) e dell'elettrocardiografia (Einthoven, 1903). La prima pietra miliare terapeutica per le cardiopatie congenite si è avuta grazie a Robert Gross a Boston (legatura del dotto arterioso pervio, 1939), a Clarence Crafoord a Stoccolma (resezione di una coartazione aortica, 1944) e ad Alfred Blalock e Helen Taussig a Baltimora (con l'operazione di shunt per le cardiopatie congenite, 1944).

Fino al 1940 le cardiopatie congenite erano primariamente diagnosticate durante l'autopsia. Nel 1947 la pubblicazione di "Malformazioni congenite del cuore" scritto da Helen Taussig illuminò le prospettive cliniche storiche rendendo le malformazioni cardiache comprensibili e accessibili.

Il bambino con cardiopatia congenita fino ad allora veniva "coccolato" e le sue attività erano ridotte. Taussig si oppose con forza a questa visione: le due più importanti considerazioni nella cura del paziente con malformazione cardiaca congenita sono: (1) permettere all'individuo di condurre una vita normale per quanto possibile; (2) circondarlo di un'atmosfera positiva con una sicura prospettiva di crescita.

Nel 1953 John Gibbon a Filadelfia eseguì la prima operazione riuscita utilizzando un by-pass meccanico aorto-polmonare per la chiusura di un difetto interatriale. All'Università del Minnesota, Walton Lillehei e Richard Varco, nel 1954, eseguirono con successo la prima chirurgia riparativa di tetralogia di Fallot con l'aiuto di una circolazione controllata extra corporea, utilizzando un altro essere umano come "pompa di ossigeno". Nel 1955, John W. Kirklin alla Mayo Clinic riportò otto casi di chirurgia intracardiaca utilizzando la pompa ossigenatrice meccanica tipo Gibbon. Donald Ross nel 1966, a Londra, utilizzò per la prima volta homograft aortici (valvole umane) per correggere una tetralogia di Fallot con atresia polmonare e subito dopo per completare la procedura di autograft polmonare nelle malattie della valvola aortica (un'operazione che porta il suo nome). Successivi progressi chirurgici importanti furono lo *switch* arterioso: procedura utilizzata per la trasposizione dei grossi vasi (Jatene, 1976), l'introduzione dell'idea di Fontan (bypassare il cuore destro nei pazienti con ventricoli ipoplasici laddove una circolazione biventricolare non era possibile) (Fontan 1971) e il razionale per normalizzare il flusso sistemico e polmonare a uno stadio precoce di vita, riparando difetti nell'infanzia, introdotto e reso popolare da Yacoub e Castaneda negli anni '70 (Londra e Boston, rispettivamente).

Ulteriori maggiori significativi miglioramenti, quali lo sviluppo dell'ecocardiografia, l'uso delle prostaglandine, l'introduzione dei cateterismi interventistici (iniziando dall'atrioseptostomia con pallone per creare un difetto interatriale come palliazione nei pazienti con trasposizione dei grossi vasi nel 1966) e, più recentemente, la risonanza magnetica cardiaca, hanno tutti assieme rivoluzionato questo campo. La mortalità chirurgica inizialmente molto alta anche per lesioni semplici (20-30%), è drasticamente diminuita nel corso degli anni e attualmente è molto bassa nelle singole patologie, includendo anche operazioni per cardiopatie congenite complesse.

Sono attualmente a nostra disposizione un gran numero di risorse e di materiali che permettono una diagnosi anatomica e fisiologica precisa, con alti livelli di cure perioperative, una avanzata protezione miocardica e un grande numero di procedure sia interventistiche sia chirurgiche per riparare o palliare le cardiopatie congenite in numerosi centri nel mondo.

Sopravvivenza dopo cardiochirurgia pediatrica

Le categorie diagnostiche specifiche sono comparate a una popolazione di riferimento sana (Fig. 2.1).

Benché sia un significativo successo nella storia della medicina moderna, ha creato una nuova popolazione di pazienti che non sono stati curati. Solo recentemente si è valutato che la maggior parte dei pazienti adulti con cardiopatie congenite è stata sottoposta a chirurgia riparatrice e non correttiva. Molti di loro si devono confrontare con una prospettiva di ulteriore chirurgia, problematiche aritmiche e insufficienza cardiaca e molti hanno un rischio elevato di morte prematura. Inoltre molti pazienti con lesioni congenite si presentano clinicamente tardi, durante l'età adulta. La maggior parte di questi pazienti necessiterà nuovamente di cure da parte di cardiologi esperti.

Somministrazione dei servizi

La cura degli adulti con cardiopatia congenita richiede una conoscenza del substrato morfologico del tipo di chirurgia utilizzata, delle sequele cardiache post-operative e non cardiache e delle patologie cardiache acquisite

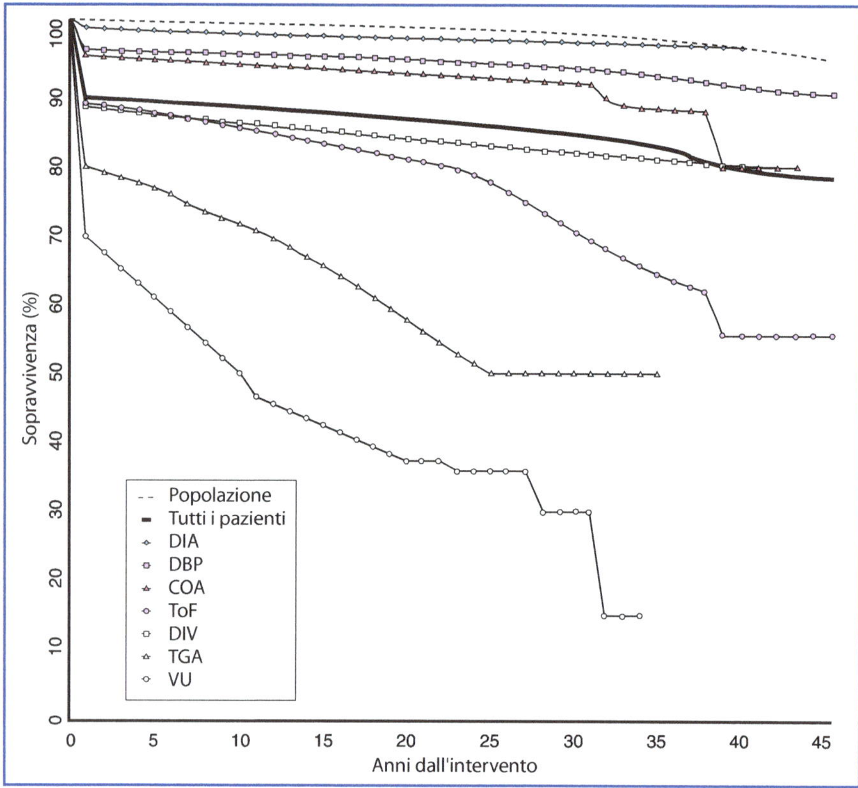

Figura 2.1 Sopravvivenza dopo cardiochirurgia pediatrica in una popolazione di pazienti finnici con cardiopatia congenita. Specifiche categorie diagnostiche sono comparate a una popolazione in buona salute.
DIA, difetto interatriale; *DBP*, dotto arterioso pelvico; *COA*, coartazione dell'aorta; *DIV*, difetto interventricolare; *ToF*, tetralogia di Fallot; *TGA*, trasposizione delle grosse arterie; *VU*, ventricolo unico. (Riprodotta da Nieminen et al (2001) Circulation, 104:573)

che aumentano con l'età. Centri specializzati comprensivi di tutte le necessarie facilitazioni si sono evoluti al fine di soddisfare i bisogni di questa complessa e crescente popolazione in tutto il mondo. Questi centri non competono con gli ospedali di comunità o con gli altri medici ma piuttosto offrono servizi difficili o impossibili da duplicare altrove.

L'accesso a un centro di terzo livello per la diagnosi e la cura di adulti con cardiopatie congenite dovrebbe essere preso in considerazione per:

1. la valutazione iniziale di una lesione congenita sospetta o conosciuta;
2. il follow-up per la continuazione delle cure di pazienti con lesioni moderate e/o severe-complesse;
3. ulteriori interventi chirurgici per emodinamica interventistica;
4. valutazione del rischio e supporto per chirurgie non cardiache e per la gravidanza.

Tuttavia la maggior parte degli adulti con cardiopatia congenita richiederà un follow-up locale per ragioni geografiche, sociali e di economia sanitaria. I medici che praticano le cure primarie e i cardiologi generali dell'adulto devono pertanto avere alcune conoscenze relative alle necessità e ai bisogni di salute nella gestione medica generale di questa popolazione di pazienti. È importante che gli ospedali zonali possano riconoscere e capire quando riferire tempestivamente questi pazienti a un centro specifico. Le linee guida pubblicate per la gestione di questi pazienti possono aiutare in questo processo decisionale.

Organizzazione della cura

La cura dell'adulto con cardiopatia congenita dovrebbe essere coordinata da un centro regionale o nazionale. Approssimativamente un centro specifico dovrebbe essere creato per servire una popolazione di 5-10 milioni di abitanti. Centri satelliti con servizi ambulatoriali specializzati dovrebbero essere incoraggiati a formarsi creando un link diretto con il centro di riferimento regionale.

Adulti con moderate o severe cardiopatie congenite richiederanno una valutazione periodica in un centro regionale specifico. Questi pazienti, così come tutti i pazienti con cardiopatie congenite, dovrebbero avere un contatto regolare con il loro medico di base all'interno di un modello assistenziale congiunto.

I centri di cardiologia pediatrica esistenti dovrebbero identificare un centro per le cardiopatie congenite dell'adulto cui trasferire l'onere della cura del paziente una volta che esso abbia raggiunto l'età adulta.

- Gli adulti con moderate o severe cardiopatie congenite (Tabella 2.1) richiederanno una valutazione periodica in un centro regionale specifico. Questi pazienti, così come tutti i pazienti con cardiopatie congenite, dovrebbero avere un contatto regolare con il loro medico di base all'interno di un modello assistenziale congiunto.
- I centri di cardiologia pediatrica esistenti dovrebbero identificare un centro per le cardiopatie congenite dell'adulto cui trasferire l'onere della cura del paziente una volta che esso abbia raggiunto l'età adulta.
- Il cardiologo dell'adulto e i centri di cardiochirurgia dovrebbero avere una stretta interazione con un centro regionale che si occupi di cardiopatici congeniti adulti. I centri di pronto intervento e le unità di pronto soccorso dovrebbero avere un rapporto stretto con un centro regionale che si occupi dei cardiopatici congeniti adulti.
- I medici senza una formazione e una competenza specifiche per l'adulto con cardiopatia congenita non dovrebbero gestire pazienti con cardiopatie di complessità moderata o severa senza l'aiuto di un esperto ma dovrebbero collaborare con colleghi che abbiano un training specifico e una specifica esperienza.
- I pazienti con cardiopatia moderata o severa potrebbero richiedere il trasferimento a un centro specialistico di riferimento per il trattamento urgente o acuto.

- La maggior parte delle procedure di emodinamica interventistica e di elettrofisiologia per gli adulti con cardiopatia moderata o severa dovrebbe essere eseguita all'interno di un centro specializzato ove siano disponibili personale appropriato e apparecchiature specifiche. Se queste procedure sono pianificate nel centro cardiologico locale, ci deve essere sempre stata preventivamente una consultazione con i cardiologi del centro di riferimento al fine di evitare la duplicazione di procedure invasive.
- Le procedure di cardiochirurgia nell'adulto con cardiopatia congenita moderata o severa dovrebbero essere eseguite in un centro di riferimento con specifica esperienza nel trattamento di questi pazienti.
- Dei link appropriati dovrebbero essere messi in opera al fine di fornire un'assistenza durante la gravidanza e per la chirurgia non cardiaca. La necessità di sviluppare un team integrato di ostetrici, anestesisti e cardiologi dell'adulto non può essere trascurata.
- Ogni centro di riferimento generale dovrebbe sviluppare un database congiunto medico e chirurgico per registrate l'attività, l'outcome e l'audit di risultati facilitando la ricerca. Tutta la documentazione dei pazienti dovrebbe essere conservata nei centri di riferimento generale e inviata in copia al medico di famiglia e al singolo paziente.

Tabella 2.1 Tipologie di pazienti che dovrebbero essere seguiti presso centri regionali di riferimento

Sindrome da assenza della valvola polmonare
Finestra aorto-polmonare
Difetti atrioventricolari settali
Coartazione dell'aorta
Tronco arterioso comune
Trasposizione congenitamente corretta dei grossi vasi
Cor triatriatum
Anomalie delle arterie coronarie (eccetto i riscontri accidentali)
Criss-cross heart
Pazienti con cardiopatia cianogena (tutti)
Ventricolo con doppia uscita
Ventricolo a doppio ingresso
Anomalia di Ebstein
Sindrome di Eisenmenger
Intervento di Fontan
Interruzione dell'arco aortico
Isomerismo (sindrome eterotassica)
Malattia di Kawasaki
Ostruzioni dell'efflusso ventricolare destro (moderate e severe)
Sindrome di Marfan (eccetto se valutate presso altri centri con specializzazione nel campo)
Atresia mitralica
Ritorno venoso polmonare anomalo parziale o totale
Dotto arterioso pervio (non trattato)
Atresie polmonari (tutte le forme)
Ipertensione polmonare complicata da una cardiopatia congenita
Rigurgito di una valvola polmonare da moderato a severo
Ventricolo unico
Fistola/aneurisma del seno di Valsalva
Stenosi sopra/sotto valvolare
Tetralogia di Fallot
Trasposizione delle grosse arterie
Atresia della tricuspide
Condotti valvolati
Anelli vascolari
Difetti interventricolari con: insufficienza aortica, coartazione, storia di precedente endocardite, malattia mitralica, ostruzione dell'efflusso ventricolare destro, straddling della valvola tricuspide e/o mitrale, stenosi sotto valvolare aortica

Modificato da Therrien et al (2001) CCS, Consensus Conference 2001 update: recommendations for the management of adults with congenital heart disease. Canadian Journal of Cardiology, 17, 940-959, 1029-1050 e 1135-1158

Operatori, formazione, ricerca

L'*American College of Cardiology task force* stabilisce che per un cardiologo senior già formato (con un background di cardiologia dell'adulto o pediatrica) è necessario un training specifico minimo di due anni a tempo pieno al fine di diventare clinicamente competente, di contribuire all'attività accademica e di formare in modo efficace altri colleghi. Andrebbero altresì istituiti programmi di formazione degli altri elementi chiave degli staff dedicati all'adulto con cardiopatia congenita (infermieri, ostetrici, specialisti dell'immagine, tecnici, psicologi, ecc.).

Specifici programmi di studio nazionali e internazionali relativi al soggetto vengono regolarmente organizzati al fine di diffondere le informazioni esistenti riguardo alla gestione di questi pazienti e al fine di stimolare la ricerca. È disponibile materiale educativo per guidare sia i pazienti sia i medici. Le barriere a servizi multidisciplinari dovrebbero essere progressivamente abbattute con l'obiettivo di rendere fruibili le risorse per tutti i pazienti adulti con cardiopatia congenita che lo richiedono.

Esiste un pressante bisogno di ricerca clinica sui fattori che possono potenzialmente influenzare l'esito a lungo termine di questa popolazione. Gli effetti di interventi medici, cateteristici e chirurgici necessitano una valutazione prospettica nel futuro. Vanno pertanto assicurate le risorse per una ricerca clinica per questo largo gruppo di pazienti.

Transizione delle cure

Sono necessari piani strutturali per la transizione dall'età pediatrica a quella adulta. Modelli differenti sono applicabili in funzione delle circostanze locali. La collaborazione tra discipline differenti è l'elemento chiave per ogni programma di transizione. L'educazione individuale del paziente relativamente alla sua diagnosi e agli specifici comportamenti di salute è parte di questo processo e dovrebbe essere tempestivamente avviata. I pazienti e le loro famiglie hanno bisogno di comprendere da subito la necessità e i meriti di un follow-up a lungo termine della loro condizione, e che potrebbero essere richieste ulteriori procedure interventistiche, compresa la chirurgia. Un'informazione quanto più ampia possibile che includa la diagnosi, gli interventi chirurgici o di emodinamica precedenti, la terapia medica, le indagini e l'attuale stato clinico del paziente dovrebbero essere conservati dal paziente stesso e inoltre inviati al centro di riferimento. Lo sviluppo di un "passaporto" di salute elettronico è da incoraggiare per tutti questi pazienti, ed è assolutamente necessario per i pazienti con cardiopatia congenita complessa che siano andati incontro a precedenti numerose chirurgie.

I molti bisogni di questa popolazione possono essere meglio soddisfatti attraverso un network nazionale che abbia i seguenti obiettivi:

- stabilire un network di centri regionali;
- incoraggiare la formazione di specialisti;
- coordinare dei registri locali o nazionali;
- facilitare la ricerca.

Comunicazione efficace tra unità operative

Nel quadro generale del trattamento di questi pazienti il cardiologo generico interessato avrà necessità di un supporto locale in ospedali zonali; andrà inoltre favorita la collaborazione con centri di terzo livello e con i medici di famiglia al fine di fornire un'assistenza adeguata al paziente cardiopatico adulto congenito. Il cardiologo pediatra dovrebbe essere utilizzato soprattutto per lo sviluppo dei programmi di transizione al fine di assicurare a questi pazienti una continuità assistenziale. I pazienti, e le loro famiglie, devono comprendere che per la maggior parte di loro sarà necessario, nell'intero arco di vita, uno stretto controllo medico, e che nel futuro vi potrà essere la necessità di ulteriori procedure terapeutiche mediche e/o chirurgiche, preferibilmente prima che i sintomi si sviluppino in modo evidente. La condivisione dei dati tra i pediatri, i medici specialisti e i centri non di terzo livello associata a un accesso semplice alle strutture del territorio dovrebbero essere messi in opera al fine di promuovere una collaborazione multilivello. Le cartelle cliniche devono essere trasmesse a tutti gli specialisti coinvolti e date in copia ai pazienti, i quali andrebbero incoraggiati a creare un archivio personale. Gruppi di coordinamento dei pazienti devono continuare a svilupparsi partecipando attivamente a una sempre maggiore presa di coscienza delle specificità dell'adulto con cardiopatia congenita, creando una spinta per favorire l'allocazione di specifiche risorse a scopo di ricerca o di assistenza clinica.

Gruppi di supporto al paziente

Esistono numerosi gruppi di pazienti che offrono supporto, che sia i pazienti stessi sia i medici dovrebbero conoscere e utilizzare.

- **GUCH** – termine introdotto dalla dott.ssa Jane Sommerville, una delle fondatrici di questo campo. Il GUCH è una istituzione a scopo benefico (no-profit) inglese fondata nel 1993 che fornisce informazioni e supporto a pazienti giovani e adulti nati con una malformazione cardiaca e alle loro famiglie. www.guch.org.*
- **CACHNET.ORG (Canada)** – è la sede della rete canadese di Cardiopatie Congenite e del Centro Cardiopatie Congenite dell'Adulto di Toronto presso l'Università di Toronto. Il loro scopo è fornire informazioni e assistenza ai pazienti adulti con cardiopatia congenita e ai loro medici. www.cachnet.org.
- **Adult Congenital Heart Association (US) (ACHA)** – è un'organizzazione internazionale che fornisce informazioni e supporto ai pazienti e alle loro famiglie e agli operatori medici (professionisti). www.achaheart.org.

---

* NdT: Il VASSACC (Valutazione dell'assistenza socio-sanitaria all'adulto con cardiopatia congenita) è un progetto multicentrico che ha visto impegnati i principali centri nella cura di questi pazienti in Italia con lo scopo di offrire: (1) un sito internet che rappresentasse una fonte di informazioni per le famiglie, per i pazienti e per i medici interessati al problema, (2) un luogo di scambio di informazioni virtuali tramite la creazione di un registro nazionale, (3) la pubblicazione di linee guida condivise. www.guch-italia.it.

- **Children's Heart Society** – in questo sito si possono trovare informazioni relative alla società stessa e a tutte le risorse disponibili per i genitori, famiglie e bambini. www.childrensheart.org.
- **National Marfan Foundation** (US) – è stata fondata nel 1981 da persone affette da sindrome di Marfan e dalle loro famiglie. www.marfan.org.
- **Noonan Syndrome Support Group** (US) – il gruppo si occupa di coloro che soffrono della sindrome di Noonan. www.noonansyndrome.org.
- **Down Syndrome Association** (UK) – esiste per dare supporto ai pazienti con sindrome di Down, alle loro famiglie e a coloro che li assistono, nonché per fornire informazioni a coloro che hanno un interesse professionale all'argomento. L'associazione ha inoltre come scopo quello di migliorare la comprensione e la conoscenza della condizione e di farsi carico dei diritti dei pazienti affetti da sindrome di Down. www.dsa-uk.com.
- **Congenital Heart Defects.com** – questo sito è focalizzato a fornire informazioni ai membri della comunità mondiale che soffrono di cardiopatie congenite. www.congenitalheartdefects.com.
- **The Congenital Heart Disease Resource Page** – fornisce una collezione di risorse tra cui libri, siti web, gruppi di supporto e informazioni relative a specifici difetti. www.csun.edu/~hcmth011/heart.
- **Children's Heart Information Network** – CHIN è un'organizzazione internazionale che fornisce informazioni affidabili, servizi di supporto e risorse alle famiglie di bambini con cardiopatie congenite e patologie cardiache acquisite, agli adulti con cardiopatia congenita e agli specialisti che operano nel campo. www.tchin.org.
- **Pulmonary Hypertension Association** (UK) – i principali scopi dell'associazione sono quelli di fornire supporto, personale e risorse educative a pazienti con ipertensioni polmonari, alle loro famiglie, amici e al personale infermieristico e medico coinvolti nella cura di questi pazienti. www.pha-uk.com.

Altri siti web professionali e utili

Numerosi siti web forniscono informazioni utili relative agli adulti con cardiopatia congenita, singolarmente o come parte di un forum cardiologico.

- ISACCD, International Society for Adult Congenital Cardiac Disease. ISACCD cerca di promuovere, mantenere e perseguire l'eccellenza nella cura degli adolescenti e degli adulti con cardiopatie congenite. Questa società è dedicata al miglioramento della conoscenza e alla formazione di discipline mediche pertinenti alle problematiche dell'adulto con cardiopatie congenite. www.isaccd.org.
- European Society of Cardiology (ESC) e la ESC Grown-up Congenital Heart Disease. www.escardio.org/society/wg/wg22htm.
- The Association of European Pediatric Cardiology. www.aepc.org/home.htm.
- British Cardiac Society. www.bcs.com.

- British Heart Foundation. www.bhf.org.uk.
- American College of Cardiology. www.acc.org.
- Canadian Adult Congenital Heart Network. www.cachnet.org.
- Royal Brompton Adult Congenital Heart Unit. www.rbh.nthames.nhs.uk.
- Japanese Society for Adult Congenital Heart Disease. www.jsachd.org.
- Congenital Heart Surgeon's Society. www.chssdc.org.
- 2000 Canadian Cardiovascular Society Consensus Conference on Adult Congenital Heart Disease. www.rbh.nthames.nhs.uh/Cardiology/Consensus/index.htm.
- Proceedings of the 32nd Bethesda Conference Care of the Adult with Congenital Heart Disease. Journal of the American College of Cardiology 2001; 37, 1161-1198. www.acc.org/clinical/bethesda/beth32/dirindex.htm.

Letture consigliate

Brickner ME, Hillis LD & Lange RA (2000) Congenital heart disease in adults. New England Journal of Medicine, 342, 334-342

Gatzoulis MA, Balaji S, Webber SA et al (2000) Risk factors for arrhythmia and sudden death in repaired tetralogy of Fallot: a multi-centre study. Lancet 356, 975-981

Nieminen HP, Jokinen EV & Sairanen HI (2001) Late results of pediatric cardiac surgery in Finland: a population based study with 96% follow-up. Circulation, 104, 570-575

Therrien J et al (2001) CCS Consensus Conference 2001 update: recommendations for the management of adults with congenital heart disease. Canadian Journal of Cardiology, 17, 940-959, 1029-1050, and 1135-1158

Webb GD, Williams RG et al (2001) 32nd Bethesda Conference: Care of the adult with congenital heart disease. Journal of the American College of Cardiology, 37, 1161-1198

Capitolo 3
Gravidanza e contraccezione

Professor Philip J. Steer

Academic Department of Obstetrics and Gynaecology, Chelsea and Westminster Hospital & Faculty of Medicine, Imperial College, London, UK

Introduzione

Nel Regno Unito l'incidenza di malattie cardiache durante la gravidanza si è ridotta, nell'ultima metà del secolo, da circa il 3% a meno dell'1%. Ciò in conseguenza della sensibile riduzione dell'incidenza della febbre reumatica dovuta all'introduzione della penicillina (benché gli effetti reumatici siano ancora comuni nelle donne nate oltre oceano). Tuttavia circa lo 0,8% dei bambini che nascono è affetto da cardiopatia congenita: questo è uno dei gruppi maggiori di difetti congeniti. Grazie al miglioramento dei risultati degli interventi chirurgici negli ultimi trent'anni si rileva una maggiore sopravvivenza di questi soggetti fino all'età riproduttiva.

Incidenza attuale di cardiopatie in donne in gravidanza nel Regno Unito:
- 0,8% congenite;
- 0,1% difetti acquisiti.

Nell'ultimo studio condotto in via confidenziale nel Regno Unito relativo alla mortalità materna (Lewis & Drife, 2004), le cardiopatie sono la causa principale di mortalità materna, al secondo posto dopo il suicidio. Inoltre l'incidenza sta aumentando con 44 decessi associati a cardiopatie nel periodo 2000-2002 incluso (in aumento rispetto ai 18 casi nel triennio 1988-1990), confrontato con i 30 associati a trombosi (33 nel 1988-1990), 14 associati a ipertensione (27 nel 1988-1990) e 17 associati a emorragia (22 nel 1988-1990).

Assistenza e gestione preconcezionali

Oltre l'80% delle donne con cardiopatia congenita è a conoscenza dei problemi relativi al trattamento, alle scelte occupazionali, all'igiene dentale (Moons e coll., 2001); la maggior parte ha delle idee riguardo ai rischi della gravidanza, ma spesso non molto chiare, e spazia da un pessimismo eccessivo a un ottimismo inappropriato. Le donne che si avvicinano all'età riproduttiva (dai 12 anni in avanti) dovrebbero essere bene informate sulle problematiche della contraccezione così da poter da programmare in modo appropriato ogni gravidanza. Prima che inizi una gravidanza dovrebbero ricevere dettagliate informazioni sui rischi sia a carico loro sia dei nascituri. Il *counseling* dovrebbe essere attivato dal medico che principalmente segue la paziente, generalmente un cardiologo, ma dovrebbe anche coinvolgere un ostetrico/ginecologo con una significativa esperienza personale. È importante che prima di un concepimento venga fatta un'accurata valutazione al fine di confrontare lo stato cardiologico con informazioni che siano poi condivise con tutti gli altri medici coinvolti nella gestione oltre che con la paziente e il suo partner. Pertanto tutte le indagini possibili atte a raggiungere una perfetta conoscenza dello stato di salute dal punto di vista cardiologico, andranno completate prima di una gravidanza.

Il cardiologo dovrebbe discutere con ogni donna non solo dei possibili effetti sulla gravidanza connessi alla patologia cardiaca, ma anche degli effetti che la gravidanza può avere sulle condizioni del proprio cuore.

Aspettativa di vita

Questo è un punto importante poiché le condizioni della donna potrebbero peggiorare durante l'infanzia del proprio bambino e il bisogno di supporto familiare durante un periodo così stressante dovrebbe essere ampiamente discusso. Le problematiche relative a una potenziale mortalità, sia durante la gravidanza sia dopo la nascita del bambino, andrebbero affrontate in modo diretto e franco. Inoltre da un punto di vista medico-legale è importante dare alle donne delle stime statistiche di probabile mortalità. Ciò dovrebbe essere ben documentato e comunicato alla donna e al medico di famiglia per iscritto. Il modo più utile e corretto è l'invio di una relazione chiara sulla situazione al medico di famiglia e, in copia, alla donna.

La mortalità materna nel Regno Unito negli anni '20 era 1 ogni 250. Questo dato è attualmente identico in India. In alcune parti del mondo cosiddetto "sviluppato" il rischio di morte durante una gravidanza può essere anche molto alto: 1 ogni 10. Ricordare questi rischi aiuta la donna a inquadrare il proprio rischio personale all'interno di una prospettiva più ampia. È importante rendere chiaro alla donna che il rischio della gravidanza è esattamente e solo questo: un rischio. Metà delle donne con un rischio del 50% sopravvive alla gravidanza ma una ogni 1000 a basso rischio morirà (Tabella 3.1).

Non è possibile stilare una lista di lesioni alle quali associare un rischio preciso poiché poche donne hanno esattamente la stessa anomalia e inoltre il rischio è fortemente correlato alle complicazioni che possono o meno svilupparsi durante la gravidanza. Per questa ragione non c'è altra strada se non un'attenta valutazione dei dati di ciascun individuo, eseguita in modo congiunto dal cardiologo e dall'ostetrico.

Tabella 3.1 Approssimazione dei rischi di mortalità correlati alla gravidanza

Donna completamente sana	1 su 20000
Media per popolazione	1 su 10000
Dopo correzione di Fallot o similare	1 su 1000
Stenosi aortica severa	1 su 100
Ipertensione polmonare	1 su 3
Sindrome di Eisenmenger	1 su 2

A titolo indicativo, le condizioni per le quali il rischio di morte materna è verosimilmente in grado di superare l'1% includono:

- ogni forma di cardiopatia congenita cianogena;
- ipertensione polmonare;
- funzione ventricolare sistemica compromessa (es.: il ventricolo destro sistemico);
- ostruzione severa del ventricolo sinistro (es.: la stenosi mitralica e aortica);
- sindrome di Marfan, specialmente in presenza di una dilatazione della radice aortica;
- donne che abbiano avuto la riparazione di una coartazione aortica con un patch di Dacron;
- precedente cardiomiopatia *peripartum*;
- funzione cardiaca compromessa per qualsiasi ragione al momento del concepimento.

Rischio per il feto

Ritardo di crescita intrauterina

Le donne con cardiopatie congenite cianogene spesso devono essere fatte partorire precocemente poiché vi è una scarsa crescita fetale (oltre il 50% di rischio di ritardo di accrescimento intrauterino).

Anomalie fetali

Le donne con cardiopatie congenite dovrebbero essere informate che i loro bambini possono avere un rischio importante e aumentato di avere un simile difetto. Tradizionalmente si riporta l'indice di ricorrenza di circa il 3-5%, ma vi è una costante evidenza che il rischio varia indipendentemente dalla tipologia del difetto materno (Tabella 3.2). Per esempio, le donne con una valvola meccanica che richiede la terapia con warfarin vanno incontro a un'alta frequenza di aborti spontanei per embriopatie da warfarin nel primo trimestre di gravidanza o emorragie endocraniche dovute ad anticoagulazione nel feto nel secondo trimestre (Romano-Zelekha e coll., 2001).

Le problematiche correlate alla possibilità di un'interruzione volontaria di gravidanza nel caso di diagnosi di lesione severa del feto andrebbero spiegate e ampiamente discusse.

Tabella 3.2 Eziologie non genetiche di lesioni congenite e interessamento cardiaco

Anomalie della madre	Rischio di ricorrenza (%)
Sindrome di Marfan	50
Difetto ventricolare settale	15
Stenosi aortica	10
Tetralogia di Fallot*	3

* Presumendo che la madre sia negativa alla mutazione microdelezione di DiGeorge. La delezione 22q11 totale si eredita in maniera dominante e causa una varietà di fenotipi oltre a difetti metabolici secondari alla ipoplasia della paratiroide e del timo

Il desiderio di una gravidanza in alcune donne può rappresentare un'importante indicazione chirurgica, se è evidente che tale indicazione si presenterà comunque: ad esempio, il rischio di morte o di complicanze serie associate alla gravidanza di donne con tetralogia di Fallot non trattata può essere del 10% ma ridursi drasticamente per la maggior parte delle pazienti che sia andata incontro a correzione chirurgica.

Una importante problematica è *l'autonomia della paziente.* Si è discusso molto in passato circa il permettere o meno a una donna cardiopatica (con cardiomiopatia o cardiopatia congenita) se andare incontro o meno a una gravidanza. Attualmente l'orientamento preponderante è trattare la paziente in modo collaborativo ove possibile, ovvero coinvolgerla nella gestione del problema evitando approcci paternalistici (o maternalistici). Piuttosto si dovrebbe valutare il naturale desiderio di una donna di avere un bambino e aiutarla a comprendere le implicazioni di questa scelta per lei stessa, per il bambino, per il partner, per tutti i propri familiari. Si dovrebbe incoraggiare la donna a prendere la propria decisione tenendo conto delle sue priorità personali e quindi supportarla nella decisione qualunque essa sia. È proprio per questa ragione che non si dovrebbe mai nascondere il rischio di morte né, d'altra parte, essere accusati di incoraggiare una gravidanza in una donna che non sia completamente informata sui rischi potenziali.

Infine, andrebbe enfatizzata la necessità di una valutazione prenatale accurata e dettagliata. La cardiopatia materna è una delle poche indicazioni assolute rimaste per l'ospedalizzazione e l'allettamento della donna gravida. Poiché molte donne vivono a una distanza significativa dal più vicino centro di cardiopatie congenite, esse possono avere necessità di risiedere nell'ospedale sia per ragioni mediche sia per ragioni sociali, al fine di far fronte a qualunque evenienza per un periodo che può variare dalle quattro settimane ai quattro mesi dal termine della gravidanza.

Effetti della gravidanza sul sistema cardiovascolare

La gravidanza è uno stress addizionale in un sistema cardiovascolare già compromesso. Vi è un incremento del 50% del volume ematico dovuto soprattutto a ritenzione di fluidi e a un relativo aumento del volume del plasma, necessario per assicurare un flusso di sangue appropriato all'utero e all'unità feto-placentare. Questo incremento del volume si associa a:

- un incremento della frequenza cardiaca fin dalla sesta settimana di età gestazionale;
- una vasodilatazione periferica per permettere un incremento del flusso di sangue e la dispersione di calore (il calore è generato dalla crescita del feto);
- una riduzione delle resistenze venose sistemiche;
- un incremento dell'output cardiaco del 50%.

La donna che durante la fase di non gravidanza si mantiene in buon equilibrio può andare incontro, durante la gravidanza, a uno scompenso cardiaco. D'altra parte, se l'incremento dell'output cardiaco è limitato la crescita fetale ne potrà risentire negativamente. I cambiamenti delle resistenze vascolari periferiche spesso conducono a cambiamenti a livello dello shunting sinistro-destro e dello shunting destro-sinistro. La dilatazione aortica associata a un incremento dell'output cardiaco determina un aumento del rischio di rottura dell'aorta in donne che siano state sottoposte a riparazione della coartazione, nei soggetti con bicuspide aortica e nella sindrome di Marfan.

Un'altra importante problematica è l'attivazione del sistema della coagulazione che si ha durante la gravidanza, probabilmente dovuta a un adattamento (naturale) per limitare le emorragie *post-partum*. La donna gravida ha un rischio di episodi trombotici cinque volte superiore alla donna non gravida e questo verosimilmente aumenta se la donna ha una concentrazione di emoglobina alta come nel caso delle cardiopatie cianogene.

Un altro importante evento che si può verificare, anche nel corso di una gravidanza normale, è lo sviluppo di una pre-eclampsia. Benché vi sia una riduzione moderata della pressione sanguigna nel secondo trimestre, la pressione stessa di solito risale verso la fine della gravidanza. Nel 12-15% delle donne questo incremento è molto significativo (ipertensione indotta da gravidanza). Nel 2-3% delle donne l'ipertensione è accompagnata da disordini multisistemici e quando si sviluppa una proteinuria significativa si fa la diagnosi di pre-eclampsia. Tuttavia, più importante della disfunzione renale è l'anomalia della coagulazione (coagulazione intravascolare diffusa) che complica un numero significativo di casi. Più raramente vi è un interessamento epatico o cerebrale: entrambi possono essere fatali. La combinazione di pre-eclampsia e sindrome di Eisenmenger è di solito fatale.

Altri rischi che possono aumentare durante la gravidanza:

- infezioni (es.: del tratto urinario);
- endocardite batterica subacuta;
- emorragia (sia *ante-* sia *post-partum*, costituisce un rischio particolare per donne a limitata riserva cardiaca);
- aritmia (l'eccitabilità miocardica aumenta durante la gravidanza).

Assistenza prenatale

L'assistenza a questo gruppo di donne gravide ad alto rischio dovrebbe essere fornita da personale ben preparato nel campo. Inoltre questi professionisti dovrebbero avere un'esperienza e una formazione che in genere è tipica dei soggetti che lavorano in centri di terzo livello. Visite regolari dovrebbero essere programmate più frequentemente che nelle donne normali (per esempio ogni due settimane fino alla 24ª settimana e quindi settimanalmente), con una valutazione molto più approfondita di quanto è necessario nella donna gravida normale. È sicuramente una buona abitudine a ogni visita:

- misurare la frequenza cardiaca e la pressione arteriosa;
- valutare il ritmo cardiaco;
- valutare il primo e il secondo tono;
- auscultare le basi polmonari.

Una valutazione approfondita come questa dovrebbe essere in grado di cogliere anche piccoli segni patologici che possono far pensare allo sviluppo di:

- scompenso ventricolare (con evidenze eventuali di tachicardia);
- inizio di un'aritmia;
- sviluppo di un'endocardite batterica;
- insorgenza di un edema polmonare.

La gestione attenta e pronta di un problema prima che si arrivi a una evoluzione peggiore può essere positiva e in grado di evitare problemi maggiori. A ogni visita la donna dovrebbe essere interrogata circa la comparsa di dispnea o palpitazioni. Nella Figura 3.1 gli autori illustrano una scheda di raccolta dati che è stata specificamente ideata per raccogliere tutte le informazioni prenatali della donna gravida con problematiche cardiologiche. Ecocardiografie periodiche e altri studi di imaging dovrebbero essere individualizzati secondo le specifiche caratteristiche dello stato cardiovascolare della paziente. Di solito un più attento monitoraggio è richiesto per quelle pazienti che abbiano una chiara evidenza di un deterioramento della funzione cardiaca, la comparsa di un nuovo soffio, o per le pazienti a rischio di un progressivo deterioramento (per esempio dilatazione dell'arco aortico e della radice aortica nella sindrome di Marfan).

A causa dell'aumentato rischio di cardiopatie nel feto è essenziale offrire alla donna un'accurato screening ecocardiografico o fetale. Le informazioni richieste sono elencate di seguito.

Misurazione a 12-13 settimane di gestazione della translucenza nucale fetale

Questa valutazione richiede la misurazione della plica nucale e del suo spessore posteriormente nel collo fetale. Il normale spessore è minore di 4 mm. Lo spessore unitamente all'età della donna (e sempre più ad altre misurazioni di marker biochimici come a esempio la beta HCG) ha una sensibilità di circa l'85% per la sindrome di Down (la quale è essa stessa associata a difetti cardiaci). Numerosi studi inoltre hanno evidenziato che la cardiopatia congenita di per sé è associata a circa il 60% dei casi di incremento dello spessore della plica nucale (>95° centile), benché il valore primitivo positivo di un incremento dello spessore della plica nucale per cardiopatie congenite non sia molto elevato (1,5%) (Hyett e coll., 1999).

PIANO DELLA GRAVIDANZA

Nome: | Lesione cardiaca: | Programma di parto:

Nome del cardiologo:

Diametro diastolico:

Ecocardiogramma materno alla:

Piano						Settimane
Richiesto						
Risultato						

Nome dell'anestesista:

Trattamento:

Anomalie all'ecografia fetale:

Ecocardiogramma fetale:

data	gestazione	SOB	palpitazioni	altri sintomi	PA	frequenza cardiaca	ritmo	soffi	base polmonare	edema	SFH	presentazione	5° palp	FH	Urine	Trattamento in corso	Hb	Successivo appuntamento	Firma

Figura 3.1 Registro prenatale per le donne con cardiopatie. Per gentile concessione dell'Unità per la Gestione delle Gravidanze ad Alto Rischio, Chelsea & Westminster Hospital, London, UK

Tuttavia, se lo spessore della plica nucale è normale l'incidenza di cardiopatie congenite è solo di 1 ogni 1000 nati vivi, quindi è utile rassicurare le madri a rischio perché affette loro stesse da cardiopatia congenita. Inoltre, l'attuale migliore risoluzione nella rilevazione a ultrasuoni consente di evidenziare direttamente lesioni strutturali a carico del cuore perfino in queste prime fasi della gestazione, individuando fino al 90% dei difetti cardiaci congeniti (Carvalho, 2001).

Ecocardiografia fetale a 14-16 settimane
Questa possibilità diagnostica è utilissima per le madri con una particolare e significativa storia di cardiopatia congenita. Tale esame permette di evidenziare lesioni da moderate a severe, ma date le dimensioni ridottissime del muscolo cardiaco in questa fase gestazionale è necessario comunque ripetere un'ecocardiografia in un periodo successivo.

Ecografia morfologica di routine alla 20ª settimana
La maggior parte delle donne nel Regno Unito è sottoposta a una ecografia morfologica di screening per anomalie fetali alla 20ª settimana di gravidanza. Questa ecografia rileva le quattro camere del cuore fetale e permette di evidenziare oltre l'80% delle lesioni cardiache maggiori.

Ecocardiografia fetale a 18-22 settimane
A causa dell'elemento di rischio connesso alla familiarità materna per cardiopatia congenita è importante che in aggiunta all'ecografia morfologica di routine sia eseguita un'ecografia da un cardiologo esperto in ecografia fetale. Le strutture sono più facilmente indagabili alla 18ª-22ª settimana di gravidanza. Se persistono dubbi può essere necessario un ulteriore esame ecografico alla 24ª e financo alla 26ª settimana. È inoltre buona abitudine che il neonato da madre con cardiopatia congenita sia valutato attentamente anche subito dopo la nascita, prima della dimissione dall'ospedale, anche perché diverse lesioni cardiache possono essere evidenziate solo dopo che il dotto arterioso e il forame ovale si sono chiusi spontaneamente. Un ecocardiogramma post-natale si rende necessario solo qualora vi sia un dato clinico di anormalità.

Sorveglianza fetale

Nelle donne con una buona funzione emodinamica e una normale saturazione non vi è nessuna indicazione di monitoraggio ecografico di routine della crescita fetale. Inoltre, ecografie frequenti possono aumentare l'ansia materna e determinare una sovraesposizione clinica, con un conseguente aumento dei parti indotti non realmente necessari. Per contro l'ecografia per la crescita fetale dovrebbe essere eseguita quando vi sia un'indicazione ben precisa. Le indicazioni includono: un aumento della concentrazione di emoglobina nel sangue materno (che riduce la perfusione placentare), lesioni restrittive in presenza di output cardiaco limitato, donne in sovrappeso, o marcatamente ipo- o ipertese, donne con una pregressa storia di ritardo di crescita intrauterina. Il monitoraggio clinico della crescita fetale viene condotto attraverso la misurazione degli arti, e qualora la crescita non sia clinicamente soddisfacente andrebbero eseguiti ulteriori controlli.

Ulteriori aspetti della cura

Per una buona gestione è essenziale una valutazione clinica congiunta tra ostetrico, cardiologo e anestesista. Questi professionisti permettono la pianificazione accurata delle cure necessarie durante la gravidanza e, in particolare, una corretta valutazione del travaglio e della metodica del parto.

È inoltre importante che le donne possano entrare in contatto con ostetriche esperte durante la fase prenatale poiché la maggioranza di esse avrà un travaglio e un parto normale e pertanto necessiterà della supervisione di un'ostetrica con un'ampia esperienza nel campo. Inoltre, tali donne devono essere ben istruite sul modo di gestire il travaglio e sul modo di prendersi cura del loro neonato. In molti Paesi europei l'ostetrica è l'esperto di riferimento in questo ambito.

Rischi correlati a specifiche condizioni cardiache

Per maggiori informazioni relative ai rischi, vedi Letture consigliate: Task Force on the Management of Cardiovascular Diseases During Pregnancy of the European Society of Cardiology (2003).

Tetralogia di Fallot

Il principale rischio nei pazienti con una tetralogia di Fallot non trattata è correlato al grado di cianosi materna. Quando la saturazione di ossigeno scende al di sotto dell'85%, un'ulteriore desaturazione può interferire con l'ossigenazione fetale conducendo sia a un ritardo nella crescita fetale sia a una possibile morte intrauterina. È necessario un monitoraggio attento della pressione sistemica e della saturazione dell'ossigeno, e va evitato l'uso di vasodilatatori poiché aumentano lo shunt destro-sinistro.

Coartazione dell'aorta

Molte donne con questa patologia hanno avuto la diagnosi prima della gravidanza e sono state trattate di conseguenza. Tuttavia si possono verificare la formazione di aneurisma a livello della zona riparata o perfino la rottura dell'aorta, complicanze che si manifestano circa nell'1% dei soggetti. Inoltre, malgrado il trattamento alcune donne manifestano una persistente ipertensione molto difficile da controllare. È necessario raccomandare una limitazione dell'attività fisica per evitare l'aumento della pressione arteriosa, e la gestione clinica dovrebbe essere mirata al controllo efficace della pressione troppo alta. In questo contesto la pre-eclampsia costituisce un rischio particolarmente elevato.

Trasposizione delle grosse arterie

La maggior parte delle donne nate negli ultimi venticinque anni è stata sottoposta a switch arterioso e il rischio residuo è veramente limitato. Tuttavia una correzione fisiologica utilizzando dei tunnel intra-atriali, come nell'intervento Mustard, lascia in alcune donne una funzione ventricolare sistemica compromessa e un sostanziale incremento del rischio trombotico secondario a un'alterazione del flusso. Va dunque considerata la somministrazione sottocutanea di eparina a basso peso molecolare.

Trasposizione congenitamente corretta dei grossi vasi

Il principale problema in questi casi è il rischio di scompenso del ventricolo destro sistemico, sottoposto allo stress addizionale della gravidanza. Ancora una volta, è necessario limitare le situazioni stressanti. Se la paziente mostra segni di scompenso ventricolare destro si raccomanda un parto precoce.

Sindrome di Marfan

La sindrome di Marfan è relativamente comune, con un'incidenza di 1 ogni 5000 donne. Vi è un deficit di tessuto elastico dei vasi sanguigni dovuto a una carenza ereditaria dominante della fibrillina-1. Il rischio maggiore è una dilatazione della radice aortica, che determina una incompetenza valvolare aortica o, più grave, una dissezione dell'aorta. Il rischio di morte o di seria morbilità è dell'1% circa se la radice aortica ha un diametro inferiore a 4 cm, ma sale fino al 10% per diametri via via superiori. Benché una gravidanza portata a termine con successo sia stata riportata anche in presenza di radice aortica con diametro di 7,9 cm, il rischio si riduce se questa dilatazione è stata ridotta con protesi in Dacron prima della gravidanza stessa. Problemi simili si possono avere in donne con sindrome di Ehlers-Danlos o con bicuspidia della valvola aortica.

Stenosi mitralica

Questa è la lesione principale riscontrabile in donne che abbiano avuto una febbre reumatica. L'area normale di una valvola mitralica è di circa 4-6 cm^2. Al di sotto di un'area di 1,5 cm^2 vi è il rischio che il sangue non passi attraverso la valvola in modo adeguato in un momento di stress fisico causando un edema polmonare, insufficienza cardiaca congestizia e un ritardo della crescita intrauterina. Nel passato si eseguiva una valvotomia in presenza di sintomi o segni clinici, ma più recentemente si preferisce la valvuloplastica percutanea, con ottimi risultati.

Stenosi aortica

Meno comune della stenosi mitralica, la stenosi aortica può determinare problemi simili; anche in questo caso la riduzione dell'attività fisica e l'attenzione a evitare ogni aumento della richiesta di output sono gli elementi principali di una corretta gestione. Occasionalmente i pazienti che presentino uno scompenso ventricolare sinistro precoce si devono sottoporre alla riduzione della stenosi o chirurgicamente o tramite valvuloplastica percutanea.

Gravidanza nelle donne con valvola aortica protesica

Il problema nella gestione di tali soggetti è il mantenimento del giusto equilibrio tra il rischio per la madre e il rischio per il feto. Nella maggior parte dei casi la performance emodinamica del cuore è buona. Il rischio principale è la trombosi della valvola, e per tale ragione molte donne vengono poste in anticoagulazione con warfarin. Questo farmaco è molto efficace per prevenire la trombosi valvolare ma sfortunatamente è in grado di passare la barriera fetoplacentare. Questo può determinare un embriopatia da warfarin in oltre l'80% dei feti. In aggiunta, poiché il feto è anticoagulato, il 70% delle gravidanze hanno un outcome fetale non buono, con un incremento nell'incidenza di aborti nel secondo trimestre, sanguinamento interno fetale e anomalie fetali del sistema nervoso centrale; quest'ultima complicanza può essere dovuta a un'emorragia cerebrale intraventricolare e può esitare in un idrocefalo. Per molti anni la principale raccomandazione è stata la somministrazione alternativa nel primo trimestre di eparina per via endovenosa. Tale scelta sembra essere efficace nel prevenire la trombosi valvolare ma allo stesso tempo può causare demineralizzazione ossea, sanguinamento materno e infezioni nel punto di accesso venoso. Per questa ragione numerosi autori hanno raccomandato di riprendere la somministrazione di warfarin alla dodicesima settimana di gravidanza e di riprendere la somministrazione di eparina intravenosa a partire dalla trentaseiesima settimana, interrompendo temporaneamente tale somministrazione al momento del parto. In seguito si può riprendere il warfarin (è una somministrazione assolutamente priva di rischi per le madri che allattano, poiché bassissime quantità riescono a passare nel latte). Data l'alta percentuale di aborti durante trattamento con warfarin, si è tentato di sostituire questo trattamento con la somministrazione sottocutanea di eparina a basso peso molecolare nel secondo e nel terzo trimestre. Sfortunatamente molti articoli in letteratura riferiscono che con questo schema terapeutico si possono comunque verificare complicazioni trombotiche sulla valvola (circa il 10% delle donne). Pertanto attualmente le donne devono affrontare una strategia che riduca al minimo il rischio per loro stesse o per il loro feto, in mancanza di un approccio terapeutico che possa essere assolutamente sicuro per entrambi.

Cardiomiopatia

È importante distinguere tra una cardiomiopatia preesistente, ovvero non associata alla gravidanza, e una cardiomiopatia *peripartum*. L'outcome nella cardiomiopatia pregressa, sia essa dilatativa che ipertrofica, è buono (con una gestione appropriata). Tuttavia la cardiomiopatia *peripartum* ha delle percentuali di mortalità che vanno dal 6% al 50%. L'embolia sistemica e polmonare murale e le aritmie sono complicanze importanti. Un indice prognostico negativo in queste pazienti è rappresentato dalla incapacità del cuore di tornare alle dimensioni normali nei sei mesi successivi alla gravidanza; il che significa che ogni gravidanza successiva sarà ad alto rischio.

Ipertensione polmonare

Negli anni passati si riteneva che l'ipertensione polmonare secondaria fosse meno grave di una forma primaria. Tuttavia più recentemente numerosi lavori scientifici hanno riportato che entrambe sono ad altissimo rischio, con un indice di mortalità materna tra il 30% e il 50%. Molte donne affette da ipertensione polmonare hanno uno shunt che può comportare una cianosi. Il punto chiave nella strategia della gestione di queste pazienti è la profilassi anticoagulante. La somministrazione sottocutanea di eparina a basso peso molecolare sembra essere efficace, e si può mantenere il livello terapeutico anche nelle fasi di puerperio, quando il rischio di trombosi è più alto. L'ossigenazione nasale continua a 3-5 litri per minuto nelle fasi prenatali determina un incremento della saturazione materna di circa il 5% e sembrerebbe migliorare la crescita fetale. Questa pratica può anche prevenire delle crisi ipertensive polmonari. La gestione del parto va fatta in maniera assolutamente indolore. Nei casi gravi l'uso dell'ossido nitrico, delle prostacicline e persino delle prostacicline per via endovenosa può esercitare un ruolo aggiuntivo.

Aritmie

Le aritmie possono essere gestite nello stesso modo in cui vengono gestite nelle donne non gravide. Tutti i farmaci anti-aritmici generalmente utilizzati sono in grado di superare la barriera fetoplacentare, ma molti (per esempio adenosina e flecainide) sembrerebbero essere relativamente privi di rischi per il feto. Le eccezioni principali sono rappresentate dai betabloccanti come il sotalolo o il propanololo, che interferiscono con la crescita fetale e possono ridurre un'appropriata risposta fetale durante lo stress del travaglio. Si può utilizzare l'amiodarone, ma esso può determinare una disfunzione tiroidea neonatale, e pertanto il neonato andrà successivamente seguito con grande attenzione eseguendo i test della funzione tiroidea. Molti articoli scientifici riportano in modo rassicurante l'utilizzo della cardioversione elettrica, con rare voci non comprovate di effetti collaterali fetali.

Indagini e procedure particolari durante la gravidanza

Con le tecniche ecocardiografiche moderne non vi è generalmente la necessità di indagini invasive o fluoroscopiche durante la gravidanza. Tuttavia, se necessario, si procede con le radiografie che comportano un rischio assolutamente insignificante per il feto, specialmente se durante l'esecuzione il ventre della madre è protetto da un apposito camice di piombo. Per contro, la tomografia computerizzata comporta un'esposizione a dosi superiori di radiazioni X e andrebbe evitata. La risonanza magnetica è assolutamente sicura. L'ecocardiografia transesofagea può essere eseguita se vi è necessità.
Se vi fosse necessità di un intervento chirurgico, questo dovrebbe se possibile essere eseguito senza bypass cardiopolmonari, in quanto tale metodica comporta un elevato rischio per il feto. I rischi maggiori di danno fetale si hanno con l'ipotermia; mantenendo a lungo una normotermia e una buona ossigenazione materna vi sono buone possibilità che il feto sopravviva anche a un bypass cardiopolmonare condotto con successo.

Travaglio e parto

Parto cesareo

Negli anni passati si è solitamente raccomandato un parto cesareo elettivo per molte donne con cardiopatia congenita, giustificato dalla possibilità di programmare in modo accurato il parto e di assicurare la presenza di personale esperto al momento dello stesso. In effetti tutti i centri che seguono le donne in gravidanza affette da cardiopatie dovrebbero essere in grado di assicurare ventiquattr'ore su ventiquattro, sette giorni su sette per cinquantadue settimane all'anno un servizio completo, in quanto le donne in questa condizione possono presentarsi con complicanze o emergenze di qualunque genere, in qualunque momento del giorno o della notte. Di conseguenza, è assolutamente necessario che venga fatto un grande sforzo per assicurare uno standard assistenziale costante nell'arco delle ventiquattr'ore.

Una volta ottenuto tale risultato, è chiaro che non sarebbe più necessario raccomandare un taglio cesareo routinario in tali pazienti. Il parto naturale comporta la metà dei rischi collegati al taglio cesareo. Per esempio, anche un taglio cesareo elettivo comporta un rischio di emorragie doppio; il rischio di trombosi è triplo, e quello di infezioni addirittura dieci volte superiore. Sebbene sia evidente che un taglio cesareo in emergenza può essere particolarmente pericoloso, e che un cesareo elettivo ne scongiura il rischio, altrettanto chiaro è che una supervisione attenta e costante durante il travaglio può ridurre al massimo l'incidenza di una emergenza inaspettata. In tali circostanze, il rischio di un taglio cesareo intraparto sarà molto simile a quello di un taglio cesareo elettivo.

La chiave di tutto è gestire in modo appropriato lo stress del travaglio, per non superare la capacità di sopportazione della donna. A questo riguardo un'anestesia epidurale gioca un ruolo importante. Lo sviluppo dell'anestesia epidurale con minimi effetti sull'emodinamica ha determinato un importante miglioramento nella gestione della donna con cardiopatia.

Induzione del travaglio

Il travaglio spontaneo è più rapido e ha maggiori possibilità di parto naturale coronato da successo di quanto non sia invece il travaglio indotto. Pertanto l'induzione di un travaglio dovrebbe essere eseguita solo in base a indicazioni ostetriche ben precise. La più comune di queste è il superamento della data prevista per il parto e attualmente l'induzione si raccomanda quando tale data supera i 7-10 giorni. I casi con scompenso cardiaco imminente o molto probabile rappresentano chiaramente un'eccezione. Per queste pazienti dovrebbe essere preso in seria considerazione un taglio cesareo elettivo. Un'altra indicazione elettiva per il taglio cesareo è la comparsa improvvisa di un'aritmia in grado di determinare scompenso.

Primo e secondo stadio del travaglio

Le contrazioni uterine sono di per se stesse in grado di aumentare lo stress cardiovascolare. La nostra esperienza con anestesia epidurale efficace dimostra l'assenza di interferenza evidente. D'altra parte la seconda fase del travaglio è ad altissimo rischio e richiede un grande sforzo collaborativo da parte della madre. Pertanto è opportuna una stima della riserva emodinamica nella fase prenatale, e bisogna capire in quale misura la donna può ragionevolmente sopportare il dolore senza correre un rischio inutile. Si dovrebbe quindi stabilire un tempo limite, scaduto il quale procedere a parto assistito o attraverso l'estrazione con ventosa o attraverso il forcipe.

Terzo stadio del travaglio

La gestione del terzo stadio (espulsione della placenta e delle membrane) è un altro momento ad altissimo rischio. Questo perché con la retrazione dell'utero vi è una trasfusione ulteriore di sangue (precedentemente nel letto materno placentale) all'interno della circolazione materna, il quale può determinare un sovraccarico circolatorio. D'altra parte, in assenza di una retrazione efficace potrebbe svilupparsi un'emorragia uterina e ciò può destabilizzare la circolazione nel modo opposto. Una corretta gestione dovrebbe pertanto avere come scopo quello di minimizzare tale fluttuazione. I farmaci ossitocici che sono normalmente utilizzati nel terzo stadio possono avere effetti emodinamici significativi. L'ergometrina aumenta la pressione sanguigna in modo importante nella maggior parte delle donne mentre l'ossitocina sintetica (Syntocinon®) la riduce. La combinazione che spesso si usa (sintometrina) ha degli effetti non ben predicibili che possono condurre da una parte o dall'altra. Nella nostra pratica preferiamo non somministrare boli di tali farmaci ma iniziare delle infusioni continue a bassi dosaggi di Syntocinon (a circa 10-12 mU min^{-1}), che a tali dosaggi ha effetti cardiovascolari minimi. Si dovrebbero somministrare bassi volumi di liquidi così da non sovraccaricare la circolazione con cristalloidi. L'infusione dovrebbe essere mantenuta per 4-12 ore indipendentemente dalle circostanze. Al momento del taglio cesareo si possono utilizzare anche suture uterine compressive così da evitare la necessità di ossitocici.

Monitoraggio del travaglio

Un monitoraggio fetale continuo è raccomandato in tutti i casi per assicurare il massimo grado di sorveglianza del feto. Un'attenzione particolare va prestata alle pazienti in trattamento con beta-bloccanti in quanto questi ultimi possono sopprimere i segni di stress fetale. Il monitoraggio materno durante il travaglio andrà individualizzato in base alla specifica patologia, ma è probabile che siano inclusi:

- monitoraggio elettrocardiografico continuo;
- saturometria transcutanea;
- monitoraggio della pressione sanguigna attraverso l'uso di una linea arteriosa.

Una linea arteriosa è particolarmente utile se vi è una tendenza a una riduzione sostanziale dell'output cardiaco materno in quanto i monitor pressori esterni e i pulsossimetri transcutanei spesso forniscono informazioni non affidabili quando l'ipotensione sistemica e la compromissione emodinamica sono presenti.

Profilassi antibiotica

Non vi sono prove che una profilassi antibiotica di routine sia necessaria se la donna ha un parto naturale. È invece necessario somministrare tale profilassi (generalmente con penicillina e gentamicina) se la donna va incontro a un taglio cesareo o comunque a manipolazione operativa vaginale. La riparazione di una piccola o media episiotomia o lacerazione in genere non richiede una profilassi antibiotica ma se vi è una lesione estesa, in particolar modo se di terzo grado, devono essere somministrati antibiotici. Tali farmaci devono essere somministrati inoltre se la donna ha avuto precedenti episodi di endocardite o è portatrice di valvole cardiache artificiali (*vedi* Capitolo 4 sulla profilassi dell'endocardite batterica).

Noi troviamo molto utile preparare un piano scritto del parto (Fig. 3.2). In tale piano sono riportate le varie opzioni che possono essere seguite, da cerchiare o barrare con un tratto di penna al fine di indicare un consenso alla gestione preferita. Ciò non solo rende strutturata la discussione multidisciplinare preparto, ma offre un utile aiuto mnemonico a tutto lo staff presente al momento del parto. Una seconda cartellina fornisce semplici esempi delle possibili complicanze e delle relative raccomandazioni specifiche su come gestirle (Fig. 3.3).

Piano di gestione programmata del parto del servizio di assistenza cardio-ostetrica (SECO)

Diagnosi cardiaca..

Si prega di cerchiare la procedura su cui si è d'accordo e di spuntare quando richiesto

All'ingresso in sala parto	**Per favore informare** L'ostetrico di guardia L'anestesista di guardia Il team cardiologico	**Grado** **Dirigente medico 1° livello** **Dirigente medico 2° livello** **Sì/No**	Spuntare
Ricovero antenatale	Da .... settimane		
Modalità del parto	Taglio cesareo elettivo/parto vaginale		
Taglio cesareo	*3° stadio:* suture compressive profilattiche/Syntocin 5 unità per 10-20 minuti/Syntocin a basso dosaggio per infusione (8-12 milliunità/min) ***Tecnica anestetica:*** epidurale/spinale/generale/altro Commenti .... ***Monitoraggio materno:*** ECG/SaO_2/PA non invasiva/PA/PVC Altre istruzioni/attenzioni particolari .... ***Informare il SECO se l'ingresso in sala parto è anticipato rispetto alla data prestabilita***		
Parto operativo vaginale 1° stadio	Compilare la tabella della terapia intensiva/posizionare le calze elastiche contro la tromboembolia/continuare i farmaci .... ***Profilassi antibiotica:*** elettiva/se parto operativo Analgesia per via epidurale: no/se richiesta/all'instaurarsi del travaglio *Commenti alla rianestesia* .... Monitoraggio materno: ECG/SaO_2/PA non invasiva/PA/PVC		
Parto operativo vaginale 2° stadio	Secondo stadio normale/secondo stadio corto/sola assistenza elettiva		
Parto operativo vaginale 3° stadio	Stadio normale gestione attiva (ossitocina e TCF)/Syntocin infusione 8-12 milliunità/min Infusione continua di Syntocin .... ore		
Post-partum	Terapia intensiva .... ore/EBPM Altri farmaci *post-partum*		

Si prega d'informare l'ostetrico responsabile se ci si discosta dalla gestione programmata o se vi è la comparsa di situazioni cliniche nuove

Figura 3.2 Esempio di gestione programmata del parto per donna cardiopatica. Per gentile concessione dell'Unità per la Gestione delle Gravidanze ad Alto RIschio, Chelsea & Westminster Hospital, London, UK. *ECG*, elettrocardiogramma; *SaO_2*, saturazione in ossigeno dell'emoglobina; *PA*, pressione arteriosa; *PVC*, pressione venosa centrale; *TCF*, trazione controllata del funicolo, *EBPM*, eparina a basso peso molecolare

Si prega d'informare l'ostetrico responsabile se ci si discosta dalla gestione programmata o se vi è la comparsa di situazioni cliniche nuove in donne con cardiopatia

Esempi di situazioni cliniche	Considerare il seguente comportamento
Parto spontaneo e profilassi antitrombotica recente con l'uso di EBPM/warfarin	Informare l'anestesista responsabile Discutere con un ostetrico di maggior esperienza Le opzioni possono includere ....
Necessità di Syntocinon per velocizzare il travaglio	• Utilizzare mezza dose di Syntocin a doppio dosaggio per ridurre il volume totale di fluidi forniti *(questa è una decisione che deve essere presa a livello apicale dal punto di vista dell'esperienza)*
Emorragia *post-partum*	• Informare l'anestesista di guardia • Considerare l'uso di una sutura compressiva • Considerare l'uso di un pallone intrauterino (è necessaria una copertura antibiotica) • Seguire attentamente le linee guida • Prendere in considerazione di avere una via centrale e un monitoraggio arterioso • Gestire con cautela l'uso di uterotonici come ad esempio il misoprostolo/carboprost/alte dosi di infusione di Syntocinon
Travaglio pre-termine	Non usare la ritodrina e il salbutomolo L'atosiban dovrebbe essere la prima scelta nella GS
Pacemaker	Evitare la diatermia bipolare e usare un unipolare
È utile contattare il SECO	

Si prega di prendere contatti e richiedere l'assistenza del SECO se vi è qualunque preoccupazione o necessità di chiarificazioni nella gestione clinica della donna

Figura 3.3 Esempi di complicanze comuni durante il parto e delle relative procedure. Per gentile concessione dell'Unità per la Gestione delle Gravidanze ad Alto Rischio, Chelsea & Westminster Hospital, London, UK. *EBPM*, eparina a basso peso molecolare; *GS*, gestione del servizio; *SECO*, servizio di assistenza cardio-ostetrica

Puerperio

L'aspetto routinario più importante della gestione del puerperio è la profilassi trombo-embolica. Si usa normalmente somministrare una dose profilattica sottocutanea di eparina a basso peso molecolare.

Un altro importante aspetto, spesso non ben valutato, è l'allattamento al seno. Molti dei farmaci usati in donne cardiopatiche, come la digossina o la flecainide, sono assolutamente sicuri durante l'allattamento al seno poiché passano nel latte in concentrazioni non significative. Tuttavia, poiché alcuni beta-bloccanti come il sotalolo o il propranololo possono passare nel latte materno in concentrazioni sufficienti a determinare bradicardia nel lattante, dovrebbero essere evitati o si dovrebbe consigliare alla mamma di assumerli con un attento monitoraggio del bambino onde evitare che ciò si verifichi. Il coinvolgimento dei neonatologi è molto importante, specialmente se il bambino è pretermine o in ritardo nella crescita.

Contraccezione

La contraccezione ideale non è ancora stata inventata; tutti i metodi presentano vantaggi e svantaggi. Nelle donne con cardiopatia molti degli effetti secondari delle tecniche contraccettive risultano essere potenziati o particolarmente importanti. D'altra parte una gravidanza non pianificata e non voluta conduce inevitabilmente a un rischio anche maggiore. Pertanto si possono accettare rischi addizionali legati all'uso di contraccettivi. Gli aspetti fondamentali di un contraccettivo devono essere l'affidabilità e la sicurezza.

Affidabilità

Non esiste alcun metodo contraccettivo, ivi compresa l'isterectomia, che dia la garanzia di prevenire una gravidanza. Le percentuali di fallimento sono valutate con l'indice di Pearl. Questo è dato dal numero di gravidanze che si potrebbero avere se 100 donne in età fertile usassero quel determinato metodo per un anno. La percentuale media di gravidanze senza alcuna contraccezione è 85 (circa il 15% delle coppie ha un problema concezionale).

Sicurezza

Le donne cardiopatiche sono sensibili a tutte le tecniche che determinano un aumento della trombosi. Ciò è dovuto in parte alla circolazione periferica, e in alcune donne a una concentrazione emoglobinica aumentata, secondaria a ipossia. Inoltre se vi è una malformazione cardiaca ciò può determinare un rallentato flusso ematico che a sua volta accresce il rischio di formazione di trombi ed embolismo. Un altro rischio sono le infezioni: le superfici scabre nel cuore, nelle valvole o nei vasi sanguigni possono favorire la colonizzazione di batteri circolanti nel sangue inducendo così un'endocardite.

Metodi disponibili

"Metodi naturali"

Esiste un ventaglio di tecniche contraccettive che si basano sulla conoscenza dei meccanismi del concepimento. Anche se spesso definiti "naturali", parecchi metodi sono tutt'altro che tali: l'astinenza, ad esempio, è assolutamente sicura ma non soddisfa certamente le esigenze di una relazione.

Il *coito interrotto* (cioè la rimozione del pene prima dell'eiaculazione) non è sicuro poiché molti uomini possono eiaculare piccole quantità di sperma anche prima dell'orgasmo. Molte coppie che vogliono utilizzare tale metodo spesso finiscono per non metterlo in pratica al momento opportuno.

Il cosiddetto *periodo sicuro* si basa sul presupposto che la maggior parte delle donne ovula nella 14ª giornata dall'inizio dell'ultima mestruazione. Il concepimento normalmente può compiersi se un rapporto avviene durante il periodo ovulativo (lo sperma può sopravvivere fino a 72 ore e gli ovuli possono sopravvivere fertili non fecondati anche per 24 ore). Sfortunatamente molte donne hanno cicli irregolari e pertanto non si possono fidare di questo metodo da solo. Inoltre studi recenti riferiscono che alcune donne possono ovulare più di una volta durante un singolo ciclo. Vi sono numerosi dispositivi per misurare la temperatura basale (la temperatura della donna aumenta dopo l'ovulazione in seguito a un aumento della secrezione di progesterone da parte del corpo luteo che si sviluppa) o lo spessore della mucosa della cervice (il progesterone provoca un ispessimento della mucosa della cervice). Questi metodi possono determinare l'avvenuta ovulazione e pertanto si ritiene che un periodo di 48 ore pre- e post- sia in grado di evitare una gravidanza. Ciò significa che i rapporti sessuali sarebbero sicuri per circa 10 giorni al mese e molte coppie trovano tale limitazione fastidiosa (talvolta questo metodo è conosciuto come "rhythm and blues"). La sicurezza di queste tecniche non è buona e dipende molto da come sono utilizzate. Sicuramente non hanno effetti secondari ma tendono ad associarsi sia a gravidanze indesiderate sia a sensazione di frustrazione. Per le donne con un alto rischio di lesioni e che non possono assolutamente affrontare i rischi di una gravidanza accidentale, questi metodi risultano inadeguati.

Metodi barriera

Il metodo più comune è rappresentato dal *preservativo* maschile. È sicuramente molto efficace ma talora i preservativi possono rompersi o sfilarsi. Devono essere usati con molta attenzione e, per renderli veramente sicuri, la donna deve inserire un gel spermicida nella vagina prima del rapporto. Tali metodiche sono molto sicure e non hanno in linea di massima effetti collaterali (se non una gravidanza indesiderata o rari casi di allergia al lattice); inoltre proteggono contro le malattie sessualmente trasmissibili. L'incidenza di insuccesso varia dal 2% al 50% a seconda di come vengono utilizzati.

Esiste anche una versione femminile dei preservativi, fatta di poliuretano piuttosto che di lattice o gomma. Tali dispositivi sono aperti nella parte esterna e chiusi nella parte interna. Entrambi gli estremi hanno un anello flessibile che serve a mantenere il preservativo in sede. Tra le coppie che utilizzano abitualmente questo dispositivo, circa il 21% potrebbe incorrere in una gravidanza accidentale nel primo anno. Tuttavia, se tali preservativi sono utilizzati in modo corretto il rischio di gravidanza è intorno al 5%. Il problema principale è rappresentato dalla difficoltà dell'inserimento e dalla possibilità che si verifichino fastidiosi rumori durante l'uso, inconvenienti che tengono a distanza molte persone.

Il *diaframma* viene inserito nella vagina e si posiziona fra la cervice e l'*introitus* incuneandosi tra il fornice posteriore e la sinfisi pubica. È necessario utilizzare una crema spermicida e inserirlo nella vagina prima del rapporto, non va rimosso per almeno sei ore dopo il rapporto per una completa eliminazione dello sperma, e richiede una certa pratica per un utilizzo efficace. Non è affidabile come il preservativo nella prevenzione della gravidanza o delle infezioni. Il principale problema per tutti questi metodi è la percentuale di insuccessi. Se si ha una gravidanza l'interruzione della stessa può rappresentare un'opzione principale rispetto al portarla a termine. Le numerose modifiche ormonali che si producono nella fase iniziale della gravidanza possono esitare in uno stress importante per il cuore, e anche le anestesie e le procedure associate a una interruzione di gravidanza non sono senza rischi per la donna con una cardiopatia severa. L'interruzione di gravidanza è comunque molto meno pericolosa (pericolo ridotto del 50%) rispetto alla prosecuzione della gravidanza stessa.

Dispositivi contraccettivi intrauterini o spirale

Questi metodi sono molto affidabili. Diversi studi riferiscono che l'1% delle donne che li usa può incorrere in una gravidanza ogni 5 anni (indice di Pearl 0,2). Ve ne sono due tipi principali. Quelli ricoperti di rame (es.: *Saf-T*) e quelli impregnati con progestagene (ormone simile al progesterone) (es.: *Mirena*). Le spirali in rame sono in uso da lungo tempo e sono disponibili dovunque. I principali problemi connessi all'uso delle spirali sono: periodo mestruale pesante e infezioni uterine che a volte si propagano alle tube di Fallopio. Per questo motivo non sono indicate per le donne nullipare (il loro utero è molto più sensibile alle infezioni per ragioni che non sono state ancora ben comprese). Vari cardiologi si preoccupano del rischio di sviluppo di batteri nel circolo ematico come possibile causa di endocardite, benché in realtà il rischio sia molto basso. Il momento più pericoloso è durante l'inserimento e quindi dovrebbero essere somministrati antibiotici ad ampio spettro per combattere la flora batterica vaginale. In associazione, sebbene molti dei dispositivi intrauterini vengano posizionati senza anestetico, occasionalmente ciò può determinare una bradicardia vagale con conseguente ipotensione. Ciò può essere molto dannoso nelle donne con cardiopatia e pertanto si raccomanda che l'inserzione della spirale venga fatta in ambiente operatorio protetto, in presenza di uno staff anestesiologico appropriato in caso si presenti una complicanza. Le spirali impregnate di progestagene riducono il sanguinamento mestruale piuttosto che aumentarlo e l'amenorrea è comune. Esse inoltre determinano molte meno infezioni rispetto alle spirali in rame. Una complicanza di tutte le spirali è la gravidanza ectopica, ma queste sono molto rare in presenza di spirale Mirena. La spirale è attualmente considerata dai più il contraccettivo di elezione per le donne con cardiopatie. Può essere lasciata in situ per 5 anni e ovviamente non crea problemi di compliance. Anche le percentuali di espulsione sono molto basse.

Pillola contraccettiva

Esistono due tipologie principali: le pillole con estrogeni e progestinici (pillola *combinata*) e quelle a bassi dosaggi progestinici (pillola *a basso dosaggio* o *mini pillola*). La pillola combinata è la più efficace, con un'incidenza di fallimento inferiore all'1 per 1000 per anno (indice di Pearl 0,1) se assunta correttamente, benché alcuni studi mostrino che circa un terzo di donne trovino difficile ricordarsi di prendere la pillola ogni giorno. Offre numerosi vantaggi specialmente per regolare i periodi e ridurre la quantità di perdite di sangue. Tuttavia la più importante complicanza è il rischio di trombosi. Tale rischio è di 3-4 volte superiore nelle donne che prendono la pillola: da 1 ogni 20000 per anno a circa 1 ogni 5000 per anno. All'incirca in un quarto dei casi la trombosi è fatale, tuttavia il rischio per la donna media è pari al 50% rispetto a quello di decesso a causa di una gravidanza. Pertanto, finché la situazione cardiaca non è di predisposizione a trombosi tale metodo è una buona scelta per la sua efficacia.

Per contro, la mini pillola non ha praticamente alcun effetto collaterale e non determina trombosi. Tuttavia, ha una percentuale di fallimento considerevolmente più alta rispetto alla pillola combinata. Se utilizzata in modo perfetto solo circa una donna su 200 incorre in una gravidanza ogni anno (indice di Pearl 0,5). Va ricordato che il maggior effetto si produce 4-6 ore dopo l'assunzione, pertanto se una coppia preferisce avere rapporti durante la notte il momento migliore per prendere la minipillola è nel pomeriggio tardi. È facile dimenticare tale accorgimento, e nel primo anno del suo utilizzo circa il 5% delle donne scopre di essere gravida per aver dimenticato di assumere la pillola o per averla assunta in un momento inappropriato. L'efficacia è inoltre ridotta in presenza di episodi di vomito e diarrea poiché si riduce o impedisce un corretto assorbimento dell'ormone (benché anche la pillola combinata possa non essere efficace se la donna ha vomitato per più di 24 ore). Un altro fastidioso effetto collaterale presente nel 40% dei casi è l'irregolarità del periodo mestruale, che porta a dei "timori di gravidanza".

Con entrambi i tipi di contraccettivi orali la fertilità ritorna normale non appena la somministrazione viene interrotta.

Iniezioni di progesterone a rilascio cronoattivo

La sostanza più comune è il medrossiprogesterone acetato (Depo-Provera®). Le iniezioni devono essere fatte da un infermiere o da un medico e la copertura va da 6 a 10 settimane. Durante il suo utilizzo è comune l'amenorrea, tuttavia si possono verificare sanguinamenti anche considerevoli quando il medrossiprogesterone si è esaurito o quando la donna decide d'interrompere l'uso di questa metodica. La percentuale di insuccesso è di 1 ogni 300 donne per anno (indice di Pearl 0,3).

Contraccezione *post-coitum*

Queste pillole contengono sia gli estrogeni sia il progesterone a dosaggi quattro volte superiori a quelli presenti nella pillola combinata. Esse vanno assunte nell'arco delle 72 ore dopo il rapporto sessuale e possono evitare la gravidanza fino al 99% dei casi a seconda di quando è avvenuta l'assunzione. Tuttavia esse causano vomito nel 20% delle donne ed esiste una significativa preoccupazione circa il rischio di trombosi dovuta agli alti dosaggi di estrogeni. Forse un'opzione migliore per una "contraccezione di emergenza" è l'inserimento di una spirale in rame, che può essere eseguito fino a una settimana dopo il rapporto ed è in grado di prevenire 999 gravidanze su 1000.

Sterilizzazione

Se una coppia ha deciso che non vorrà avere figli o che la famiglia è ormai completa, la sterilizzazione è un'opzione da prendere in considerazione. Essa ha il vantaggio di essere permanente con pochi o addirittura senza effetti collaterali a lungo termine. Sia l'uomo sia la donna possono essere sterilizzati, benché in genere sia la donna a scegliere di sottoporsi a sterilizzazione poiché è lei che rischia di restare incinta. Se la donna cardiopatica decide di non avere figli il suo partner può desiderare di mantenere la sua fertilità per qualunque caso in futuro. D'altro canto il rischio di un'operazione è considerevolmente minore per un partner in buona salute, rispetto a un soggetto cardiopatico.

Nella pratica corrente la maggior parte delle sterilizzazioni sono fatte con clip (o talvolta anelli) applicate alle tube di Fallopio. Ciò può essere fatto in laparoscopia ma vi è chiaramente un rischio chirurgico e anestetico da considerare. La possibilità di una gravidanza dopo applicazione delle clip è valutabile in 1 su 500 ma studi recenti riferiscono oggi un rischio dell'1%. La legatura delle tube può essere effettuata al momento del taglio cesareo ma questa procedura aumenta il rischio operativo in modo significativo; inoltre la possibilità di una ricanalizzazione delle tube è più alta rispetto alla procedura di sterilizzazione in laparoscopia.

La vasectomia è l'intervento di scelta qualora sia l'uomo a sottoporsi a sterilizzazione. Nei primi anni la reversibilità di una sterilizzazione è abbastanza efficace, ma col tempo nella maggioranza degli uomini si possono sviluppare anticorpi antisperma con conseguente compromissione della reale fertilità. In questi casi si rendono necessarie iniezioni di sperma intracitoplasmatico per il concepimento.

In conclusione, quando si discute di contraccezione i due membri della coppia vanno valutati singolarmente, considerando la natura della lesione cardiaca della donna, i farmaci che essa assume, le co-morbidità, una predisposizione trombotica e, non ultime, le preferenze personali di ciascuno dei due. Ciò che viene percepito come un rischio accettabile da una coppia potrebbe essere del tutto inaccettabile per una diversa.

Letture consigliate

Burn J, Brennan P, Little J et al (1998) Recurrence risks in offspring of adults with major heart defects: results from first cohort of British collaborative study. Lancet, 351, 311-316

Carvalho JS (2001) Early prenatal diagnosis of major congenital heart defects. Current Opinion in Obstetrics and Gynecology, 13, 155-159

Hayman RG, Arulkumaran S & Steer PJ (2002) Uterine compression sutures: surgical management of postpartum hemorrhage. Obstetrics and Gynecology, 99, 502-506

Hyett J, Perdu M, Sharland G, Snijders R & Nicolaides KH (1999) Using fetal nuchal translucency to screen for major congenital cardiac defects at 10-14 weeks of gestation: population based cohort study. British Medical Journal, 318, 81-85

Lewis G & Drife JO (2004) Why mothers die 2000-2002. Confidential enquiry into maternal and child health. RCOG Press, London, UK. (http://www.cemach.org.uk/publications/WMD2000_2002/content.htm)

Lupton M, Oteng-Ntim E, Ayida G & Steer PJ (2002) Cardiac disease in pregnancy. Current Opinion in Obstetrics and Gynecology, 14, 137-143

Moons P, De Volder E, Budts W et al (2001) What do adult patients with congenital heart disease know about their disease, treatment, and prevention of complications? A call for structured patient education. Heart, 86, 74-80

Ramsey PS, Ramin KD & Ramin SM (2001) Cardiac disease in pregnancy. American Journal of Perinatology, 18, 245-266

Romano-Zelekha O, Hirsh R, Blieden L, Green M & Shohat T (2001) The risk for congenital heart defects in offspring of individuals with congenital heart defects. Clinical Genetics, 59, 325-329

Task Force on the Management of Cardiovascular Diseases During Pregnancy of the European Society of Cardiology (2003) Expert consensus document on management of cardiovascular diseases during pregnancy. European Heart Journal, 24, 761-781

Capitolo 4

Profilassi dell'endocardite infettiva

L'endocardite infettiva (EI) indica un'infezione dell'endocardio o dei grossi vasi causata da microrganismi. Benché le valvole cardiache siano le più comunemente interessate, altre localizzazioni possono determinarsi in soggetti con anomalie cardiache quali: difetti interventricolari, dotto arterioso pervio, coartazione dell'aorta.

Alcune caratteristiche dell'EI non sono cambiate negli ultimi 30 anni.

- L'incidenza rimane assestata a circa 1,7-3,8 casi per 100000 pazienti/anno.
- Nonostante i progressi diagnostici e terapeutici, la mortalità resta alta ed è valutabile attorno al 20-25%. La morte è principalmente correlata a eventi embolici a carico del sistema nervoso centrale e a deterioramento del quadro emodinamico.
- I due rischi principali per endocardite sono (1) anomalie strutturali del cuore o dei grossi vasi con significativo gradiente pressorio o flusso turbolento, e (2) la batteriemia.
- La cavità orale è ancora oggi la sorgente principale di batteriemia.
- I soggetti con anomalie cardiache congenite hanno un rischio maggiore di sviluppare un'endocardite infettiva e rappresentano circa il 20-35% dei casi.

Altri aspetti sono invece cambiati.

- Lo *Streptococcus viridans*, gli enterococchi e lo *Staphylococcus aureus* rappresentano ancora oggi la causa principale, ma un numero sempre maggiore di microorganismi differenti sono oggi coinvolti (gram-negativi, gruppo HACEK, miceti).
- L'età media è aumentata.
- Alcune modalità terapeutiche hanno determinato un aumento del numero di pazienti a rischio (terapie immunosoppressive in seguito a trapianti d'organo, terapie oncologiche, l'aumento dei cateteri venosi centrali a dimora e la chirurgia per cardiopatie congenite).

Il numero di bambini cardiopatici congeniti che arrivano oggi all'età adulta è aumentato. Le procedure chirurgiche che hanno loro permesso di vivere più a lungo hanno due effetti contrastanti sul rischio di endocardite infettiva. Alcune operazioni eliminano o riducono il rischio (riparazione della coartazione, chiusura dei difetti interventricolari e chiusura del dotto arterioso), mentre altre aumentano il rischio (materiale protesico meccanico o di bioprotesi). È utile distinguere il rischio di endocardite infettiva in varie cardiopatie congenite, sia non operate che sottoposte a trattamento, in: (1) basso o assenza di rischio, (2) rischio moderato, (3) alto rischio. La profilassi contro l'endocardite non è raccomandata nei soggetti a basso rischio, mentre lo è in coloro che abbiano un rischio classificato moderato o alto.

Condizioni di basso rischio o assenza di rischio
- Difetto del setto interatriale (trattato o meno)
- Stenosi polmonare media (operata o non operata)
- Dotto arterioso sottoposto a trattamento e difetto interventricolare settale senza shunt residuo a distanza di 6 mesi
- Trasposizione congenitamente corretta dei grossi vasi (non associata ad altre lesioni)
- Ritorno venoso polmonare anomalo parziale o totale
- Coartazione dell'aorta (inoperata) in assenza o presenza di un modesto gradiente
- Anomalia di Ebstein (non operata o dopo trattamento della valvola nativa)
- Pacemaker cardiaco associato a un defibrillatore impiantabile

Condizioni a rischio moderato
- Dotto arterioso pervio, difetto intraventricolare con shunt residuo
- Intervento di Fontan
- Coartazione con un'ostruzione più che moderata
- Difetti sottoposti a riparazione tra cui il difetto interatriale con cleft mitralico, un difetto atrioventricoalre completo, tetralogia di Fallot, TGA, *truncus arteriosus*
- Anomalie valvolari acquisite (reumatiche)
- Prolasso della valvola mitralica con rigurgito valvolare/ispessimento dei lembi
- Cardiomiopatia ipertrofica

Condizioni ad alto rischio
- Valvole cardiache protesiche (meccaniche, bioprotesi e homograft)
- Precedente episodio di endocardite infettiva
- Cardiopatia congenita complessa associata a ipossiemia
- Condizioni in cui vi sia uno shunt sistemico-polmonare o presenza di un condotto
- Difetto interventricolare non operato
- Bicuspidia valvolare aortica, stenosi aortica, stenosi sottovalvolare aortica

La profilassi dell'endocardite è raccomandata in pazienti con moderato o alto rischio, se vengono sottoposti a procedure che possano determinare una batteriemia significativa o prolungata. Le principali sorgenti di batteriemia sono localizzate nella cavità orale, nel tratto genito-urinario, nei genitali, nel tratto gastrointestinale, nell'area respiratoria e durante interventi chirurgici.

Procedure dentali

Profilassi raccomandata
- Estrazione dentale
- Cura di una carie dentale
- Procedure a carico del periodonto
- Procedure implantologiche
- Procedure endodontiche (nel canale della radice)
- Iniezioni di anestesia locali intraligamentarie
- Procedure di pulizia dentale associata a sanguinamenti

Profilassi non raccomandata
- Iniezioni di anestetico locale non intraligamentarie
- Rimozione di suture post-procedura
- Posizionamento o adattamento di apparecchi ortodontici
- Rimozione di denti da latte
- Esecuzione di radiografie nel cavo orale
- Trattamento con fluoro

Tratto genitourinario

Profilassi raccomandata	*Profilassi non raccomandata*
• Chirurgia prostatica • Cistoscopia • Dilatazione uretrale • Cateterizzazione uretrale in presenza di infezioni o di trauma • Dilatazione uterina e curettage, aborto terapeutico, procedure di sterilizzazione, posizionamento o rimozione di un dispositivo intrauterino specialmente se vi è del tessuto infetto	• Parto vaginale non complicato • Isterectomia per via vaginale • Parto cesareo • Cateterizzazione uretrale, dilatazione uterina e curettage, aborto terapeutico e procedure per la sterilizzazione

Tratto gastrointestinale

Profilassi raccomandata	*Profilassi non raccomandata*
• Dilatazione di stenosi esofagee • Scleroterapia per varici • Procedure chirurgico-endoscopiche a carico del tratto biliare • Chirurgia con interessamento della mucosa intestinale	• Endoscopie con o senza biopsia • Ecocardiografia transesofagea

Tratto respiratorio

Profilassi raccomandata	*Profilassi non raccomandata*
• Tonsillectomia o adenoidectomia • Chirurgie che interessino la mucosa respiratoria • Broncoscopia con broncoscopio rigido	• Intubazione endotracheale, broncoscopia con broncoscopio flessibile con o senza biopsia • Timpanostomia con inserzione di un tubo

Altre procedure

Profilassi raccomandata	*Profilassi non raccomandata*
• Per 3-6 mesi dopo riparazione di una cardiopatia congenita per lesioni che si classificano a basso rischio e non necessitino di una vera profilassi • Posizionamento di un piercing	• Casi di cateterismo cardiaco inclusa l'angioplastica • Impianto di un pacemaker o defibrillatore • Incisioni di un tratto di cute preparato chirurgicamente • Circoncisione

Profilassi dell'endocardite infettiva

La profilassi coinvolge l'educazione dei soggetti al fine di dar loro informazioni relative sia al mantenimento del buono stato di salute sia alla necessità di un'attenta profilassi antibiotica. Tutti i pazienti con cardiopatie congenite devono essere spinti a mantenere una buona igiene dentale. Ciò comporta un lavaggio dei denti perlomeno giornaliero con visite odontoiatriche periodiche regolari. I problemi dentali (carie, ascessi e patologie delle gengive) dovrebbero essere prontamente presi in carico. Una buona cura della cute e delle unghie è importante in quanto queste rappresentano la principale sorgente per la batteriemia da stafilococco. Ciò comporta che si eviti di mangiare le unghie, la pelle attorno alle unghie ed è inoltre necessario il trattamento dell'acne. Il posizionamento di piercing soprattutto a livello della cavità orale o del tratto genitourinario determina un altissimo rischio di batteriemia per i vari individui.

L'American Heart Association e la British Society for Antimicrobial Chemotherapy hanno pubblicato delle linee guida per la profilassi antibiotica che si basano sulle categorie di rischio, le tipologie di procedura e il microorganismo interessato. Mentre si riconosce che non esistono dei trial controllati adeguati che possono confermare l'efficacia di una profilassi antibiotica contro l'endocardite, è necessario mantenersi prudenti in tutti quei soggetti che abbiano cardiopatie congenite con un aumentato rischio.

Gli antibiotici raccomandati per la profilassi dell'endocardite sono elencati nella tabella sottostante. L'American Heart Association fornisce una carta in cui sono inserite delle raccomandazioni che vengono fornite al paziente*.

Indicazioni per la profilassi

Procedure dentali, orali, del tratto respiratorio o esofagee

Situazione	Principio attivo	Dose
Standard	Amoxicillina	Adulti: 2 g per via orale 1 ora prima della procedura
Impossibilità di assumere farmaci per via orale	Ampicillina	Adulti: 2 g intramuscolo o endovena 30 min prima della procedura
Allergia alla penicillina	Clindamicina	Adulti: 600 mg 1 ora prima della procedura
	Cefalexina o cefadroxil	Adulti: 2 g per via orale 1 ora circa prima della procedura
	Azitromicina o claritromicina	Adulti: 500 mg per via orale 1 ora prima della procedura
Impossibilità di assumere farmaci per via orale e allergia alla penicillina	Clindamicina	Adulti: 600 mg endovena 30 min prima della procedura
	Cefazolina	Adulti: 1 g intramuscolo o endovena 30 min prima della procedura

* NdT: nel nostro centro a ogni paziente viene distribuito un "passaporto sanitario" in cui oltre alle caratteristiche della patologia viene segnalata o meno la necessità di una profilassi. Qualora questa sia ritenuta utile si associa anche un opuscolo esplicativo con condizioni, farmaci e dosaggi necessari per una corretta profilassi.

Procedure nel tratto genito-urinario e gastrointestinale

Situazione	Principio attivo	Dose
Pazienti ad alto rischio	Ampicillina+gentamicina	Adulti: ampicillina 2 g intromuscolo o endovena+gentamicina 1,5 mg/Kg (senza eccedere i 120 mg) 30 min prima di iniziare la procedura. In associazione ampicillina 1 g intramuscolo o endovena o amoxicillina 1 g per via orale 6 ore dopo
Pazienti ad alto rischio allergici all'ampicillina o all'amoxicillina	Vancomicina+gentamicina	Adulti: vancomicina 1 g endovena in 1-2 ore+gentamicina 1,5 mg/Kg endovena o intramuscolo (non superare i 120 mg totali) con somministrazione del farmaco in 30 min dall'inizio della procedura
Pazienti a rischio moderato	Amoxicillina o ampicillina	Adulti: amoxicillina 2 g per via orale 1 ora prima della procedura o ampicillina 2 g intramuscolo o endovena entro 30 min dall'inizio della procedura
Pazienti a rischio moderato con allergia all'ampicillina o all'amoxicillina	Vancomicina	Adulti: vancomicina 1 g endovena nelle prime 1-2 ore; l'infusione deve essere completata entro 30 min dall'inizio della procedura

Elementi clinici chiave

- L'endocardite infettiva ha ancora oggi una significativa morbilità e mortalità nonostante le numerose opzioni diagnostiche e terapeutiche.
- La prevenzione dell'endocardite si focalizza sul mantenimento di un buono stato di salute e sulla somministrazione di antibiotici prima delle procedure che possono teoricamente determinare una significativa batteriemia in soggetti a rischio.
- Soggetti con cardiopatie congenite dovrebbero essere educati a tutte le problematiche correlate con una buona cura dei denti e della pelle al fine di ridurre rischi di endocardite infettiva.
- In soggetti con moderato-alto rischio si dovrebbe attivare un'informazione al fine di assicurare una profilassi antibiotica attenta associando il materiale cartaceo informativo con tutte le raccomandazioni sul corretto uso dell'antibiotico.

Letture consigliate

Bayer AS, Bolger AF, Taubert KA et al (1988) Diagnosis and management of infective endocarditis and its complications. Circulation, 98, 2936-2948

Dajani AS, Taubert KA, Wilson et al (1997) Prevention of bacterial endocarditis. Recommendations by the American Heart Association. Circulation, 96, 358-366 and Journal of the American Medical Association, 277, 1794-1801

Gersony WM, Hayes CJ, Driscoll DJ et al (1993) Bacterial endocarditis in patients with aortic stenosis, pulmonary stenosis, or ventricular septal defect. Circulation, 87 (Suppl I), I121-I126

Morris CD, Reller MD & Menashe VD (1998) Thirty-year incidence of infective endocarditis after surgery for congenital heart disease. Journal of the American Medical Association, 279, 599-603

Mylonakis E & Calderwood S (2001) Infective endocarditis in adults. New England Journal of Medicine, 345, 1318-1330

Working Party of the British Society for Antimicrobial Chemotherapy (1998) Antibiotic treatment of streptococcal, enterococcal, and staphylococcal endocarditis. Heart, 79, 207-210

Capitolo 5

Anticoagulazione

Nell'adulto con cardiopatia congenita, l'anticoagulazione e la terapia antiaggregante possono essere necessarie allo scopo di prevenire trombosi o embolismi correlati a:

- valvole meccaniche o bioprotesi;
- aritmia sopraventricolare;
- cardioversione;
- problematiche specifiche correlate a:
  - shunt di Blalock-Taussig,
  - circolazione di tipo Fontan,
  - cianosi,
  - sindrome di Eisenmenger,
  - condotti, stent o dispositivi di chiusura dei difetti.

Inoltre, i soggetti in terapia anticoagulante cronica richiedono dei costanti aggiustamenti in corso di:

- chirurgia;
- gravidanza.

Protesi e malattie valvolari native

Valvole meccaniche

Tutti i pazienti con una valvola meccanica dovrebbero essere sottoposti a terapia con warfarin, se possibile. La tabella seguente riporta schematicamente le indicazioni specifiche per ciascuna valvola.

Tipo di valvola	Raccomandazioni
Valvola aortica	Warfarin (INR 2,0-3,0)
Valvola aortica+fibrillazione atriale	Warfarin (INR 2,5-3,5) o INR 2,0-3,0+basse dosi di Aspirina
Valvola mitrale±fibrillazione atriale	Warfarin (INR 2,5-3,5)
Protesi "a palla"	Warfarin (INR 2,5-3,5)+basse dosi di Aspirina

INR, International Normalized Ratio

Se si verifica la formazione di un embolo nonostante un adeguato INR, vi sono due possibili opzioni: aggiungere basse dosi di Aspirina o aumentare il valore di INR al range terapeutico più alto. Per i soggetti che non possono assumere Aspirina l'alternativa è: dipiridamolo o clopidogrel.

Valvole biologiche
La terapia raccomandata per le valvole biologiche è riassunta nella tabella sottostante.

Tipo di valvola	Raccomandazioni
Valvola mitralica	Warfarin (INR 2,0-3,0) per 3 mesi poi basse dosi di Aspirina
Valvola aortica	Basse dosi di Aspirina
Valvola aortica o mitrale±fibrillazione atriale	Warfarin (INR 2,0-3,0)
Valvola polmonare o tricuspide	Basse dosi di Aspirina per 3 mesi

INR, International Normalized Ratio

Aritmia sopraventricolare

In caso di flutter o fibrillazione atriale cronica o intermittente è opportuno valutare la necessità di iniziare una terapia anticoagulante. Alcuni fattori permettono di predire un rischio maggiore di eventi embolici associati a flutter o fibrillazione atriale. Tra questi, un episodio precedente di stroke/TIA o altri episodi embolici sistemici, ipertensione, una ridotta funzione ventricolare sistemica e l'età.

Le raccomandazioni per una terapia anticoagulante in caso di fibrillazione atriale cronica o intermittente suggeriscono la terapia con warfarin (INR 2-3) nei soggetti con fattori di rischio e basse dosi di Aspirina nei soggetti con un basso rischio.

Cardioversione elettrica

Nei casi in cui è indicata una cardioversione elettrica per un flutter atriale/fibrillazione si raccomanda:

- warfarin (INR 2-3) per 3 settimane prima e 4 settimane dopo la cardioversione.
- Per una cardioversione urgente, iniziare somministrazione endovena di eparina il più presto possibile e quindi eseguire un ecocardiogramma transesofageo. La cardioversione può essere eseguita se non si visualizzano trombi. La terapia con warfarin deve essere mantenuta per almeno 4 settimane dopo la cardioversione.
- In caso di fibrillazione o flutter atriale da meno di 48 ore, somministrare eparina endovena nel periodo peri-cardioversione e successivamente warfarin per almeno 4 settimane. La necessità di una terapia a lungo termine con warfarin o Aspirina deve essere valutata in tutti i pazienti che devono eseguire una cardioversione.

Problematiche specifiche nelle cardiopatie congenite

Shunt di Blalock-Taussig

Benché l'uso di shunt sistemici polmonari a scopo palliativo si sia ridotto, lo shunt modificato di Blalock-Taussig con l'utilizzo di un condotto di Gore-Tex® è ancora oggi utilizzato. Alcuni somministrano eparina nel periodo perioperatorio seguita da Aspirina per ridurre il rischio di una trombosi acuta dello shunt.

Circolazione di Fontan

Dopo un intervento di Fontan, i pazienti hanno un rischio aumentato di trombosi venosa e di embolia sia ai polmoni sia nella circolazione sistemica (incidenza del 3-19%). Ciò può verificarsi in ogni momento dopo la chirurgia ma non sono stati chiaramente identificati fattori predisponenti. Non esistono trial clinici che abbiano provato l'efficacia dell'anticoagulazione nel ridurre il rischio trombotico; di conseguenza differenti sono gli approcci. Alcuni suggeriscono terapia con warfarin per i primi mesi dopo l'intervento, seguita dalla somministrazione di Aspirina per un lungo periodo. Altri usano solamente l'Aspirina per un lungo periodo. Alcuni centri che si occupano di cardiopatie congenite dell'adulto raccomandano terapia con warfarin in tutti i soggetti sottoposti a intervento di Fontan, in special modo quello classico.

Altra indicazione a seguire terapia coagulante in pazienti con Fontan è rappresentata dalla presenza di una enteropatia proteino-disperdente. La somministrazione di eparina sottocute o a bassa dose (5000 unità/die) può migliorare o normalizzare le alterazioni associate alla enteropatia proteino-disperdente. Il beneficio è dovuto non agli effetti anticoagulanti dell'eparina, ma verosimilmente alla stabilizzazione dell'endotelio capillare.

Pazienti cianotici

Questi pazienti hanno sia una diatesi emorragica sia trombotica. La diatesi emorragica è dovuta a:

- riduzione dei fattori vitamina K-dipendenti;
- trombocitopenia;
- disfunzione piastrinica;
- anomalia simil-von Willebrand;
- aumentata attività fibrinolitica.

Queste anomalie della coagulazione si evidenziano con un aumento del tempo di tromboplastina parziale attivata, con un aumento dell'INR e del tempo di sanguinamento. Il sanguinamento delle mucose e la facilità a formare ematomi sono i problemi più frequenti. Il sanguinamento può rivelarsi drammatico mettendo a rischio la vita con emottisi ed emorragie intrapolmonari. Anticoagulazione e farmaci antiaggreganti dovrebbero essere evitati e i sanguinamenti trattati, se necessario, correggendo il problema specifico che ne è stato la causa. I soggetti con cianosi sono inoltre a rischio per trombosi venose, trombosi arteriose polmonari ed emboli sistemici. I pazienti con cianosi sviluppano frequentemente fibrillazione atriale che è un altro fattore predisponente per gli embolismi. Considerando l'alto rischio della terapia anticoagulante, le indicazioni per il suo utilizzo dovrebbero essere fortemente motivate e ben documentate.

Ottenere l'INR desiderato può essere difficile. I soggetti cianotici possono essere molto sensibili al warfarin. La misurazione dell'INR con un ematocrito elevato è problematica. Il sangue è posto in una provetta con un volume fisso di anticoagulante. La quantità di anticoagulante nella provetta, normalmente adatta a un ematocrito nel range nella normalità, è eccessiva per il volume di plasma qualora l'ematocrito sia elevato. Questa eccessiva diluizione del plasma comporta dei valori falsamente elevati.

Sindrome di Eisenmenger

Nell'ipertensione polmonare primitiva, le trombosi micro- e macro-vascolari aumentano la morbilità e la mortalità. La terapia anticoagulante riduce in modo effettivo questi rischi. Poiché una patologia polmonare simile è presente nella sindrome di Eisenmenger, alcuni ritengono che la somministrazione routinaria di warfarin sia utile in questi pazienti. Altri ritengono che l'anticoagulazione dovrebbe essere usata solo in presenza di trombosi venose, di eventi embolici o di flutter/fibrillazione atriale. Non esistono a tutt'oggi trial clinici che possano supportare l'uso routinario della terapia anticoagulante nei soggetti con sindrome di Eisenmenger.

Condotti, stent e dispositivi per la chiusura di difetti

Gli stent sono usati per il trattamento di stenosi dei rami polmonari, delle stenosi venose polmonari, della coartazione dell'aorta e per stenosi collegate a intervento chirurgico. Normalmente si somministra eparina al momento dell'inserzione degli stent seguita da terapia con Aspirina per un periodo variabile da 3 a 6 mesi.

Per quanto riguarda i dispositivi utilizzati per la chiusura di difetti non è ancora stata stabilita in modo adeguato la terapia migliore per prevenire la formazione di trombi. Vari sono gli approcci correntemente utilizzati, ma è verosimile aspettarsi un'evoluzione dovuta all'esperienza. La maggior parte dei centri utilizza la somministrazione combinata di eparina peri-procedurale seguita da Aspirina e/o clopidogrel.

Gestione dell'anticoagulazione del periodo perioperatorio

I pazienti sottoposti a terapia anticoagulante cronica devono interrompere la loro anticoagulazione qualora debbano sottoporsi a intervento chirurgico. Molte delle procedure chirurgiche possono essere eseguite con un INR inferiore a 1,5. Poiché non vi è un consenso sulla gestione ottimale noi suggeriamo le seguenti linee guida.

Nei pazienti a basso rischio per trombosi che assumano warfarin con un INR in range terapeutico il protocollo è il seguente:

- Sospendere 4 dosi di warfarin già programmate.
- Controllare l'INR il giorno prima dell'intervento.
- Se maggiore di 1,5 si può somministrare una piccola dose orale o sottocutanea di vitamina K.
- Il warfarin deve essere ripreso il giorno successivo all'intervento se il rischio è basso o al più presto possibile salvaguardando la sicurezza del paziente. L'INR torna normalmente al range terapeutico in terza giornata.

Con questo protocollo, il paziente è in una situazione sub-terapeutica per due giorni prima della chirurgia e almeno per due giorni dopo la chirurgia. Durante questo periodo successivo alla chirurgia, se l'INR è meno di 2 si può somministrare eparina sottocute. I soggetti ad alto rischio per trombosi sono normalmente anticoagulati in modo pieno con eparina endovena nel periodo peri-operativo. Se non vi è un rischio preoccupante di sanguinamento l'eparina può essere interrotta 6 ore prima della chirurgia e ripresa senza un bolo 12 ore dopo la chirurgia.

Gestione dell'anticoagulazione durante la gravidanza

L'anticoagulazione può essere necessaria durante la gravidanza per la terapia di tromboembolismi venosi o per prevenire la formazione di trombi sulla valvola cardiaca meccanica. I rischi sia per la madre sia per il feto devono essere presi in considerazione. I rischi materni sono il sanguinamento, l'osteoporosi e la trombocitopenia. Le complicanze fetali sono l'aborto spontaneo, la morte preparto, un parto prematuro, teratogenesi e sanguinamento. Alcuni rischi sono "*agent-specific*".

I tre anticoagulanti usati durante la gravidanza sono l'eparina non frazionata, l'eparina a basso peso molecolare e il warfarin. L'uso dell'eparina a basso peso molecolare in alternativa all'eparina non frazionata è giustificato dalla sua migliore biodisponibilità e dal ridotto rischio di osteoporosi. Esistono tuttavia problemi dovuti alla non certezza del dosaggio e al modo migliore di monitorare la terapia. Sono stati riportati eventi trombotici e morti con l'uso dell'eparina a basso peso molecolare durante la gravidanza. È auspicabile che dati ulteriori siano presto disponibili per stabilire se l'eparina a basso peso molecolare sia sicura ed efficace come anticoagulante durante la gravidanza.

Rischi materni

- Warfarin
  - Richiede cambiamenti di dosaggio durante la gravidanza.
  - L'emivita è di giorni.
- Eparina
  - Risposta variabile alle dosi standard.
  - Emitiva breve (60 minuti).
  - Il tempo di tromboplastina parziale attivata è variabile.

  - Rischio di osteoporosi e fratture. L'eparina a basso peso molecolare causa un rischio maggiore di osteoporosi rispetto all'eparina. L'eparina tende a ridurre il conteggio delle piastrine, benché il rischio di una trombocitopenia indotta da eparina sia basso: intorno al 3%. Si parla di trombocitopenia quando il conteggio delle piastrine è inferiore a 100000 o si assesta al di sotto del 50% del valore base. In numerosi pazienti con cardiopatia congenita si può avere un conteggio normalmente basso di piastrine.
  - Rischio di trombosi nelle valvole.

Rischi fetali

- Warfarin
  - È in grado di superare la placenta, aumenta il rischio di sanguinamento (può essere fatale) e teratogenesi (rischio=6,4%).
  - Embriopatia (ipoplasia del naso, microcefalia, epifisi punteggiate) è più alta nel primo trimestre, specialmente tra la sesta e la dodicesima settimana.
  - Il rischio di embriopatia può essere minimo con basse dosi (inferiori a 5 mg al giorno).
  - Non sono stati riscontrati effetti anticoagulanti nei lattanti che siano stati allattati al seno da madri in terapia con warfarin.
- Eparina
  - Dal momento che né l'eparina non frazionata né l'eparina a basso peso molecolare sono in grado di superare la placenta, il sanguinamento o la teratogenesi nel feto non sono un problema. Il sanguinamento della giunzione utero-placentare è possibile.
  - I lattanti non risentono degli anticoagulanti assunti dalla madre che li allatta. Sia l'eparina non frazionata sia l'eparina a basso peso molecolare non sono riscontrabili nel latte materno.

Raccomandazioni

Alle donne in età fertile in terapia con warfarin va fornita una corretta informazione relativa ai rischi dell'anticoagulazione durante la gravidanza. Questi rischi non sono senza conseguenze e possono includere la mortalità materna nel 2,9% dei casi, sanguinamenti maggiori (2,9%) e formazione di trombi/emboli (3,9%). Se si programma una gravidanza si possono scegliere uno o due approcci anticoagulanti.

- Eseguire frequenti test di gravidanza e passare all'eparina non frazionata quando la gravidanza è accertata. Questo approccio poggia sulla premessa che il warfarin è sicuro durante le prime 4-6 settimane di gravidanza.
- Un approccio alternativo è passare all'eparina non frazionata prima della gravidanza (nel periodo in cui la donna cerca di diventare gravida). Lo svantaggio di questo approccio è che l'uso dell'eparina non frazionata si rende necessario per un tempo maggiore, con un incremento del rischio di fratture da osteoporosi.

  Una volta confermata la gravidanza in una donna in terapia a lungo termine con warfarin (normalmente nell'arco di 6 settimane) sono possibili tre opzioni.

- Somministrazione di eparina non frazionata dalla conferma della gravidanza alla 12 settimana, successivamente ritorno alla terapia con warfarin e ritorno all'eparina non frazionata in prossimità del parto. Questo approccio fa sì che vi sia un minor rischio di trombosi valvolare o di emboli sistemici. L'INR raccomandato durante la gravidanza è compreso tra 2,5 e 3,5.
- Prolungare la somministrazione di warfarin anche dopo la conferma della gravidanza e passare all'eparina in prossimità della scadenza del termine. Questo approccio può essere l'opzione migliore se la dose di warfarin durante la gravidanza è uguale o inferiore a 5 mg al giorno. Queste basse dosi determinano un rischio minimo, se non nullo, di embriopatia, ancorché permanga il rischio di sanguinamento fetale.
- Somministrazione di eparina durante tutto il corso della gravidanza. Questo approccio evita il rischio di embriopatie da warfarin ma è molto meno efficace nel prevenire la formazione di trombi o emboli.

Aspirina
- I rischi potenziali includono il sanguinamento nella donna o nel feto e difetti alla nascita (tutto sommato con una bassa incidenza).
- Basse dosi di Aspirina sembrerebbero sicure durante il secondo e il terzo trimestre.
- La sicurezza della somministrazione di dosi più alte non è certa.
- Non vi sono dati disponibili circa il rapporto rischio/beneficio se si aggiungono basse dosi di Aspirina al warfarin o all'eparina durante la gravidanza.

Elementi clinici chiave

- La terapia anticoagulante può essere indicata per:
  - valvole meccaniche o bioprotesi;
  - patologia reumatica mitralica;
  - aritmia sopraventricolare;
  - cardioversione.
- L'anticoagulazione può rendersi necessaria negli adulti con cardiopatia congenita nelle seguenti circostanze:
  - shunt di Blalock-Taussig, circolazione di Fontan;
  - cianosi, sindrome di Eisenmenger;
  - condotti, stent, dispositivi per chiusura dei difetti.
- Esistono raccomandazioni ben definite per la gestione dell'anticoagulazione durante la chirurgia non cardiaca negli individui che richiedono terapia anticoagulante a lungo termine.
- La gestione dell'anticoagulazione durante la gravidanza è data da un giusto equilibrio del rischio/beneficio per la madre e per il feto.
- Una buona conoscenza dell'interazione di altri farmaci con warfarin, eparina e Aspirina è essenziale per permetterne un uso sicuro ed efficace.

Letture consigliate

Albers GW, Dalen JE, Laupacis A, Manning WJ, Petersen P & Singer DE (2001) Antithrombotic therapy in atrial fibrillation. Chest, 119, 194S-206S

Ginsberg JS, Greer I & Hirsh J (2001) Use of antithrombotic agents during pregnancy. Chest, 119, 112S-131S

Kearon C & Hirsh J (1977) Management of anticoagulation before and after elective surgery. New England Journal of Medicine, 336, 1506-1511

Monagle P, Michelson AD, Bovill E & Andrew M (2001) Antithrombotic therapy in children. Chest, 119, 344S-370S

Reller MD (2001) Congenital heart disease: current indications for antithrombotic therapy in pediatric patients. Current Cardiology Reports, 3, 90-95

Stein PD, Alpert JS, Bussey HI, Dalen JE & Turpie AGG (2001) Antithrombotic therapy in patients with mechanical and biological prosthetic heart valves. Chest, 119, 220S-227S

Vitale N, De Feo M, De Santo LS, Pollice A, Tedesco N & Cotrufo M (1999) Dose-dependent fetal complications of warfarin in pregnant women with mechanical heart valves. Journal of the American College of Cardiology, 33, 1637-1641

Wells PS, Holbrook AM, Crowther NR et al (1994) Interaction of warfarin with drugs and food: a critical review of the literature. Annals of Internal Medicine, 121, 676-683

Capitolo 6

Problematiche correlate allo stile di vita

L'attività fisica

È stato dimostrato che la capacità o l'attività fisica è gravemente ridotta nei pazienti con una cardiopatia congenita sia in storia naturale sia sottoposta a trattamento. Il consumo di ossigeno massimo è di circa la metà del valore normale per età e sesso e diminuisce ulteriormente con l'età. Si ritiene che i fattori responsabili di limitata capacità fisica siano una ridotta capacità vitale, un'incompetenza cronotropa, una ridotta funzione ventricolare così come un'alterata risposta all'esercizio fisico da parte del sistema simpatico e parasimpatico.

I programmi di riabilitazione fisica nei pazienti in condizioni stabili con cardiopatie congenite sembrano offrire dei benefici con un miglioramento del consumo massimo di ossigeno.

Le raccomandazioni per una corretta prescrizione di attività fisica nell'adulto con cardiopatia congenita sono elencate in dettaglio nel consensus del 1994 che è riassunto nella tabella sottostante.

Nessuna restrizione dell'attività fisica	Attività fisiche limitate ad attività di classe 1A (a basso impatto statico e dinamico)	Controindicazione all'attività fisica
Pazienti con lesioni che determinano shunt sinistro-destro con pressione polmonare normale senza cardiomegalia	Pazienti con lesioni che determinano shunt sinistro-destro e un certo grado di ipertensione polmonare o cardiomegalia	Pazienti con ipertensione polmonare severa
		Pazienti con cardiomegalia severa
Pazienti con lesioni ostruttive di media entità all'efflusso destro o sinistro (stenosi polmonare moderata, stenosi aortica moderata, coartazione aortica moderata)	Pazienti con lesioni ostruttive da moderate a severe	Pazienti con aritmie a rischio di vita
	Pazienti con tetralogia di Fallot riparate, in condizioni cliniche stabili, Mustard, switch arterioso, Ebstein e procedura di Fontan	Pazienti con sintomi in classe NYHA IV

Benché le raccomandazioni sui livelli di attività permessa illustrate nel documento dell'American College of Cardiology del 1994 siano utili, vanno considerate delle semplici linee guida, ben sapendo che un medico a conoscenza delle caratteristiche peculiari di severità delle lesioni del paziente e della sua risposta fisiologica all'esercizio può scegliere di modificare queste raccomandazioni valutando la situazione caso per caso.

Una corretta informazione sulla prescrizione di attività fisica per questi pazienti è importante, ma spesso trascurata durante le visite cliniche di routine. Senza una guida appropriata, può succedere che pazienti a basso rischio limitino la loro attività fisica in modo non dovuto, mentre pazienti ad alto rischio possono iniziare attività fisiche improprie e molto rischiose. L'educazione dei pazienti riguardo al tipo di esercizio fisico che essi possono svolgere in modo sicuro è fondamentale.

Lavoro e assicurazione

Lavoro

Le scelte professionali che un adolescente con cardiopatia congenita farà sono problematiche importanti da affrontare al momento opportuno. Ci sono due aspetti che debbono essere discussi.

- La capacità fisica del paziente di corrispondere alla richiesta di una determinata attività lavorativa senza compromettere il benessere cardiovascolare del soggetto. Ciò dipende principalmente – ma non solo – dal tipo di cardiopatia congenita, dagli esiti di un precedente intervento(i) e dall'outcome a lungo termine.
- La scelta di una carriera che aumenti le possibilità di assunzione da parte di datori di lavoro di grandi dimensioni che spesso garantiscono l'assicurazione sulla salute, sull'inabilità e/o sulla vita grazie a una politica di gruppo. Ciò è di particolare rilevanza soprattutto per pazienti con forme di cardiopatia congenita moderata o severa i quali normalmente sono considerati non assicurabili o devono pagare degli altissimi premi (*vedi anche* il paragrafo sulla non assicurabilità trattata successivamente).

  In generale, si applicano le seguenti indicazioni.
- Pazienti con difetti settali piccoli sottoposti a trattamento, dotti arteriosi pervi o soggetti con stenosi polmonare moderata, non richiedono nessuna restrizione lavorativa.
- Pazienti con una cardiopatia congenita moderata o con una cardiopatia congenita che possa peggiorare richiedono un lavoro che si attagli perfettamente alle loro condizioni, generalmente attività di tipo impiegatizio.
- Pazienti con cardiopatie congenite severe come lesioni ostruttive dell'efflusso sinistro, dilatazione aortica, disfunzione miocardica severa, condizioni con fisiologie tipo ventricolo unico e vasculopatie polmonari più che moderate devono essere chiaramente dissuasi dal praticare

attività lavorative ad alto rischio. Questi pazienti non sono buoni candidati per lavori che richiedano attività fisica o lavori dai quali possa dipendere la vita di altre persone sia direttamente sia indirettamente (ad esempio piloti o operatori a contatto con attrezzature pesanti).

Un'accurata informazione ai pazienti (durante la prima adolescenza) e alle loro famiglie al riguardo di problematiche così importanti consente di pianificare una carriera lavorativa appropriata e di evitare aspettative non realistiche, permettendo talora a pazienti con difetti minori di prendere in considerazione una più vasta gamma di opzioni lavorative. È chiaro che bisogna trovare un corretto equilibrio tra la realtà delle condizioni del paziente e la spinta eccessivamente stressante nei confronti di pazienti giovani. È nostra personale impressione che molti pazienti e le loro famiglie accettino di buon grado tali iniziative e traggano sollievo dalla discussione di una questione così importante.

Assicurabilità

Oggi è disponibile un vasto numero di studi condotti su vasta scala a lungo termine per la prognosi degli esiti di numerose cardiopatie congenite. Ciò facilita la stima del rischio di mortalità in rapporto alla popolazione normale, offrendo una base per la taratura delle polizze di assicurazione sulla vita. Tra questi studi, uno dei più importanti è il lavoro del database cardiochirurgico pediatrico di 6461 bambini sottoposti a chirurgia in Finlandia tra il 1953 e il 1989. L'indice di mortalità oltre i 45 anni – esclusa la mortalità perioperatoria – riscontrabile nei pazienti con cardiopatie congenite è del 16% rispetto al 7% per una popolazione normale di età e sesso identici. Le percentuali di mortalità per lesioni specifiche alla quinta decade di follow-up dopo chirurgia variano dal 5% per i difetti interatriali all'85% per i pazienti con fisiologia di tipo ventricolo unico.

In termini generali, la prognosi può essere classificata nel modo seguente.

- Lesioni con un buon esito (prognosi normale o quasi): difetti interatriali, difetti interventricolari, dotto arterioso pervio, stenosi polmonare.
- Lesioni con un esito intermedio (residue anomalie emodinamiche e quindi prognosi meno positiva): stenosi aortica, tetralogia di Fallot e trasposizione dei grossi vasi dopo esecuzione di una procedura di Mustard o Senning.
- Lesioni con esito scarso o incerto (cardiopatie non corrette di anatomia complessa, ampia variabilità di lesioni in individui con la stessa diagnosi, e/o dati limitati per definire la prognosi); trasposizione delle grosse arterie dopo switch arterioso, trasposizione congenitamente corretta, anomalia di Ebstein e fisiologia di tipo ventricolo unico.

Per stipulare una polizza sulla vita le compagnie di assicurazione prendono in considerazione l'aspetto della mortalità per un determinato gruppo di pazienti correlato alla mortalità osservata in una popolazione di riferimen-

to (di solito una coorte di soggetti assicurati della stessa età) per estrapolare la percentuale di mortalità. Ad esempio, per i pazienti con indice di mortalità uguale alla popolazione di riferimento, l'indice di mortalità è del 100%, mentre per i pazienti con indice di mortalità del 5% in 10 anni, comparati a una popolazione di riferimento con indice 1% in 10 anni, l'indice di mortalità è del 500%. Per ogni 100% di incremento dell'indice di mortalità il premio pagato per essere assicurati aumenta di circa il 90%. Pertanto i pazienti con una mortalità prevista intorno al 500% sono raramente considerati assicurabili.

Le prognosi variano indipendentemente dalle specifiche lesioni individuali. Per esempio, i pazienti con tetralogia di Fallot hanno un indice di sopravvivenza ridotto rispetto ai gruppi di controllo in buona salute. Tuttavia, i pazienti sottoposti a trattamento precoce, che non richiedono un patch transanulare, senza una stenosi o un'insufficienza polmonare significative e con un QRS corto all'ECG, hanno una prognosi a lungo termine che non si discosta molto da quella riferita a un soggetto normale. La prognosi buona o eccellente può essere prevista anche in soggetti con lesioni in forma moderata che non richiedono chirurgia o altre tipologie di intervento. In generale la presenza di una circolazione biventricolare e di ventricolo sinistro sistemico sottoposto a riparazione in età precoce, una buona capacità funzionale e l'assenza di lesioni emodinamiche maggiori o progressive sono tutti fattori di prognosi positiva che è necessario enfatizzare quando al medico si richiede una lettera di supporto per una richiesta di assicurazione.

Linee guida per pazienti e medici

- I pazienti ai quali l'assicurazione non abbia sottoscritto la polizza e coloro ai quali venga richiesto un premio molto alto dovrebbero comunque valutare anche altre compagnie poiché la valutazione del rischio non è sempre uguale.
- Le associazioni di soggetti con cardiopatia congenita adulta sono in grado di fornire un elenco delle compagnie che offrono copertura assicurativa a questo tipo di popolazione in continuo aumento.
- Una strada percorribile per ottenere le polizze assicurative sulla salute, sulla disabilità e/o sulla vita è quella di rivolgersi al datore di lavoro o ad associazioni di categoria. Le polizze convenzionate di gruppo non necessitano di una valutazione individuale poiché si basano sull'assunto che la maggioranza dei dipendenti siano in buone condizioni generali. Anche pazienti adulti con cardiopatie congenite complesse possono ottenere un'assicurazione in questo modo, senza dover ricorrere a una valutazione individuale.
- Un altro prodotto disponibile in determinati ambiti è la polizza a termine non rinnovabile, che prevede una copertura a breve termine non rinnovabile di durata prestabilita (generalmente 10 anni). Ciò può essere utile per alcuni pazienti fino a quando la storia naturale della loro lesione cardiaca non sarà meglio compresa.

- Infine vi sono altri fattori, quali età e fumo, che interferiscono notevolmente sulla assicurabilità. Dato che la mortalità nella popolazione generale aumenta prevedibilmente con l'età, mentre la mortalità associata a una cardiopatia congenita può rimanere invariata, le percentuali di mortalità per pazienti cardiopatici congeniti inevitabilmente si riducono con l'età. Pertanto, coloro i quali non erano assicurabili a 30 anni potrebbero esserlo dopo i 50 anni. L'astensione dal fumo e l'adozione di uno stile di vita salutare possono ridurre il rischio totale per il paziente e aumentare così le chances di essere assicurati. L'attenzione a ridurre i fattori di rischio coronarico al minimo rende più verosimile la possibilità di una decisione favorevole alla stipula di una polizza di assicurazione.

Elementi chiave

- Per un adolescente con cardiopatia congenita la scelta professionale dipende dal tipo di difetto, dalle caratteristiche del precedente intervento(i) e dall'outcome a lungo termine.
- Così come la popolazione generale, anche gli adulti con cardiopatie congenite vogliono poter usufruire della sicurezza finanziaria collegata all'assicurazione.
- I pazienti sottoposti a riparazione di difetti interatriali, dotti arteriosi pervi, stenosi polmonare e difetto interventricolare con indici di mortalità molto bassi dovrebbero ottenere una copertura assicurativa senza eccessivi problemi.
- I pazienti con lesioni con prognosi intermedia rappresentano un gruppo a maggior rischio per le compagnie di assicurazione, ma possono ottenere l'assicurazione sulla base di considerazioni individuali specialmente in assenza di caratteristiche prognostiche negative.
- I pazienti con lesioni che determinano una prognosi incerta o scarsa, come i soggetti con cardiopatie congenite complesse, saranno in genere considerati non assicurabili se gestiti individualmente. Tuttavia può esserci l'alternativa di un'assicurazione di gruppo.
- Grazie ai nuovi approcci chirurgici ed emodinamico-interventistici, al progresso delle terapie mediche e al miglioramento della stratificazione del rischio, la prognosi e quindi l'assicurabilità continueranno a migliorare per gli adulti con cardiopatie congenite.

La Tabella 6.1 raccoglie in modo sintetico i dati ufficiali di mortalità per difetti comuni, estrapolati da un'ampia gamma di fonti. Inoltre, in presenza di dati disponibili, sono mostrati gli indici di mortalità dello scenario migliore per pazienti a basso rischio all'interno di ciascun sottogruppo anatomico. Sono anche mostrati, per ciascuna specifica lesione, gli indici di mortalità calcolati utilizzando quelli pubblicati per pazienti confrontati con la loro popolazione di riferimento. A puro scopo di confronto, l'ultima colonna mostra il range di mortalità cui fanno riferimento le schede contenute nei manuali di tre diverse assicurazioni.

Tabella 6.1 Percentuali di mortalità per cardiopatie congenite trattate, comparate a una popolazione di riferimento (quando consentito dai dati disponibili, è riportata per ciascuna lesione la mortalità dei sottogruppi a basso rischio)

Lesioni	Numero di lavori di riferimento#	Durata del follow-up (anni)	Mortalità tardiva in tutti i pazienti* (%)	Sottogruppi a basso rischio di mortalità tardiva (%)	Mortalità nella popolazione di riferimento (%)	Rapporto tra mortalità dei pazienti** (%)	Rapporto di mortalità nei sottogruppi a basso rischio** (%)	Rapporto di mortalità nei manuali di linee guida delle compagnie assicurative§ (%)
Dotto arterioso pervio	5	45	12†	N/A	6	200	N/A	100
Stenosi polmonare	10	25	10	6‡	6‡	167	100	100 up
DIV	7	27	20	5	3	667	167	100-200
Coartazione dell'aorta	8	20	16†	9†	5‡	320	180	100-300
Stenosi aortica	11	25	15†	8†	4	375	200	225-400
Tetralogia di Fallot	12	32	14	7	4	350	175	200-400
Senning/Mustard	15	20	24	N/A	5††	480	N/A	Rifiutato
Ventricolo unico	4	34	85†	N/A	3‡	>2800	N/A	Rifiutato

* Esclusa la mortalità chirurgica se non indicata in altro modo

** Calcolata come tasso di mortalità nei pazienti/tasso di mortalità nella popolazione di riferimento × 100

§ Rapporti di mortalità pubblicati da tre diverse compagnie assicurative nei loro specifici manuali; calcolata come percentuali di mortalità nei pazienti/percentuali di mortalità in una popolazione di soggetti assicurati × 100

† Inclusa la mortalità chirurgica

‡ Percentuale di mortalità stimata dalla curva di Kaplan Meier

†† Percentuale di popolazione di riferimento non fornita; percentuale di mortalità stimata da altri studi

Per i dettagli fare riferimento al dato originale

N/A dati non disponibili; *DIV*, difetto interventricolare.

Riprodotta da Vonder-Muhll I et al (2003) European Heart Journal, 25, 1595-1600

Viaggi

Ai medici viene spesso chiesto se un paziente con cardiopatia congenita cronica possa o meno viaggiare tranquillamente. Le domande spesso si riferiscono a viaggi di lavoro e trasferimenti in località a quote più alte della norma. Le principali cause di preoccupazione in caso di trasferimenti aerei per lavoro sono:

- ipossiemia, soprattutto in pazienti cianotici;
- tromboembolismo venoso;
- stress fisico ed emotivo da viaggio;
- rischi di cardiopatie o morte;
- esposizione ad altre patologie:
  - gastroenterite;
  - infezioni del tratto respiratorio superiore;
  - altre infezioni.

Ipossiemia

- Le cabine degli aerei sono normalmente pressurizzate a 1829-2438 metri (6000-8000 piedi).
- Le persone in normali condizioni di salute hanno pochissime difficoltà di adattamento a una riduzione di ossigeno nell'aria e compensano aumentando la ventilazione. Ciò comporta una caduta media della saturazione di ossigeno arterioso di circa 8 punti percentuali.
- Nei pazienti con cardiopatia congenita cianogena vi è una riduzione di circa 8 punti percentuali già in condizioni basali, e ciò viene ben tollerato senza alcuna necessità di aumentare la quantità di ossigeno. Essi mantengono un'adeguata ossigenazione tissutale grazie a un cronico slittamento verso destra della curva di dissociazione dell'ossiemoglobina e grazie a una eritrocitosi secondaria. Pertanto è necessario ricorrere a ossigenazione supplementare durante il volo solo in rari casi.

Trombosi venosa

- La trombosi venosa e l'embolismo fanno parte dei rischi possibili durante ogni viaggio lungo. Il meccanismo è la stasi della circolazione venosa a livello degli arti inferiori.
- L'incidenza non è certa ma il rischio complessivo è basso.
- La trombosi venosa si osserva raramente dopo voli di durata inferiore a 5 ore. L'incidenza aumenta per voli di durata uguale o superiore alle 12 ore.
- Si possono sviluppare sintomi di trombo-embolismo durante o immediatamente dopo il volo, ma più comunemente si verificano fra il primo e il terzo giorno dopo il viaggio.
- I fattori di rischio di trombosi venosa comprendono: età superiore ai 50 anni, un precedente episodio di trombosi venosa, anomalie della trombofilia, insufficienza cardiovascolare, obesità, immobilità prolungata, disidratazione, terapia estrogenica e gravidanza.

- Le misure preventive generali sono le seguenti.
  - Se possibile rimandare il viaggio qualora sussistano fattori di rischio di trombosi venosa che prevedibilmente possono ridursi in breve tempo (ad esempio recupero dopo intervento chirurgico).
  - Cambiare frequentemente posizione e camminare se possibile.
  - Eseguire esercizi con le gambe se costretti a restare seduti a lungo (flessioni, estensioni e rotazione delle caviglie).
  - Mantenere un buon livello di idratazione. Non è necessario eliminare l'alcool ma tener presente che questo stimola la diuresi e favorisce l'inattività.
  - Non è necessario interrompere l'assunzione di anticoncezionali o la terapia ormonale sostitutiva a meno che il rischio di trombosi venosa non sia aumentato.
- Ulteriori misure preventive possono essere prese in considerazione per individui ritenuti ad alto rischio di trombosi venosa.
  - Calze elastiche sotto al ginocchio indossate correttamente.
  - Aspirina; ancorché l'uso di Aspirina nel trattamento delle trombosi venose non sia certo, alcuni dati ne suggeriscono un effetto benefico nella prevenzione della trombosi venosa.
  - L'uso di eparina è considerato utile nei soggetti, se pur rari, ad alto rischio di trombosi (ad esempio soggetti con episodi pregressi di trombosi venosa). Un'iniezione unica sottocutanea di eparina a basso peso molecolare alcune ore prima del volo potrebbe essere sufficiente nella maggioranza dei casi.

Stress da viaggio emotivo e fisico

Nei soggetti con ridotta capacità di esercizio, sono utili le seguenti raccomandazioni al fine di ridurre lo stress da viaggio emotivo e fisico.

- Oggigiorno i voli aerei sono raramente stressanti dal punto di vista fisico, ma possono risultare faticosi. È utile pertanto programmare una giornata di riposo tra i voli in coincidenza per un viaggio particolarmente lungo.
- Organizzare un mezzo di trasporto in aeroporto specialmente se ci sono tratti in coincidenza.
- Fare in modo di avere qualcuno che trasporti i bagagli.
- È sempre meglio avere un compagno di viaggio che possa dare tranquillità ed eventualmente assistenza.

Eventi gravi

Gli eventi gravi sono rari, ma non esistono molti dati relativi al loro numero effettivo.

- I casi di decesso durante il volo sono molto rari.
- L'infarto acuto del miocardio durante un volo non è frequente e non sembra essere correlabile all'ipossia.
- Un'embolia polmonare acuta può provocare sintomi acuti ed è causa di circa il 18% delle morti avvenute sia durante il volo sia subito dopo l'atterraggio in un singolo grande aeroporto.

- Gli individui con una storia di aritmie possono incorrere in un evento importante, scatenato dallo stress da viaggio.

Situazioni specifiche
Un edema polmonare da altitudine durante un viaggio aereo è un evento raro.

Un'associazione tra l'edema polmonare d'altitudine (*high-altitude pulmonary edema*, HAPE) in bambini con sindrome di Down è stata riportata durante una rapida salita ad altezza moderata (1738-3252 metri). Non è chiaro se questo rischio sia traslabile ai viaggi aerei per questi individui poiché di fatto la pressione nella cabina resta costantemente nello stesso range.

Guida

Al contrario del basso rischio rappresentato da un viaggio in sé, la guida di un veicolo motorizzato è obiettivamente un'attività pericolosa, alla quale sono associate una significativa mortalità e morbilità. La società moderna ha accettato questi rischi a fronte di una libertà e di alternative nello stile di vita derivanti dall'uso dei veicoli a motore. Si è comunque stabilito che la possibilità di guidare debba essere ridotta per coloro che possono rappresentare un rischio per se stessi o per gli altri. Il livello di rischio così identificato varia nei diversi paesi e anche all'interno di singole aree, come capita negli Stati Uniti. Un'ulteriore distinzione viene fatta per le categorie di conducenti. Coloro che guidano autocarri, veicoli di trasporto pubblico (bus, metropolitane o treni) o taxi devono conformarsi a standard molto più rigidi rispetto a quelli previsti per i veicoli d'uso personale.

Spesso i medici sono chiamati a valutare se una specifica patologia possa essere causa di restrizione alla guida. Le comunità mediche in Canada, negli Stati Uniti e in Europa hanno pubblicato delle linee guida per i pazienti con anomalie cardiovascolari (*vedi* Letture consigliate). La preoccupazione fondamentale è che un problema medico possa aumentare il rischio individuale alla guida di un veicolo a motore per un'improvvisa perdita di coscienza o per la possibile comparsa di condizioni mentali alterate. È opportuno considerare alcuni concetti generali.

- Gli errori del guidatore, l'eccessiva velocità rispetto alle condizioni e l'abuso di alcool sono di gran lunga le cause principali di morte a seguito di un incidente alla guida.
- Ne consegue che le condizioni mediche del conducente non sono un denominatore comune negli incidenti che causano feriti o morti. Un'improvvisa defaillance del conducente dovuta a una patologia medica viene registrata in circa l'uno per mille degli incidenti con feriti o morti.
- La maggior parte dei soggetti divenuti inadatti alla guida a causa di una patologia medica continua a guidare malgrado la comparsa di un evento simile e definito limitante.

Nella maggior parte delle collettività, ogni episodio di perdita di coscienza o significativa alterazione dello status mentale è considerato un valido motivo di esclusione dalla guida dell'individuo che ne sia affetto. Dopo un evento di questo tipo i soggetti dovrebbero astenersi dalla guida fino a quando non sia stata effettuata una valutazione medica appropriata. Le eziologie più comuni identificate come cause possibili sono:

- sincope neurocardiaca o vasovagale;
- convulsioni;
- tachiaritmie (sopraventricolari e ventricolari);
- bradiaritmie.

Eziologie meno comuni comprendono l'ipoglicemia, l'infarto miocardico acuto o un episodio prolungato di angina severa, lo stroke e la sindrome del seno carotideo. Nonostante un'accurata valutazione, in circa il 20% dei casi non viene riscontrata alcuna eziologia.

Sono varie le terapie o procedure che possono essere messe in atto per prevenire delle sincopi ricorrenti. Scopo principale per il medico è determinare quando sia sufficientemente sicuro riprendere a guidare, dopo una terapia attivata per prevenire episodi ricorrenti di perdita di coscienza. Per determinare l'efficacia della terapia vengono in genere utilizzati due metodi. Per prima cosa, è possibile effettuare un esame per stabilirne l'efficacia. Per le aritmie gli esami sono lo studio elettrofisiologico o l'elettrocardiogramma dinamico (Holter delle 24 ore). Il secondo metodo, e generalmente anche il più applicato, consiste nello stabilire un ragionevole grado di efficacia della terapia dopo che il paziente è stato sottoposto a controllo per un determinato periodo di tempo, in assenza di episodi ricorrenti.

La tabella sottostante fornisce alcune raccomandazioni per la guida di piccoli veicoli dopo aver iniziato la terapia o procedure di prevenzione degli episodi sincopali ricorrenti. Le raccomandazioni si riferiscono a problematiche prevalentemente osservate in adulti con cardiopatia congenita. Queste sono delle linee guida basate su dati sparsi e non rappresentano degli standard di pratica clinica. Le raccomandazioni sono soggette a variazione con l'aumentare delle informazioni disponibili.

Cause di compromissione dello stato di coscienza	Raccomandazioni per la guida
Convulsioni	Dopo 6 mesi se non vi è ricorrenza
Tachicardia ventricolare (TV)/ fibrillazione (FV)	Dopo 6 mesi se non vi è ricorrenza né ricomparsa dello stato di incoscienza con aritmia
Impianto di un defibrillatore cardiaco per TV o FV	Dopo 6 mesi se non vi è alterazione dello stato di coscienza con aritmia o al momento di una scarica del defibrillatore; dopo una settimana se il defibrillatore è stato posizionato a scopo profilattico in un paziente ad alto rischio senza TV/FV
Tachicardia sopraventricolare	Dopo un mese se non vi è né ricorrenza né alterazione dello stato di coscienza con aritmia
Bradicardia	Dopo una settimana se vi è stato l'impianto del pacemaker o se è stata rimossa la causa della bradicardia (ad esempio farmaci)

Sincope neuromediata con sintomi di media gravità	Nessuna restrizione
Sincope neuromediata con sintomi severi	Dopo tre mesi se non vi sono sintomi o siano essi di media importanza
Causa non stabilita	Dopo tre mesi se non vi sono segni di perdita di coscienza ricorrenti o alterazioni dello stato di coscienza

Elementi clinici chiave

Viaggi

- Viaggiare è generalmente privo di rischi per soggetti con cardiopatia congenita.
- La riduzione del contenuto d'ossigeno nelle cabine degli aerei è ben tollerata anche dai soggetti con cardiopatie cianogene. L'assunzione di ossigeno durante il volo è raramente necessaria per i soggetti con una ipossiemia cronica.
- Una trombosi venosa è un rischio possibile durante voli prolungati (superiori alle 12 ore) e nei soggetti con fattori di rischio noti.
- Le misure preventive generali per evitare la trombosi venosa includono: cambio frequente di posizione, esercizi per le gambe se costretti a una prolungata posizione seduta e mantenimento di un'adeguata idratazione.
- Nei soggetti a rischio elevato di trombosi venosa devono essere prese in considerazione misure preventive aggiuntive come l'uso di calze elastiche, l'assunzione di Aspirina o, raramente, la somministrazione di eparina a basso peso molecolare.

Guida

- La guida di un veicolo a motore è un'attività pericolosa che la società di oggi accetta a fronte di una certa libertà e di alternative nello stile di vita. La maggior parte di morti e feriti causati dalla guida dipende da un errore del conducente, da eccessiva velocità e dall'abuso di alcool.
- Le condizioni mediche che determinano la perdita di coscienza del guidatore non sono una causa comune di incidenti (stima: 1 ogni 1000 incidenti).
- Ogni episodio di perdita di coscienza o di significativa alterazione dello stato mentale dovrebbe indurre a vietare la guida e richiede una valutazione medica accurata per evidenziarne l'eziologia.
- Le cause principali di perdita di coscienza sono: sincope neurocardiogena o vasovagale, convulsioni, tachicardie sopraventricolari e ventricolari, bradiaritmie. In almeno il 20% dei casi non è possibile identificare una causa. La maggior parte dei soggetti può riprendere a guidare se gli episodi di perdita di coscienza o di alterazione dello stato mentale non sono ricorrenti dopo un periodo appropriato di osservazione.

Letture consigliate

Attività fisiche

Fredriksen PM, Veldtman G, Hechter S et al (2001) Aerobic capacity in adults with various congenital heart diseases. American Journal of Cardiology, 87, 310-314

Graham TP, Bricker JT, James FW et al (1994) Task Force 1: Congenital Heart Disease l. Journal of the American College of Cardiology, 24, 845-899

Swan L & Hillis WS (2000) Exercise prescription in adults with congenital heart disease: a long way to go. Heart, 83, 685-687

Therrien J, Fredriksen PM, Walder M et al (2003) A pilot study of exercise training in adult patients with repaired tetralogy of Fallot. Canadian Journal of Cardiology, 19, 685-689

Lavoro e assicurazione

Cumming GR (2001) Insurance issues in adults with congenital heart disease. In Diagnosis and Management of Adult Congenital Heart Disease (eds M A Gatzoulis, G D Webb & P Daubeney). Elsevier, Philadelphia

Nieminen HP, Jokinen EV & Sairanen HI (2001) Late results of pediatric cardiac surgery in Finland – a population based study with 96% follow-up. Circulation, 104, 570-575

Nollert G, Fischlein T, Bouterwek S et al (1997) Long-term survival in patients with repair of tetralogy of Fallot: 36-year follow-up of 490 survivors of the first year after surgical repair. Journal of the American College of Cardiology, 30, 1374-1383

Vonder-Muhll I, Cumming G & Gatzoulis MA (2003) Risky business: insuring adults with congenital heart disease. European Heart Journal, 25, 1595-1600

Viaggi e guida

Anon (1996) Assessment of the cardiac patient for fitness to drive: 1996 update. Canadian Journal of Cardiology, 12, 1164-1170

Antiplatelet Trialist's Collaboration (1994) Collaborative overview of randomized trials of antiplatelet therapy III. Reduction in venous thrombosis and pulmonary embolism by antiplatelet prophylaxis against surgical and medical patients. British Medical Journal, 308, 235-246

Blitzer ML, Saliba BC, Ghantous AE, Marieb MA & Schoenfeld MH (2003) Causes of impaired consciousness while driving a motorized vehicle. American Journal of Cardiology, 91, 1373-1374

Durmowicz AG (2001) Pulmonary edema in 6 children with Down syndrome during travel to moderate altitude. Pediatrics, 108, 443-447

Epstein AE, Miles WM, Benditt DG et al (1996) Personal and public safety issues related to arrhythmias that may affect consciousness: implications for regulation and physician recommendations. Circulation, 94, 1147-1166

Harnick E, Hutter PA, Hoorntje TM et al (1996) Air travel and adults with cyanotic congenital heart disease. Circulation, 93, 273-276

Herner B, Smedby B & Ysander L (1966) Sudden illness as a cause of motor vehicle accidents. British Journal of Internal Medicine, 23, 37-41

Jung W, Anderson M, Camm AJ et al (1997) Recommendations for driving of patients with implantable cardioverter defibrillators. European Heart Journal, 18, 1210-1219

Pulmonary Embolism Prevention (PEP) Trial Collaborative Group (2000) Prevention of pulmonary embolism and deep vein thrombosis with low dose aspirin: the Pulmonary Embolism Prevention (PEP) trial. Lancet, 355, 1295-1302

Scurr JH, Machin SJ, Bailey-King S, Mackie IJ, McDonald S & Smith PD (2001) Frequency and prevention of symptomless deep-vein thrombosis in long-haul flights: a randomized trial. Lancet, 357, 1485-1489

Task Force Report (1998) Driving and heart disease. European Heart Journal, 19, 1165-1177

Capitolo 7

Outcome a lungo termine

Negli ultimi sessant'anni vi è stata una notevole diminuzione della mortalità pediatrica dovuta a patologie congenite (Tabella 7.1), principalmente grazie al miglioramento delle tecniche chirurgiche. Nel XXI secolo, lo scotto da pagare per l'ottenuto miglioramento degli indici di mortalità è rappresentato dal progressivo peggioramento della funzione cardiaca e dalla presenza di malattie vascolari polmonari. Via via che nuove generazioni di pazienti con lesioni molto complesse raggiungono l'età adulta, la mortalità in tale fascia di età potrebbe di fatto aumentare. Per esempio, i primi pazienti con sindrome del cuore sinistro ipoplasico stanno ora uscendo dalla fascia di età di pertinenza dei medici pediatri.

Al momento solo i difetti cardiaci più semplici sono associati a una sopravvivenza normale a lungo termine. Perfino le patologie più semplici, quali un difetto interatriale tipo *ostium secundum* e una coartazione, riducono le aspettative di vita. Sfortunatamente, a differenza dei dati riferiti alla popolazione pediatrica, non abbiamo a disposizione cifre dettagliate relative all'outcome a lungo termine. Attualmente non esiste una stratificazione effettiva del rischio per questi gruppi di pazienti adulti.

Tabella 7.1 Incidenza delle lesioni congenite e outcome nel Regno Unito

	Anno di nascita	Numero di nati con cardiopatia congenita	Sopravvivenza a 1 anno	Sopravvivenza a 18 anni
Lesioni complesse	1940-60	24930	20%	10%
	1960-80	25890	50%	35%
	1980-90	11325*	70%	50%
Lesioni semplici	1940-60	74790	90%	90%
	1960-80	77680	90%	90%
	1980-90	33980*	90%	90%

* Riflette la caduta nella percentuale di nascite; non vi è alcuna variazione nelle percentuali di nati vivi affetti da patologie congenite

Lesioni presumibilmente associate a scarso outcome a lungo termine in età adulta

- Tutto ciò che ha a che fare con la lesione ventricolare
- Cuori univentricolari: sottoposti o meno a trattamento chirurgico
- Lesioni cianogene
- Ipertensione polmonare
- Sindrome di Shone, specialmente se sottoposta a procedura multipla
- Atresia polmonare con difetto del setto interventricolare e collaterali aorto-polmonari

La Figura 7.1 illustra la mortalità per cardiopatie congenite nel Regno Unito nel 2001.

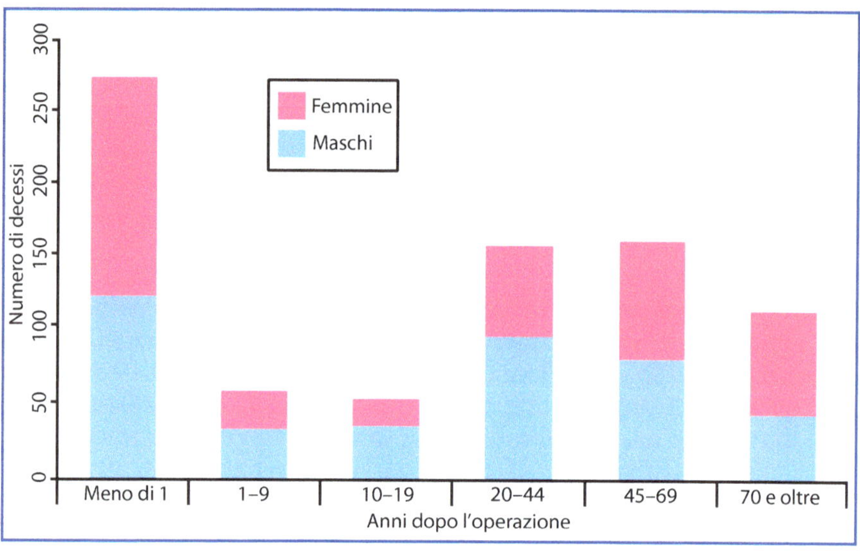

Figura 7.1 Numero totale di decessi per cardiopatie congenite nel Regno Unito nel 2001 (raggruppate per età al momento della morte)

Trapianto

Il trapianto cardiaco, con o senza trapianto dei polmoni, offre una seconda possibilità ai pazienti con insufficienza cardiaca. Tuttavia tale tecnica non è una panacea e deve essere riservata solo a coloro che possono trarne benefici sia in termini di sintomi che di prognosi.

Le barriere per un trapianto sono le stesse cui vanno incontro i pazienti non congeniti, principalmente la scarsità di organi donati. Tuttavia i pazienti con cardiopatie congenite presentano anche ulteriori problematiche, quali una maggiore incidenza di epatite B e C a causa delle trasfusioni in età pediatrica, precedenti sternotomie e toracotomie, connessioni venose anormali che richiedono tessuto extra al momento del trapianto e disordini della coagulazione (soprattutto se soggetti cianotici). In effetti, le prospettive in presenza di alcune patologie sono state attentamente controllate e diversi centri sono riluttanti nell'accettare particolari gruppi di pazienti da sottoporre a trapianto, ad esempio pazienti con atresia polmonare e difetto interventricolare (anche chiamata tetralogia di Fallot con atresia polmonare e collaterali aorto-polmonari multiple; *vedi* Capitolo 16). Questi pazienti hanno numerose collaterali aorto-polmonari che possono determinare un notevole sanguinamento durante l'intervento chirurgico. Al momento, i pazienti con cardiopatie congenite rappresentano circa l'1% degli adulti sottoposti a trapianto.

Trapianto di cuore o cuore-polmoni

La problematica cruciale è rappresentata dal grado di malattia vascolare polmonare, qualora sia presente. Prima di un intervento di questo tipo le pressioni polmonari e le resistenze vascolari polmonari dovrebbero sempre essere valutate, così come uno studio completo di reversibilità (per esempio utilizzando inalazioni di ossigeno ad alto flusso, ossido nitrico e nitroprussiato di sodio). La maggior parte delle unità dedite ai trapianti non sottopongono a trapianto cardiaco se il gradiente transpolmonare (la pressione polmonare media meno la pressione di incuneamento) è di 15 mmHg o maggiore. Altre unità utilizzano la misurazione delle resistenze polmonari (devono essere meno di 6 unità Wood a riposo o di 3 unità Wood al massimo della vasodilatazione). L'outcome per il trapianto cuore-polmoni è molto meno incoraggiante di quello per il solo trapianto cardiaco (la sopravvivenza a 5 anni è del 36% in rapporto al 60% del trapianto cardiaco da solo). Altre opzioni prevedono il trapianto di un solo polmone in combinazione con una riparazione intracardiaca.

Dispositivi di supporto

Con la limitazione di organi disponibili per un trapianto, quest'ultimo non sembrerebbe rappresentare la soluzione per pazienti con cardiopatia congenita in età adulta, quanto meno nella prossima decade. C'è quindi una carenza nelle nostre opzioni di trattamento che può essere colmata nel breve termine con l'utilizzo di pompe a pallone intracardiache, e di dispositivi di supporto/cuori meccanici a lungo termine. Al momento, l'esperienza su questa categoria di pazienti è limitata all'utilizzo di dispositivi di supporto per il ventricolo sinistro e biventricolari, siano essi utilizzati come ponte verso un trapianto o come terapia vera e propria.

Cure palliative

Sfortunatamente molte forme di cardiopatie congenite gravi sono associate a una sensibile riduzione dell'aspettativa di vita. In quest'ottica si spera che il miglioramento delle tecniche chirurgiche e la presenza di nuove modalità di trattamento (come i defibrillatori cardiaci impiantabili) possano migliorare l'outcome a lungo termine. Tuttavia per un sottogruppo di pazienti le opzioni sono limitate. Benché un terzo dei decessi si verifichi in modo improvviso, altri pazienti vanno incontro a un peggioramento nel corso dei mesi o degli anni. In questo scenario è utile, se possibile, discutere preventivamente problematiche come la rianimazione e disporre di una chiara documentazione delle richieste del paziente. In questo modo la sofferenza dei familiari, che potrebbero trovarsi a dover prendere decisioni importanti in un momento stressante e triste, viene ridotta per quanto possibile. Infermieri specializzati nel trattamento dell'insufficienza cardiaca e/o gruppi di lavoro dediti alla somministrazione di cure palliative possono risultare utili nel controllo dei sintomi e migliorare il rapporto ospedale/casa a vantaggio dei pazienti. La possibilità di restare a casa con un adeguato supporto è molto importante per i pazienti – a tale proposito i cardiologi possono imparare dai loro colleghi oncologi o da coloro che si occupano di cure palliative. I gruppi di sostegno per i pazienti sono risorse molto importanti per una famiglia che deve far fronte alla situazione critica derivante dalla patologia del loro congiunto.

Sintomi nelle cardiopatie terminali

- Mancanza di fiato (può rispondere ad un'ossigenoterapia domiciliare)
- Ansia (basse dosi di benzodiazepine, oppiacei; è utile trattare la depressione)
- Anoressia (trattare lo scompenso cardiaco destro; gli steroidi possono aumentare la ritenzione di liquidi)
- Cachessia
- Letargia profonda
- Sincope (escludere disturbi trattabili del ritmo)
- Edemi refrattari (somministrazione intravenosa domiciliare di diuretici)
- Distensione addominale (come sopra)

Letture consigliate

Hanratty B, Hibbert D, Mair F et al (2002) Doctors' perceptions of palliative care for heart failure: focus group study. British Medical Journal, 325, 581-585

Petersen S, Peto V & Rayner M (2003) Congenital heart disease statistics 2003. British Heart Foundation Health Promotion Research Group, University of Oxford

Pigula FA, Gandhi SK, Ristich J et al (2001) Cardiopulmonary transplantation for congenital heart disease in the adult. Journal of Heart and Lung Transplantation, 20(3), 297-303

Parte 2

Tipologie di lesione

Capitolo 8

Difetti del setto interatriale e anomalie dei ritorni venosi polmonari

Difetto del setto interatriale

Descrizione della lesione

Un difetto del setto interatriale (DIA) è una comunicazione diretta tra le cavità atriali che permette il passaggio di sangue (shunt). Nel cuore normale, il setto interatriale vero è compreso tra i bordi della fossa ovale, e la maggior parte del tessuto rimanente che separa le cavità atriali è composta da un ripiegamento della parete atriale. La morfologia dei vari tipi di difetti interatriali è illustrata nella Figura 8.1.

I *DIA tipo ostium secundum* – difetti della fossa ovale – sono di gran lunga i più comuni. Un *DIA tipo seno venoso superiore* si ha quando vi è un deficit del ripiegamento della parete atriale in prossimità della vena cava superiore (VCS). Tale difetto è cavalcato dall'imbocco della VCS, la quale ha di fatto una connessione biatriale. Molto spesso le vene polmonari provenienti dal polmone di destra sono parte della malformazione per un'anomala connessione alla VCS in prossimità della giunzione con l'atrio. I *DIA tipo seno venoso inferiore* che cavalcano la vena cava inferiore (VCI)

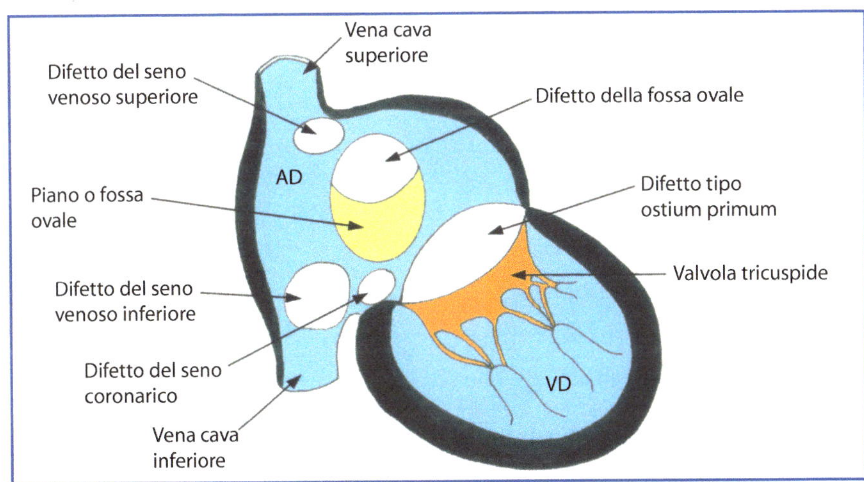

Figura 8.1 Diversi tipi di DIA come si vedono dal lato destro del cuore. *AD*, atrio destro; *VD*, ventricolo destro

sono difetti meno comuni. Il DIA più raro è dato dal deficit di una parte della parete compresa tra il seno coronarico e l'atrio di sinistra, il quale determina una comunicazione interatriale attraverso l'abbocco del seno coronarico ed è pertanto chiamato *difetto interatriale tipo seno coronarico*. I difetti interatriali tipo *ostium primum* o *difetti atrioventricolari parziali* saranno più ampiamente trattati nel Capitolo 10. La confluenza di un tipo di DIA con un altro può determinare comunicazioni interatriali ampie.

Il diametro del DIA e la relativa compliance del ventricolo destro e del letto vascolare polmonare (in correlazione al ventricolo di sinistra) determinano il grado di shunt interatriale (che è, in normali circostanze, da sinistra a destra per la grande maggioranza di difetti interatriali isolati).

Lesioni associate

Quando il difetto interatriale è la diagnosi primaria, si possono riscontrare malformazioni associate in circa il 30% dei casi.

- Ritorno venoso polmonare anomalo parziale (generalmente associato al DIA tipo seno venoso, meno comunemente con l'*ostium secundum* e raramente con l'*ostium primum*).
- Stenosi valvolare polmonare.
- Stenosi mitralica o prolasso della valvola mitralica.
- Difetto del setto interventricolare.
- Dotto arterioso pervio.
- Coartazione dell'aorta.

Incidenza ed eziologia

- Uno dei più comuni difetti congeniti cardiaci come lesione isolata, con un'incidenza dal 6% al 10% di tutte le malformazioni cardiache.
- Il DIA e la bicuspidia valvolare aortica sono le due malformazioni congenite cardiache più frequenti che si presentano in età adulta.
- Più frequente nelle donne (2:1).
- Esiste un'associazione ben conosciuta fra DIA e sindrome di Down (*ostium primum* o *ostium secundum*), con la sindrome di Holt Oram (*ostium secundum*, *vedi* Glossario) e occasionalmente esiste una ricorrenza familiare (*ostium secundum*, associato a un ritardo della conduzione atrioventricolare).
- I difetti tipo *ostium secundum* sono i più comuni (60%), i difetti tipo *ostium primum* rappresentano il 20% mentre quelli tipo seno venoso superiore il 15%. Le altre forme sono rare.

Modalità di presentazione in età pediatrica

- La maggior parte dei bambini con difetto del setto interatriale ha un soffio ed è asintomatica.
- Occasionalmente in età infantile si possono verificare dispnea, infezioni ricorrenti delle vie respiratorie e talora scompenso cardiaco.
- Attualmente molti bambini vengono condotti dal cardiologo pediatra per ragioni diverse e il difetto interatriale viene diagnosticato durante l'ecocardiogramma.

- I bambini con un DIA di diametro significativo e dilatazione del cuore destro debbono sottoporsi a una chiusura elettiva del difetto per motivi prognostici durante la prima decade di vita, indipendentemente dai sintomi.

Decorso in età adulta

- La maggior parte degli adulti presenta sintomi generalmente in terza o quarta decade di vita. Tali sintomi sono rappresentati generalmente da dispnea durante attività fisica e/o da comparsa di palpitazioni dovuta alla presenza di tachiaritmie atriali. Ciò è spesso correlato a un aumento dello shunt sinistro-destro che si rileva con il passare degli anni.
- Occasionalmente i pazienti adulti possono presentare una cardiomegalia a un Rx toracico di routine o un soffio cardiaco. Quest'ultimo è particolarmente comune nelle donne in gravidanza, in considerazione del fatto che vi è un'amplificazione dei segni clinici (un aumento del soffio per aumento del flusso e un più chiaro sdoppiamento fisso del secondo tono) che riflettono un incremento del volume plasmatico circolante.
- Gli adulti con difetti interatriali hanno minor sopravvivenza se il DIA viene chiuso dopo i 25 anni. Ulteriori complicanze tardive in caso di difetti interatriali non sottoposti a trattamento sono: lo scompenso del cuore destro, la ricorrenza di polmoniti e di ipertensione polmonare, il flutter atriale e la fibrillazione, nonché la possibilità di embolia paradossa e di stroke.

Esame fisico

La *valutazione diagnostica* dovrebbe:

- documentare i difetti interatriali per tipo e dimensione;
- determinarne gli effetti emodinamici:
  - presenza e grado della dilatazione atriale/ventricolare destra
  - stato della funzione ventricolare destra
  - importanza dello shunt
  - pressione arteriosa polmonare;
- determinare la presenza di anomalie associate che necessitino di una valutazione;
- stabilire se vi sia una storia di aritmie sostenute che necessitino di un trattamento al momento della chiusura del difetto interatriale.

È inoltre necessario disporre di una dettagliata storia e di una valutazione clinica:

- valutare la presenza di un itto puntale;
- presenza di uno sdoppiamento ampio e fisso del secondo tono: segnale fisico cardinale che suggerisce un difetto interatriale, non sempre presente;
- soffio sistolico eiettivo polmonare nel terzo prossimale della linea margino-sternale;
- soffio medio diastolico tricuspidalico al terzo distale della linea sternale sinistra che può irradiarsi verso l'apice cardiaco;
- accentuazione della componente polmonare del secondo tono, suggestivo di incremento della pressione arteriosa polmonare;
- comparsa di cianosi; non comune, più probabile con un difetto molto ampio o un atrio virtualmente comune, un difetto tipo seno venoso inferiore, un difetto di tipo seno coronarico ampio, con malattia polmonare vascolare o associato a stenosi polmonare, disfunzione ventricolare destra o malformazione di Ebstein.

Indagini strumentali utili

- **Saturazione transcutanea**: una saturazione normale di ossigeno è la norma.
- **ECG** (Fig. 8.2):
  - Deviazione assiale destra con un blocco di branca destro incompleto: rappresenta un pattern tipico e comune.
  - Evidenza di ipertrofia ventricolare destra con eventuale presenza di un allungamento dell'intervallo PR.
  - Onde P larghe che suggeriscono un sovraccarico atriale.
- La **radiografia del torace** in soggetti adulti con significativo difetto interatriale mostra:
  - una cardiomegalia con riempimento retrosternale in proiezione laterale;
  - dilatazione atriale destra;
  - arterie centrali polmonari prominenti e accentuazione della trama vascolare polmonare.
- **Ecocardiografia** (Fig. 8.3)
  - La diagnosi è generalmente confermata da un'ecocardiografia transtoracica utilizzando la combinazione di sezioni sottocostali e parasternali quattro camere con color Doppler.
  - Il reperto più importante è rappresentato dalla dilatazione del ventricolo destro, che può essere anche il solo elemento che permette la diagnosi di difetto interatriale in un adulto con finestra ecocardiografica non soddisfacente.
  - La presenza di un'insufficienza valvolare tricuspidalica permetterà di valutare al Doppler la pressione polmonare.
  - Un sospetto particolarmente importante suggerisce di procedere a una diagnosi più accurata: pertanto in questi casi è utile eseguire un ecocardiogramma transesofageo nel paziente adulto per stabilire la posizione e la dimensione del difetto e la connessione delle vene polmonari.
  - Anche l'ecocardiogramma tridimensionale intracardiaco può avere un ruolo nella diagnosi.

Gestione del paziente adulto con difetto interatriale

La gestione del paziente adulto con difetto interatriale è principalmente determinata dalle dimensioni e dal tipo di difetto, nonché dalle lesioni associate e dal grado di resistenza vascolare polmonare. Attualmente *le indicazioni per la chiusura di un difetto interatriale* sono le seguenti:

- Presenza di difetto interatriale con dilatazione cardiaca nella radiografia del torace, dilatazione ventricolare destra nell'ecocardiogramma e pressione polmonare sistolica o pressione media pari al 50% o meno della corrispettiva pressione arteriosa aortica. *Ciò indipendentemente dalla presenza di sintomi (molti di questi pazienti hanno sintomi di intolleranza all'esercizio fisico dei quali non si rendono conto)*. Questi pazienti dovrebbero sottoporsi alla chiusura elettiva, indipendentemente dall'età, purché non ci siano controindicazioni specifiche (*vedi sotto*). I pazienti più gio-

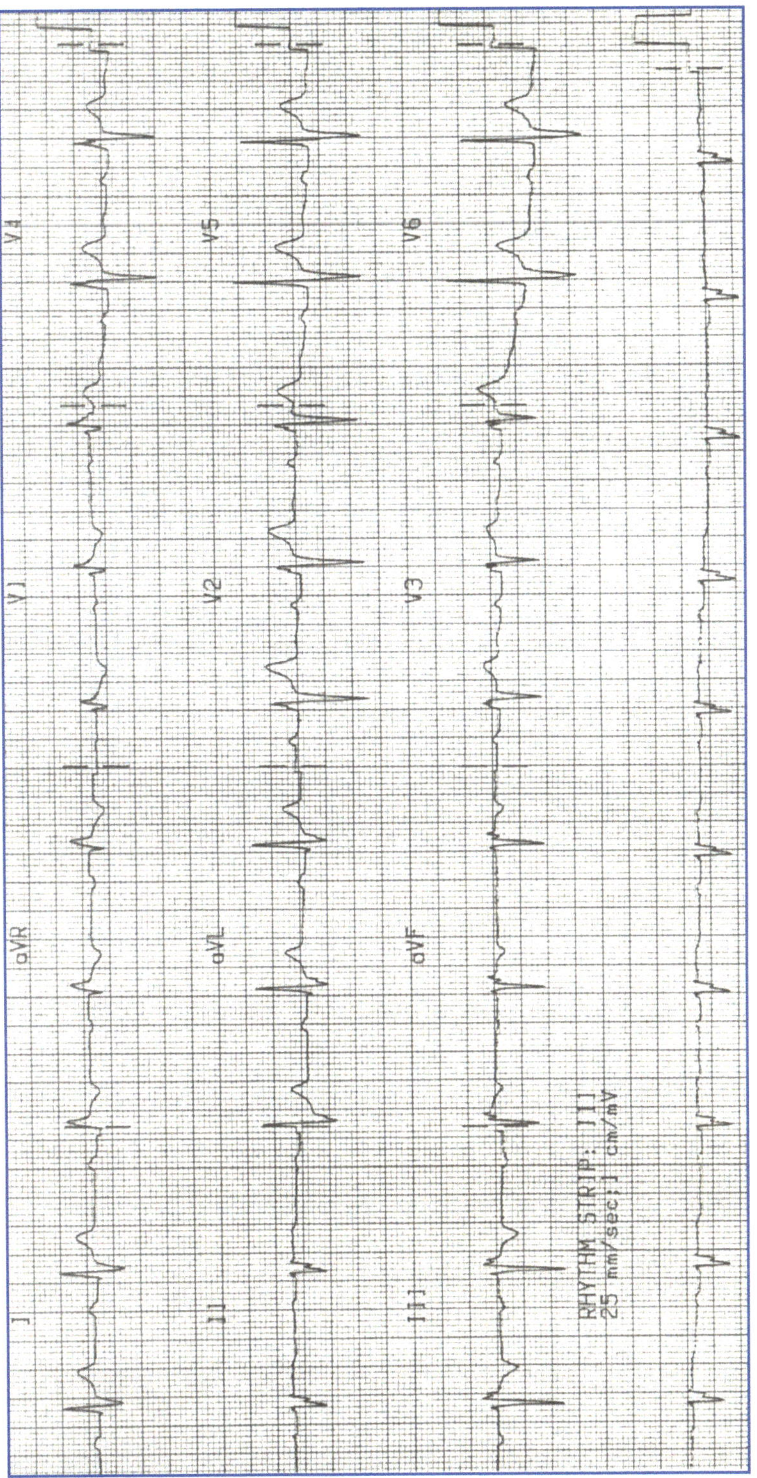

Figura 8.2 Elettrocardiogramma a 12 derivazioni di un paziente con una comunicazione interatriale. Da notare la presenza ci un blocco di branca destro completo. Deviazione assiale sinistra in accordo con un DIA tipo *ostium primum* (il 95% dei pazienti con DIA tipo *ostium primum* ha un asse superiore, a esempio una deviazione estrema, destra o sinistra). Assenza di ipertensione ventricolare destra che possa suggerire ipertensione polmonare. Assetto in onda P normale (0°-60°) che rende abbastanza inverosimile un difetto interatriale tipo seno venoso. Blocco atrioventricolare di primo grado (comune con un difetto interatriale tipo *ostium primum*)

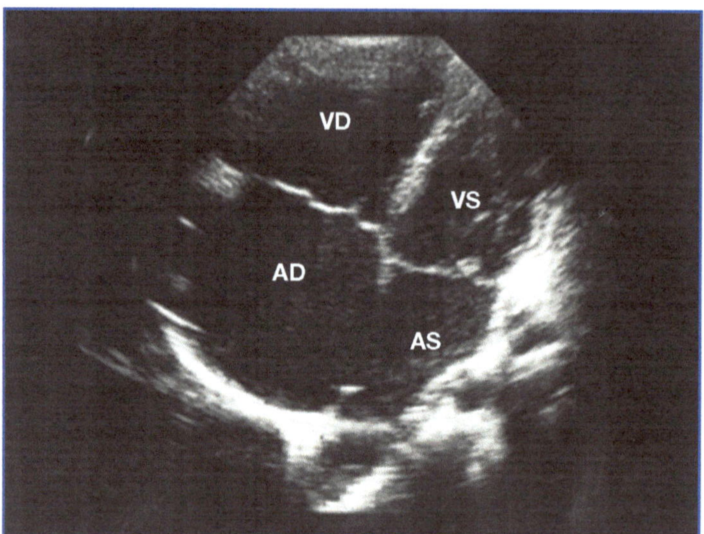

Figura 8.3 Ecocardiogramma transtoracico di un paziente con ampio difetto interatriale tipo *ostium secundum*. Da notare la significativa dilatazione dell'atrio destro (AD) e del ventricolo destro (VD) con una caduta di echi a livello del difetto interatriale e l'evidenza di un ventricolo sinistro schiacciato (VS). Difetti interatriali più piccoli possono non essere evidenziati da un'ecocardiografia transtoracica. In presenza di dilatazione del cuore destro, può rendersi necessario uno studio transesofageo. *AS*, atrio sinistro

vani e quelli più anziani trarrebbero maggiore beneficio dalla chiusura del difetto interatriale rispetto alla terapia medica in termini di:
- sopravvivenza;
- classe funzionale;
- tolleranza allo sforzo;
- riduzione del rischio di scompenso cardiaco;
- riduzione del rischio di ipertensione polmonare;
- tuttavia, in pazienti oltre i 40 anni, e in particolare nei soggetti con disturbi del ritmo preoperatorio, permane il rischio di aritmie atriali sostenute anche dopo la chiusura. *Per quest'ultimo gruppo sarebbe opportuno considerare di intervenire sull'aritmia sia con la tecnica transcatetere, con nuova mappatura e sistemi di ablazione o con procedure ablative atriali chirurgiche.*

• Storia di DIA o stroke criptogenici in presenza di difetto interatriale o pervietà del forame ovale e shunt destro-sinistro rilevati all'ecocardiogramma con contrasto.

Le *controindicazioni* alla chiusura di un difetto interatriale sono: una resistenza vascolare polmonare superiore alle 7-8 unità o difetti con diametro inferiore agli 8 mm (senza l'evidenza di dilatazione atriale destra) in un paziente asintomatico.

Per tutti i difetti tipo *ostium secundum* andrebbe valutata la possibilità di una chiusura transcatetere con uno dei vari dispositivi attualmente disponibili. I difetti fino a 40 mm di diametro possono essere chiusi con il dispositivo di Amplatzer®, con conseguente miglioramento dei sintomi a ogni età. Difetti molto ampi di altro tipo della regione della fossa ovale possono essere chiusi chirurgicamente utilizzando un bypass cardiopolmonare con un potenziale di maggiore morbidità in soggetti in età avanzata con aritmie. La chirurgia mini invasiva rappresenta un'alternativa per alcuni pazienti.

Chiusura con dispositivo

La Figura 8.4 mostra la sequenza della chiusura transcatetere di un difetto di tipo *ostium secundum*.

- Dopo chiusura transcatetere, il follow-up immediato e a medio termine è eccellente.
- I risultati a medio termine sono comparabili a quelli chirurgici, con un'alta incidenza di chiusura completa del difetto e poche complicanze maggiori.
- Come nei pazienti chirurgici, la capacità funzionale migliora e le aritmie sopraventricolari sono meglio tollerate e rispondono meglio alla gestione medica.
- Occasionalmente si incontrano difetti interatriali residui sia dopo cateterismo sia dopo chiusura chirurgica. A meno che ciò determini un significativo shunt sinistro-destro (per esempio un difetto interatriale residuo), tali difetti non richiedono generalmente un ulteriore intervento.

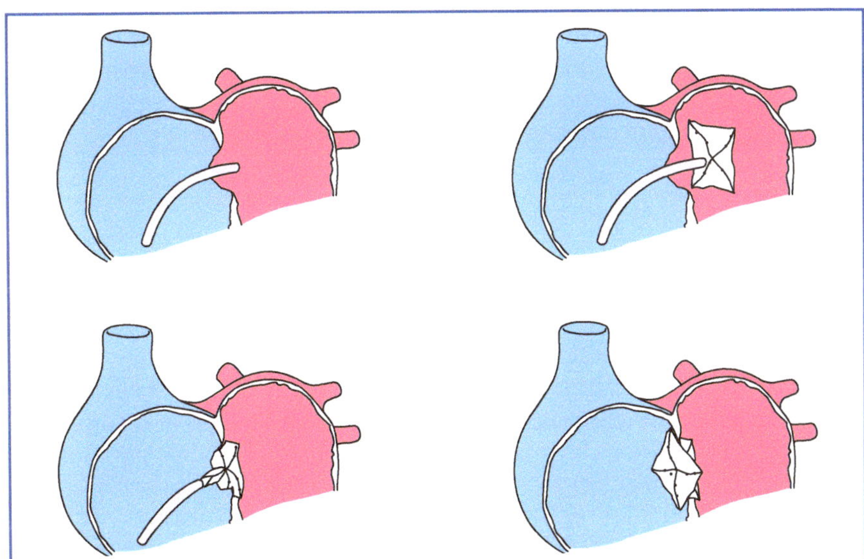

Figura 8.4 Chiusura transcatetere di un DIA tipo *ostium secundum*. Introduzione del catetere dall'atrio destro nel sinistro attraverso il difetto (*riquadro in alto a sinistra*). Rilascio del disco distale (*riquadro in alto a destra*). Il disco distale viene portato indietro insieme all'introduttore fino a poggiarsi al setto (*riquadro in basso a sinistra*). Infine, il disco prossimale viene esposto e il dispositivo viene rilasciato (*riquadro in basso a destra*)

- Un follow-up più lungo è necessario per determinare l'incidenza di aritmie e complicanze tromboemboliche che si presentino molto tempo dopo la chiusura transcatetere.

Outcome chirurgici

- I difetti interatriali tipo *ostium secundum* senza ipertensione polmonare dovrebbero essere sottoposti a chiusura chirurgica e registrano una minima mortalità perioperatoria (inferiore all'1%).
- Il follow-up immediato e a lungo termine è eccellente. I sintomi preoperatori, se presenti, generalmente si riducono o scompaiono (dopo la chiusura).
- Un flutter e una fibrillazione atriale preesistenti possono persistere in mancanza di una procedura terapeutica concomitante. Inoltre un flutter e/o una fibrillazione atriale possono comparire *de novo* dopo riparazione chirurgica nei pazienti più anziani, ma sono meglio tollerati e spesso rispondono meglio alla terapia antiaritmica.

Gestione medica

Si tratta in genere della gestione delle complicanze associate a un'insufficienza del cuore destro, a tachiaritmia atriale e occasionalmente a ipertensione polmonare (*vedi* gestione del paziente con fisiologia tipo Eisenmenger), se presente.

Raccomandazioni per l'endocardite

La profilassi dell'endocardite (batterica) è necessaria solo in presenza di difetti tipo *ostium primum* e nei pazienti affetti anche da lesioni valvolari o altre lesioni. La profilassi dell'endocardite è inoltre raccomandata per un periodo di sei mesi ai pazienti che siano stati sottoposti a chiusura transcatetere.

Attività fisica

La maggior parte degli adulti rientra generalmente in una classe funzionale NYHA (New York Heart Association) I o II e pertanto non subisce alcuna limitazione dell'attività fisica.

Gravidanza e contraccezione

La gravidanza è generalmente ben tollerata dalla maggior parte delle donne con un difetto interatriale non operato. Una rivalutazione cardiologica è comunque indicata, dato un minimo rischio di embolia paradossa e stroke, aritmia e insufficienza cardiaca. Se le circostanze lo permettono, i difetti interatriali dovrebbero essere chiusi prima di una gravidanza. Tuttavia la gravidanza può generalmente essere portata a termine. Per un difetto interatriale tipo *ostium secundum* si può procedere a chiusura transcatetere anche durante la gravidanza, con un monitoraggio ecocardiografico transesofageo o intracardiaco. La sola controindicazione alla gravidanza nelle donne con difetti interatriali, sottoposti o meno a intervento, è la persistenza di un'ipertensione polmonare.

Complicanze a lungo termine

- Morte prematura
- Scompenso cardiaco destro
- Disfunzione ventricolare sinistra
- Insufficienza della valvola tricuspide o mitralica
- Disfunzione del nodo del seno
- Tromboembolismo paradosso
- Endocardite (rara)
- Ipertensione arteriosa sistemica
- Ipertensione polmonare/malattia vascolare polmonare (generalmente si tratta di una complicanza molto tardiva).

Elementi clinici chiave

- I difetti interatriali con dilatazione del cuore destro meritano una chiusura elettiva per un miglioramento della sintomatologia e della prognosi, indipendentemente dall'età.
- La chiusura transcatetere è preferibile e sostanzialmente possibile per la maggior parte dei difetti interatriali di tipo *ostium secundum*.
- Le tachiaritmie atriali possono persistere o svilupparsi tardivamente dopo la chiusura del difetto interatriale. Il trattamento dell'aritmia dovrebbe essere preso in considerazione al momento della chiusura del difetto. Si raccomanda l'anticoagulazione profilattica per un periodo di sei mesi dopo la chiusura, mentre si instaura un rimodellamento del cuore destro e delle vene polmonari (Fig. 8.5).

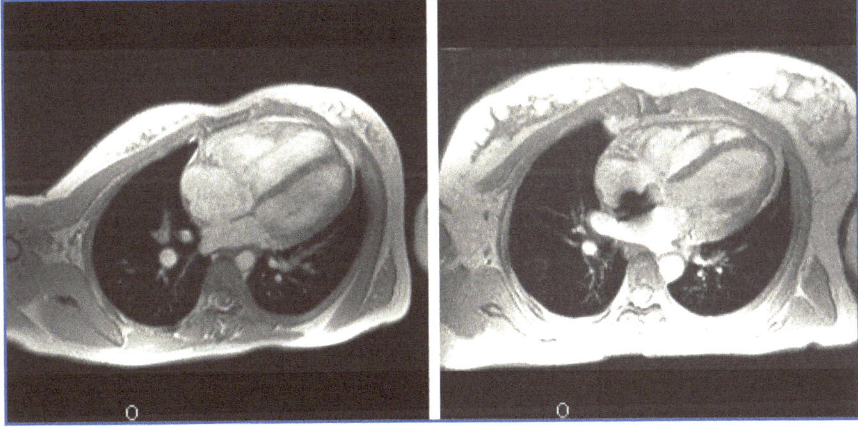

Figura 8.5 Risonanza magnetica cardiaca (RM) che mostra un rimodellamento del ventricolo destro successivo alla chiusura di un difetto interatriale con dispositivo di Amplatzer®. L'intervallo tra la situazione di base e la RM post chiusura è di 6 mesi. L'importanza della riduzione della dilatazione del cuore destro è inversamente proporzionale all'età e produce un miglioramento del riempimento ventricolare sinistro, dell'output cardiaco e una migliore idoneità all'esercizio fisico

Ritorno venoso polmonare anomalo parziale

Descrizione della lesione

Il ritorno venoso polmonare anomalo parziale (RVPAP) si configura quando almeno una vena polmonare è connessa all'atrio destro anziché al sinistro. La connessione può essere diretta con l'atrio destro, o indiretta, attraverso la vena cava (superiore o inferiore). La variante più comune del RVPAP è l'anomala connessione delle vene polmonari destre alla vena cava superiore o all'atrio di destra. L'anomalo ritorno venoso a carico del polmone sinistro è meno frequente e generalmente avviene attraverso la vena brachiocefalica sinistra o il seno coronarico.

Sindrome della scimitarra

La sindrome della scimitarra costituisce una specifica entità anatomopatologica caratterizzata da:

- RVPAP della/e vena/e del polmone destro alla vena cava inferiore;
- anomala connessione arteriosa sistemica che interessa il polmone destro;
- un grado variabile di ipoplasia polmonare destra con o senza sequestro polmonare.

Lesioni associate

La lesione più frequentemente associata al RVPAP è un difetto interatriale. Il RVPAP è estremamente comune in presenza di difetti settali tipo seno venoso (in particolare il superiore) e lo si riscontra approssimativamente nel 2% dei pazienti con difetto tipo *ostium secundum*. Altre lesioni associate sono la stenosi mitralica congenita o atresia, la tetralogia di Fallot, il difetto interventricolare, la coartazione dell'aorta, il dotto arterioso pervio, la stenosi aortica e l'ipoplasia dell'aorta.

Genetica/epidemiologia

Il ritorno venoso polmonare anomalo parziale è una lesione congenita rara (tra lo 0,4% e lo 0,7% valutato in sede autoptica). Il rischio di ricorrenza è limitato.

Presentazione clinica in età pediatrica e nell'adulto

I pazienti con RVPAP isolato sono generalmente asintomatici nei primi anni di vita. I pazienti che sviluppano un quadro sintomatologico hanno generalmente più di una vena polmonare che drena in modo anomalo e/o lesioni associate. I sintomi ricordano quelli di un paziente con difetto del setto interatriale (per esempio dispnea da sforzo, tachiaritmia atriale) e, con l'andar del tempo, si ha la comparsa di uno scompenso del cuore destro e di ipertensione polmonare.

Il precoce sviluppo di un'ipertensione polmonare in età pediatrica – benché raro – è stato riferito in pazienti con o senza difetto interatriale e in pazienti con sindrome della scimitarra la prognosi è più sfavorevole.

Esame fisico

La *valutazione diagnostica* deve documentare:

- il RVPAP;
- la presenza o meno di una dilatazione del cuore destro;
- la presenza di una lesione intracardiaca associata;
- il grado di ipertensione polmonare, se presente.

Vanno ricercati i seguenti segni in sede di valutazione clinica:

- impulso ventricolare destro in parasternale sinistra;
- secondo tono ampiamente sdoppiato e fisso, non sempre presente;
- soffio tricuspidalico con medio diastolico al terzo distale della linea parasternale sinistra, che può irradiarsi verso l'apice cardiaco;
- componente polmonare accentuata durante il secondo tono cardiaco, che suggerisce un incremento della pressione arteriosa polmonare.

Indagini strumentali utili

- ECG:
  - è comune la presenza di un blocco di branca destro;
  - può essere presente deviazione assiale destra in concomitanza con una dilatazione del cuore destro;
  - un blocco atrioventricolare di primo grado è comune in associazione con un RVPAP significativo.
- **Radiografia del torace:**
  - dilatazione del cuore destro in proiezione latero-laterale;
  - dilatazione dell'ilo polmonare;
  - aumento della trama vascolare polmonare;
  - possibili segni di ipertensione polmonare.
- **Ecocardiografia:**
  - evidenza di dilatazione atrio destro/ventricolo destro in sezione quattro camere apicale e parasternale sinistra asse lungo (in pazienti con un significativo RVPAP);
  - l'ecocardiografia transesofagea può essere d'aiuto nel documentare il sito del drenaggio del RVPAP;
  - il Doppler pulsato permette di escludere la presenza di una stenosi a livello del sito di anastomosi dopo correzione chirurgica (non comune).
- **Risonanza magnetica cardiaca (con angio RM)**: supporta meglio l'individuazione di origine, corso e sede dell'anastomosi delle vene anomale.
- **Cateterismo cardiaco:** dovrebbe essere utilizzato quando si sospetta un'ipertensione polmonare o in pazienti con un'età superiore a 40 anni che vadano riferiti alla chirurgia (per escludere una coesistente coronaropatia). Il RVPAP in età adulta dovrebbe essere preso in considerazione per il

trattamento chirurgico in presenza di una dilatazione del cuore destro, indipendentemente dall'età e dalla presenza di sintomi. I pazienti con un'aritmia – in particolare flutter atriale – dovrebbero essere valutati per un eventuale trattamento aritimico in concomitanza con la chirurgia.

Gravidanza

Nelle pazienti sottoposte a intervento la gravidanza dovrebbe essere ben tollerata in assenza di ipertensione polmonare. In pazienti che sono state sottoposte a una correzione tardiva vi può essere una persistenza della dilatazione atriale destra con un conseguente rischio di aritmia atriale.

Raccomandazioni per il follow-up

Qualora non vi sia ipertensione polmonare e la possibilità di una stenosi delle vene polmonari sistemiche sia stata esclusa, non vi dovrebbe essere necessità di un follow-up in un centro di terzo livello. I pazienti che siano stati sottoposti tardivamente a riparazione chirurgica devono essere informati del rischio tardivo di flutter e/o fibrillazione atriale e/o bradicardia.

Profilassi dell'endocardite

I pazienti con un RVPAP non operato necessitano di una profilassi contro l'endocardite batterica quando vi siano delle lesioni associate, quali ad esempio una insufficienza tricuspidalica.

Attività fisica

I pazienti sottoposti a RVPAP non necessitano di restrizioni per lo svolgimento dell'attività fisica, a eccezione di coloro che abbiano un'ipertensione polmonare e una tachicardia atriale indotta dall'attività fisica.

Sindrome della scimitarra

Nella sindrome della scimitarra sono frequenti delle lesioni associate (nel 25% dei pazienti; in particolare, difetti interatriali o interventricolari, dotto arterioso pervio, coartazione dell'aorta, tetralogia di Fallot).

La sindrome della scimitarra è una condizione rara con una bassa frequenza di ricorrenza.

Manifestazioni d'esordio

- Riscontro accidentale alla radiografia del torace; mesocardia o destroposizione dovuta a una ipoplasia del polmone di destra con una vena a scimitarra.
- Soffio cardiaco dovuto a lesioni associate.
- Dispnea e/o palpitazioni dopo sforzo, dipendenti dal grado di anomalie emodinamiche coinvolte.
- Infezioni polmonari frequenti con o senza emottisi dovute al sequestro polmonare.

Esame fisico

- L'apice cardiaco può essere spostato a destra (secondariamente a un'ipoplasia del polmone destro).
- Possibile presenza di segni che indichino difetti associati (DIA o DIV).
- Possibile presenza di segni di dilatazione del cuore destro e/o di ipertensione polmonare (così come per i pazienti con DIA).

Indagini strumentali utili

- Radiografia del torace:
  - vari gradi di ipoplasia polmonare destra (Fig. 8.6);
  - presenza di una vena a scimitarra;
  - possibile presenza di dilatazione dell'ilo polmonare (generalmente associata a difetti intracardiaci);

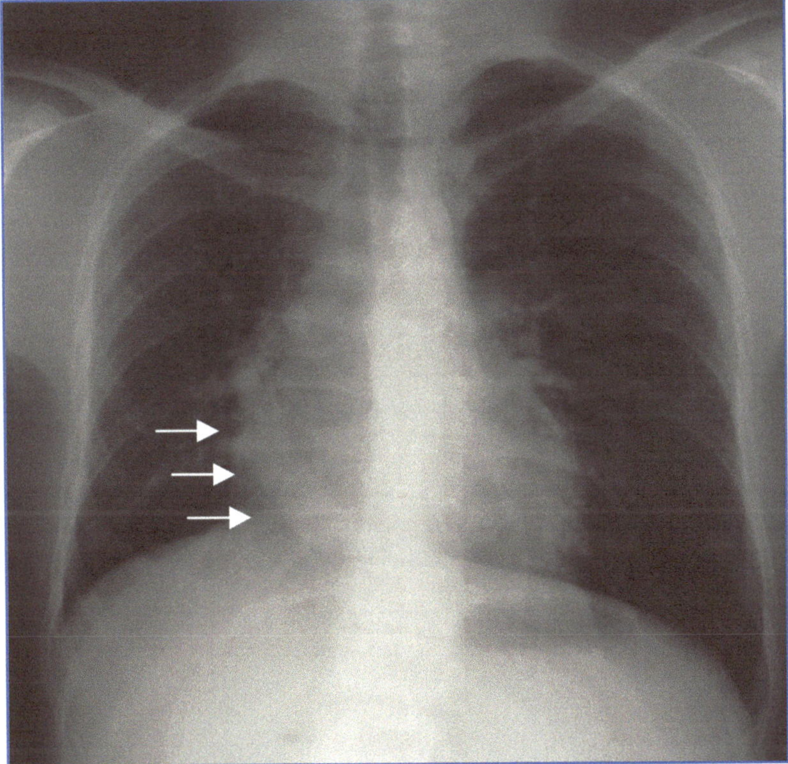

Figura 8.6 Paziente con una sindrome della scimitarra dopo riparazione chirurgica. Da notare la persistenza dell'ipoplasia del polmone di destra (con conseguente spiazzamento del cuore destro), dilatazione dell'ilo polmonare come conseguenza del significativo precedente shunt sinistro-destro (il paziente aveva inoltre un DIA tipo *ostium secundum* molto ampio ora riparato) e la vena a scimitarra ectasica che drenava precedentemente la vena cava inferiore alla giunzione atriale

  - aumento della vascolarizzazione polmonare o segni di ipertensione polmonare.
- **Ecocardiografia:**
  - definisce l'anatomia intracardiaca;
  - dimostra la presenza di normali ritorni venosi polmonari;
  - delinea gli aspetti emodinamici e la necessità di chirurgia;
  - in presenza di insufficienza tricuspidalica, permette di valutare la pressione ventricolare destra e polmonare.
- **Risonanza magnetica cardiaca** (con angio RM): fornisce un utile supporto nel delineare la vena a scimitarra e le anomalie del flusso arterioso polmonare che si originano dall'aorta.
- **Tomografia assiale spiraliforme**: fornisce informazioni ulteriori della patologia polmonare (sequestrazioni, sanguinamento, bronchiectasia).
- **Cateterismo cardiaco:** dovrebbe essere utilizzato qualora si sospetti un'ipertensione polmonare o per pazienti di età superiore a 40 anni che vadano incontro a chirurgia.

La *riparazione di una sindrome della scimitarra* dovrebbe essere guidata da quelli che sono gli effetti emodinamici diretti, il ritorno venoso polmonare anomalo e gli effetti delle lesioni associati. Valgono gli stessi principi applicati in presenza di DIA e RVPAP.

Un'ulteriore indicazione all'intervento cardiochirurgico può aversi nei pazienti con infezioni respiratorie ricorrenti e/o emottisi. In questo caso vi è la necessità di una valutazione congiunta con uno pneumologo e un chirurgo toracico.

Questi pazienti con una sequestrazione polmonare severa e infezioni polmonari ricorrenti possono beneficiare dalla resezione del polmone sequestrato e dalla legatura o occlusione transcatetere del vaso arterioso anomalo che vascolarizza il segmento(i) polmonare(i).

Gravidanza

Nelle pazienti operate la gravidanza dovrebbe essere ben tollerata in assenza di ipertensione polmonare.

Raccomandazioni per il follow-up

I pazienti con una sindrome della scimitarra dovrebbero essere periodicamente sottoposti ad accertamenti in un centro di terzo livello.

Profilassi dell'endocardite

I pazienti necessitano di una profilassi contro l'endocardite batterica per tutta la vita qualora vi sia una insufficienza valvolare o lesioni associate diverse da un semplice DIA.

Attività fisica

I pazienti sottoposti a correzione chirurgica di sindrome della scimitarra in generale non devono essere sottoposti a nessuna restrizione.

Complicanze tardive del RVPAP nella sindrome della scimitarra

(Nei pazienti con significativo shunt sinistro-destro e dilatazione del cuore destro):

- ridotta aspettativa di vita;
- insufficienza del cuore destro;
- flutter o fibrillazione atriale;
- malattia del nodo del seno;
- endocarditi (molto rare);
- ipertensione polmonare/malattia vascolare polmonare (può manifestarsi più precocemente rispetto ai pazienti con solo DIA);
- Infezioni polmonari ricorrenti e/o emottisi in pazienti affetti da sindrome della scimitarra.

Elementi clinici chiave

- Tutti i pazienti con RVPAP o sindrome della scimitarra con shunt sinistro-destro e dilatazione del cuore destro necessitano di una chirurgia sia per migliorare la sintomatologia sia per migliorare la prognosi.
- Tale chirurgia dovrebbe essere eseguita indipendentemente dalla presenza di una chiara sintomatologia e dall'età del paziente.
- L'ipertensione polmonare si può sviluppare nei pazienti con RVPAP o sindrome della scimitarra più precocemente di quanto non accada nei soggetti con DIA (per ragioni che non sono completamente chiare), pertanto la riparazione chirurgica non andrebbe procrastinata una volta che l'indicazione appare.
- I pazienti con sindrome della scimitarra possono necessitare di una chirurgia toracica per complicanze polmonari e ciò deve essere ben evidenziato in associazione alle problematiche emodinamiche correlate al difetto cardiaco.
- Il follow-up è assolutamente indicato per tutti i pazienti con ipertensione polmonare di qualunque grado e in tutti i pazienti con sindrome della scimitarra.

Letture consigliate

DIA

Attie F, Rosas M, Granados N, Buendia A, Zabal C, Calderon (2001) Anatomical closure for secundum atrial septal defect in patients aged over 40 years. A randomised clinical trial. Journal of the American College of Cardiology, 38(7), 2035-2042

Brochu M-C, Baril J-F, Dore A, Juneau M, De Guise P, Mercier L-A (2002) Improovement in exercise capacity in asymptomatic and mildly symptomatic adults after atrial septal defect percutaneous closure. Circulation, 106, 1821-1826

Gatzoulis MA, Freeman MA, Siu SC, Webb GD, HArris L (1999) Atrial arrhythmia after surgical closure of atrial septal defects in adults. New England Journal of Medicine, 40, 839-846

Kobayashi J, Yamamoto F, Nakano K, Sasako Y, Kitamura S, Kosakai Y (1998). MAZE procedure for a trial fibrillation associated with atrial septal defect. Circulation, 98, 399-402

Murphy J, Gersh B, McGoon M et al (1999) Long term outcome after surgical repair of isolated atrial septal defect. New England Journal of Medicine, 323, 1645-1650

Rigby M (1999) The era of transcatheter closure of atrial septal defects in patients aged 60 years or older: operative results and long term postoperative followup. Circulation, 64, 402-409

RVPAP e sindrome della scimitarra

Mathey J, Galey JJ, Logeais Y et al (1968) Anomalous pulmonary venous return into inferior vena cava and associated bronchovascular anomalies (the scimitar syndrome). Report of three cases and review of the literature. Thorax, 23, 398-407

Prasad SK, Soukias N, Hornung T, Pennell DJ, Gatzoulis MA, Mohiaddin RH (2004) Role of MRA in the diagnosis of multiple aorto-pulmonary collateral arteries and partial anomalous pulmonary venous drainage. Circulation, 109(2), 207-214

Saalouke MG, Shapiro SR, Perry LW (1977) Isolated partial anomalous pulmonary venous drainage associated with pulmonary vascular obstructive disease. American Journal of Cardiology, 39, 439-444

Smallhorn JF, Pauperio H, Benson LM, Rowe RD (1985) Pulsed Doppler assessment of pulmonary vein obstruction. American Heart Journal, 110, 483-486

Vogel M, Berger F, Kramer A, Alexi-Meskishvili V, Lange PE (1999) Incidence of secondary pulmonary hypertension in adults with atrial septal or sinus venosus defect. Heart, 82, 30-33

Capitolo 9

Difetto del setto interventricolare

Descrizione della lesione

Il setto interventricolare è composto da una porzione muscolare che può essere suddivisa a sua volta in tre componenti maggiori (inlet, trabecolare e outlet) e una piccola porzione membranosa subito sotto la valvola aortica. I difetti del setto interventricolare (DIV) sono classificati in tre categorie principali indipendentemente dalla loro localizzazione e dai margini (Fig. 9.1).

- *DIV muscolare*: interamente circondato dal miocardio; localizzazione trabecolare, inlet o outlet.
- *DIV membranoso*: generalmente con un'estensione verso l'inlet, l'outlet o la porzione trabecolare; circondato in parte da tessuto fibroso in continuità con i lembi di una valvola atrioventricolare e di una valvola arteriosa.
- *DIV sottoarterioso a doppia connessione*: è situato nel setto all'outlet e circondato da tessuto fibroso in continuità con la valvola aortica e polmonare.

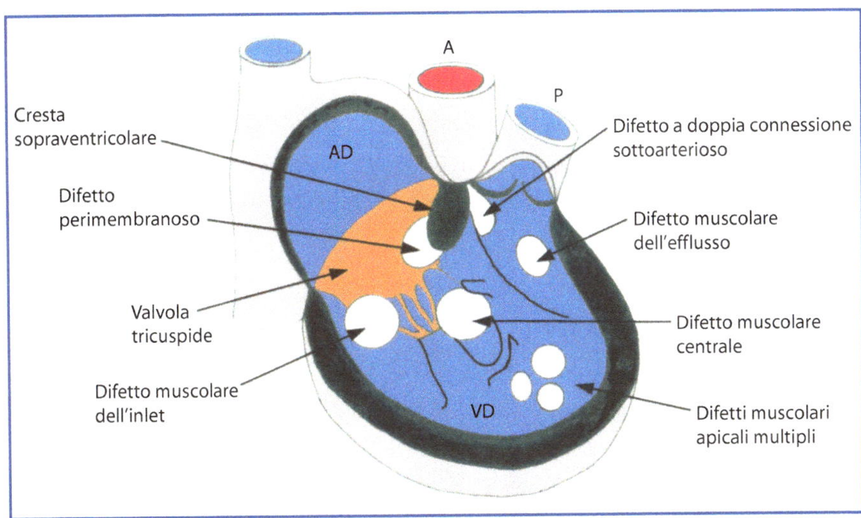

Figura 9.1 Tipi differenti di difetto interatriale visti dalla parte destra del cuore. *AD*, atrio destro; *VD*, ventricolo destro; *A*, aorta; *P*, arteria polmonare

Incidenza

I difetti del setto interventricolare sono tra le più comuni malformazioni congenite cardiache e rappresentano circa il 20% di tutte le malformazioni cardiache congenite.

Manifestazioni e decorso in età pediatrica

- Il DIV è definito *restrittivo* quando determina un gradiente pressorio significativo tra il ventricolo sinistro e il ventricolo destro; si associa generalmente a uno shunt di piccole dimensioni (<1,5/1,0) e non determina modifiche emodinamiche significative.
- È comune durante l'età pediatrica una chiusura spontanea dei DIV perimembranosi e dei DIV muscolari piccoli. Generalmente i bambini sono asintomatici.
- Il DIV *moderatamente restrittivo* si accompagna a uno shunt moderato Qp/Qs=1,5-2,5/1,0) e può determinare delle alterazioni emodinamiche a carico del ventricolo sinistro. I bambini possono presentare un rallentamento della crescita e talora un'insufficienza cardiaca congestizia.
- Il DIV *non restrittivo* o ampio (Qp/Qs>2,5/1,0) determina inizialmente un sovraccarico di volume del ventricolo sinistro precocemente e determina un progressivo aumento della pressione in arteria polmonare.

Esame fisico

- *DIV piccolo restrittivo*: soffio olosistolico ad alta frequenza, generalmente di grado 3-4/6, ben auscultabile lungo la linea margine sternale sinistra a livello del terzo o quarto spazio intercostale.
- *DIV non restrittivo da moderato ad ampio*: spiazzamento dell'apice cardiaco con soffio olosistolico ben auscultabile unitamente a un rullio diastolico e a un terzo tono a livello dell'apice dovuto ad aumento del flusso attraverso la valvola mitralica.
- *DIV con Eisenmenger*: oltre a una cianosi centrale con ipocratismo digitale si possono associare segni di ipertensione polmonare quali un impulso ventricolare destro, un secondo tono ampio e ben auscultabile. In molti pazienti è possibile apprezzare un soffio sistolico eiettivo, attribuibile alla dilatazione del tronco dell'arteria polmonare unitamente a un soffio diastolico in decrescendo d'alta tonalità dovuto all'insufficienza polmonare (soffio di Graham Steell).

Indagini strumentali utili

- **ECG**: l'ECG rispecchia il grado di shunt e di ipertensione polmonare. I DIV piccoli restrittivi generalmente producono un tracciato normale. I DIV di moderate dimensioni determinano un'onda P tipica di sovraccarico atriale sinistro così come segni di sovraccarico di volume ventricolare sinistro con un'onda Q profonda e un'ampia onda R associata ad una onda T ampia delle derivazioni V_5 e V_6. Può essere presente anche una fibrillazione atriale.

- **Radiografia del torace:** la radiografia del torace riflette l'importanza dello shunt così come il grado di ipertensione polmonare. Uno shunt di moderata importanza determina segni di dilatazione ventricolare sinistra con un certo grado di pletora a livello polmonare.
- **Ecocardiografia:** l'ecocardiogramma transtoracico può permettere di identificare la localizzazione, le dimensioni, le conseguenze emodinamiche di un DIV così come di una lesione eventualmente associata.
- **Cateterismo cardiaco:** deve essere eseguito per determinare la severità di una malattia vascolare polmonare e l'importanza di shunt intracardiaci.

Gestione chirurgica

- DIV moderatamente restrittivi e non restrittivi necessitano di un timing chirurgico.
- Qualora sia presente ipertensione polmonare bisogna prendere in considerazione la chiusura chirurgica se sussistono le seguenti condizioni:
  - uno shunt sinistro destro di almeno 1,5/1,0;
  - una reattività polmonare al test con ossigeno o ossido nitrico;
  - una biopsia polmonare che evidenzi lesioni polmonari arteriose reversibili.
- Recentemente sono state introdotte tecniche per la chiusura transcatetere di difetti interventricolari perimembranosi e muscolari con appositi dispositivi.

Complicanze tardive

- Un *DIV restrittivo* può determinare un aumento del rischio di endocardite batterica. DIV perimembranosi o dell'outlet possono associarsi con una progressiva insufficienza della valvola aortica dovuta a prolasso di una o più cuspidi aortiche all'interno del difetto (Fig. 9.2). È stato inoltre riportato il possibile sviluppo tardivo di una stenosi sottoaortica e sottopolmonare.
- Un *DIV moderatamente restrittivo*, se non trattato, conduce generalmente a una dilatazione atriale e ventricolare sinistra e a una disfunzione in età adulta, unitamente a un incremento variabile delle resistenze vascolari polmonari. Si possono avere casi di aritmie atriali e, più raramente, aritmie ventricolari.
- I *DIV non restrittivi* possono condurre a una malattia vascolare polmonare irreversibile con pressioni polmonari sistemiche, la cosiddetta sindrome di Eisenmenger, a meno che il letto vascolare polmonare non sia protetto da una stenosi.

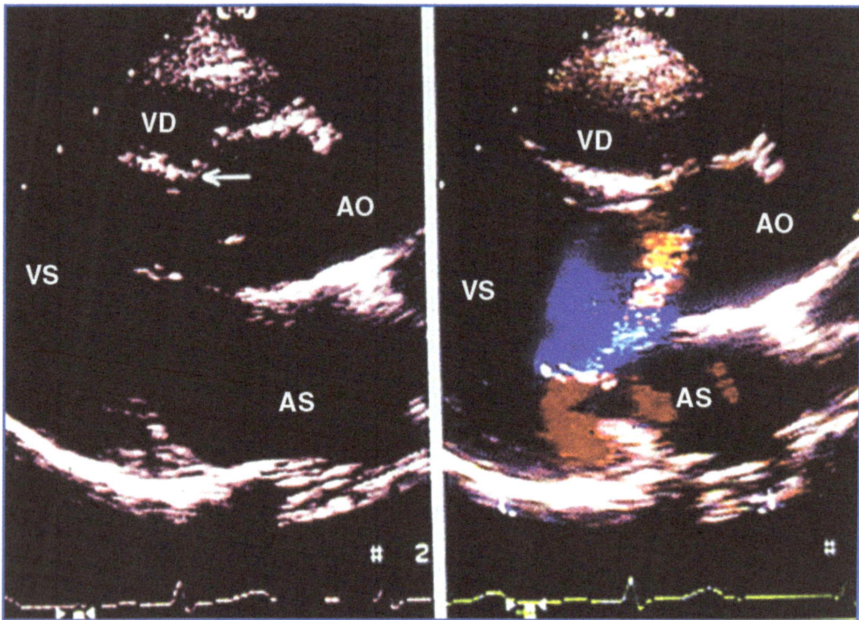

Figura 9.2 Difetto del setto interventricolare (DIV) con una cuspide aortica che prolassa e un'insufficienza aortica secondaria. Sezione ecocardiografica lungo assiale. Da notare il prolasso della cuspide aortica all'interno del DIV (*freccia bianca nel riquadro a sinistra*) e l'insufficienza aortica al color Doppler (*riquadro a destra*). Il DIV è parzialmente occluso dal protrudere della cuspide. Il paziente è stato indirizzato alla chirurgia. *AO*, aorta; *AS*, atrio sinistro; *VS*, ventricolo sinistro; *VD*, ventricolo destro

Raccomandazioni per il follow-up

- Per i pazienti con una insufficienza aortica associata, nei pazienti con Eisenmenger e nei pazienti adulti con tachicardie atriali o ventricolari significative, si suggerisce un controllo annuale.
- Si raccomanda un'attenta sorveglianza cardiaca per i pazienti sottoposti a una correzione tardiva di difetti moderatamente ampi o molto ampi, che sono spesso associati con una compromissione significativa del ventricolo di sinistra e un incremento delle pressioni polmonari al momento della chirurgia.
- È necessario mantenere un'attenta e accurata igiene dentale ed è inoltre indicata una profilassi antibiotica in quei pazienti che abbiano uno shunt residuo a livello del patch.
- I pazienti con piccoli difetti restrittivi non necessitano di controlli frequenti.

Raccomandazioni per l'endocardite batterica

- La profilassi contro l'endocardite batterica subacuta è indicata nei pazienti con DIV non riparati, con DIV residui attraverso il patch e associati con insufficienza valvolare aortica o ostruzioni dell'efflusso destro.

Attività fisica

- Nei pazienti con DIV restrittivo non è indicata nessuna restrizione all'attività fisica.
- Nei pazienti con DIV di diametro moderato e un certo grado di ipertensione polmonare è necessario ridurre l'attività fisica e in particolare gli sport di classe 1A (*vedi* Capitolo 6).
- I pazienti con DIV e sindrome di Eisenmenger dovrebbero astenersi dall'attività fisica.

Gravidanza e contraccezione

- La gravidanza è generalmente ben tollerata nelle donne con un DIV piccolo o di moderate dimensioni e nelle donne che abbiano subito la correzione di un DIV.
- La profilassi contro l'endocardite batterica al momento del parto è indicata per le pazienti con difetti interventricolari in storia naturale o shunt residui. Le pazienti con ipertensioni polmonari presentano un aumentato rischio durante la gravidanza e per tale motivo è necessaria una specifica valutazione individuale.
- La gravidanza è controindicata nelle pazienti con DIV e sindrome di Eisenmenger.

Outcome a lungo termine

- Nei pazienti con una classe funzionale eccellente e una buona funzione ventricolare prima della chiusura, l'aspettativa di vita dopo la correzione chirurgica è molto vicina alla normalità.
- Il rischio di una insufficienza aortica progressiva è marcatamente ridotto dopo chirurgia, così come il rischio di endocardite, a meno che non sussista un DIV residuo.
- I disturbi della conduzione interventricolare sono più evidenti dopo la chiusura chirurgica e possono essere responsabili del modesto incremento del rischio di morte improvvisa riscontrato in questa popolazione.

Elementi clinici chiave

- I DIV con Qp/Qs maggiori di 2 necessitano di trattamento chirurgico per prevenire lo sviluppo di un'ipertensione polmonare.
- I DIV perimembranosi restrittivi possono determinare una progressiva insufficienza valvolare aortica e pertanto necessitano di un follow-up accurato e continuo.

Letture consigliate

Freed MD (1993) Infective endocarditis in the adult with congenital heart disease. [Review.] Cardiology Clinics, 11, 589-602

Kidd L, Driscoll DJ, Gersony WM et al (1993) Second natural history study of congenital heart defects. Results of treatment of patients with ventricular septal defects. Circulation, 87, 38-51

Neumayer U, Stone S & Somerville J (1998) Small ventricular septal defects in adults. European Heart Journal, 19, 1573-1582

Rhodes LA, Keane JF, Keane JP et al (1990) Long follow-up (to 43 years) of ventricular septal defect with audible aortic regurgitation. American Journal of Cardiology, 66, 340-345

Rigby ML & Redington AN (1994) Primary transcatheter umbrella closure of perimembranous ventricular septal defect. British Heart Journal, 72, 368-371

Capitolo 10

Difetto del setto atrioventricolare

Descrizione della lesione

Il difetto del setto atrioventricolare (CAV) comprende uno spettro di anomalie causate da uno sviluppo anormale dei cuscinetti endocardici che può dare origine a una lesione di tipo parziale, intermedio o completo (Fig. 10.1).

- *CAV parziale*: DIA *ostium primum* associato a cleft della valvola atrioventricolare sinistra. Il setto interventricolare è intatto.
- *CAV intermedio*: DIA *ostium primum* con un DIV restrittivo e valvole atrioventricolari separate ma anormali.
- *CAV completo*: DIA *ostium primum* con un DIV non restrittivo e una valvola atrioventricolare comune.

Incidenza ed eziologia

- La maggior parte dei *CAV parziali* si riscontra in pazienti senza sindrome di Down (<90%).
- La maggior parte dei *CAV completi* si riscontra in pazienti con sindrome di Down (>75%).
- I CAV possono inoltre presentarsi in associazione con tetralogia di Fallot e altre forme di cardiopatia congenita complessa.

Manifestazioni e decorso in età pediatrica

- *CAV parziale e intermedio*: i pazienti con CAV parziale e intermedio hanno un decorso simile ai pazienti con DIA ampio tipo *ostium secundum*, tenendo tuttavia presente che i sintomi potrebbero comparire più precocemente se è associata anche un'insufficienza mitralica attraverso cleft. I bambini sono generalmente asintomatici o pauci sintomatici con dispnea in presenza di un significativo shunt sinistro-destro e/o significativa insufficienza mitralica.
- *CAV completo*: la maggior parte dei bambini con un difetto completo presenterà sintomi di insufficienza cardiaca congestizia. I pazienti con sindrome di Down possono presentare inoltre un'ipertensione polmonare significativa sin dalle prime fasi della patologia.

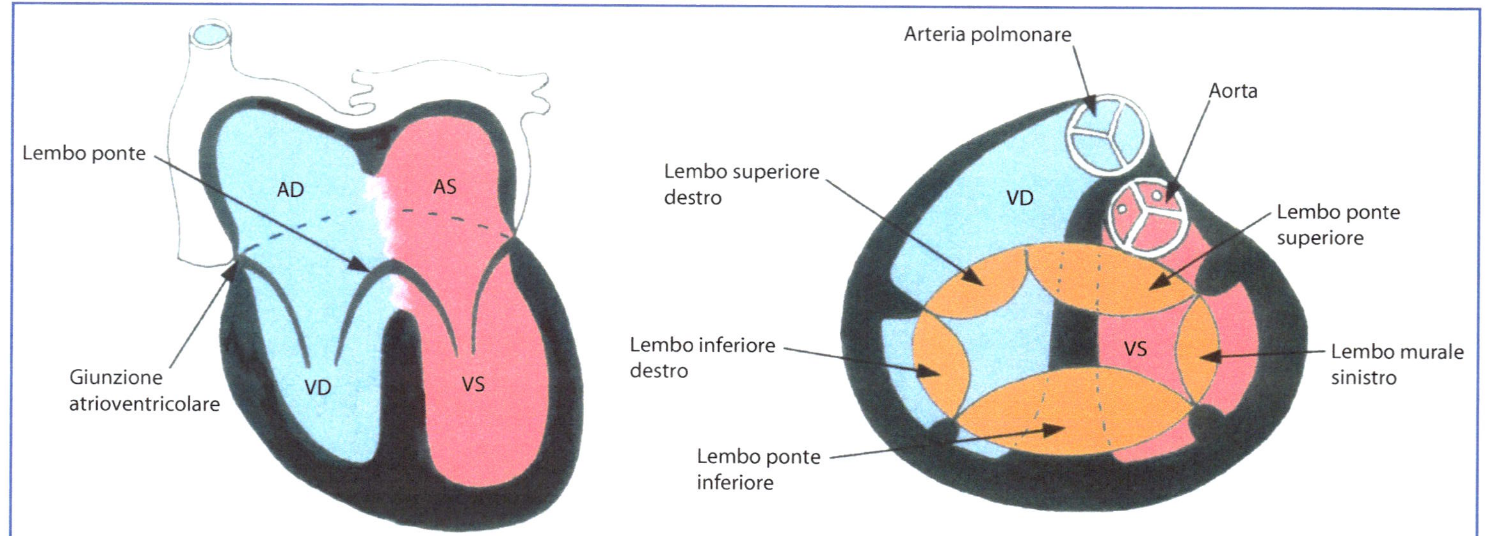

Figura 10.1 Anatomia del difetto del setto atrioventricolare (CAV). *Riquadro a sinistra*: da notare la giunzione comune atrioventricolare (elemento presente in tutti i CAV) e l'aspetto a ponte dei lembi valvolari. CAV completo bilanciato con due ventricoli destro e sinistro ben sviluppati ed entrambi gli atrii e i ventricoli in comunicazione tra loro. *Riquadro destro*: base del cuore vista dall'alto. Da notare i cinque lembi della valvola atrioventricolare comune (sinistro murale, ponte superiore, superiore destro, inferiore destro e ponte inferiore) contornati da una giunzione atrioventricolare comune in un paziente con CAV completo. I pazienti con CAV parziale o incompleto (o DIA tipo *ostium primum*) presentano una fusione della valvola atrioventricolare tra i lembi ponte superiore e inferiore (area centrale nera) che determina la creazione di due valvole atrioventricolari separate. Da notare che la valvola atrioventricolare sinistra ha di conseguenza tre lembi. I pazienti con CAV parziale hanno in genere solo una comunicazione atriale e occasionalmente possono avere una comunicazione ventricolare piccola, ma in nessun caso una grande (pertanto hanno un rischio minore di sviluppare ipertensione polmonare rispetto ai pazienti con un CAV completo). La linea doppia tratteggiata al centro indica la posizione del setto interventricolare sottostante. *AD*, atrio destro; *AS*, atrio sinistro; *VD*, ventricolo destro; *VS*, ventricolo sinistro

Esame fisico

- *CAV parziale*: soffio sistolico eiettivo con sdoppiamento fisso del secondo tono e un prominente itto puntale ventricolare sinistro con associato un soffio olosistolico qualora sia presente una insufficienza significativa della valvola atrioventricolare sinistra.
- *CAV intermedio*: simile a CAV parziale a cui si somma la presenza di un soffio olosistolico da DIV ben auscultabile sulla marginosternale sinistra.
- *CAV completo*: primo tono singolo (valvola atrioventricolare comune), soffio mesodiastolico per aumento del flusso attraverso la valvola atrioventricolare e riscontro di segni dell'ipertensione polmonare e/o shunt destro-sinistro.

Indagini strumentali utili

- **ECG:** blocco atrioventricolare di primo grado (comune) e deviazione assiale sinistra. Un blocco di branca destro parziale o completo è solitamente associato a una dilatazione ventricolare destra.
- **Radiografia del torace:** cardiomegalia e pletora polmonare sono generalmente associate a una dilatazione dell'atrio sinistro.
- **Ecocardiografia:** l'ecocardiografia è essenziale per documentare il tipo di CAV, valutare l'importanza della direzione dello shunt intracardiaco, il grado di insufficienza della valvola atrioventricolare, la presenza/assenza di stenosi sottoaortica e per stimare la pressione dell'arteria polmonare.
  - L'allineamento delle valvole atrioventricolari destra e sinistra (la valvola atrioventricolare destra presenta in genere un dislocamento apicale nel cuore normale) è facilmente individuabile in sezione quattro camere e rappresenta il segno ecografico caratteristico per il CAV.
- **Cateterismo cardiaco:** può essere eseguito per valutare la severità della malattia vascolare polmonare e definire la significatività degli shunt intracardiaci.

Gestione chirurgica

CAV parziale: si consiglia la chiusura con patch di pericardio del DIA *ostium primum* con concomitante sutura (± anuloplastica) del cleft mitralico.

CAV intermedio/completo: in assenza di un'ipertensione polmonare irreversibile, tutti i pazienti dovrebbero essere sottoposti a chirurgia. Scopo della riparazione intracardiaca è la settazione ventricolare atriale con la ricostruzione delle valvole mitrale e tricuspide. La sostituzione della valvola mitrale è talvolta necessaria quando la riparazione non è possibile.

Complicanze tardive

Le complicanze post-operatorie includono:

- insufficienza ricorrente della valvola atrioventricolare sinistra (complicanza più comune);

- stenosi mitralica;
- deiscenza del patch o difetto settale residuo;
- sviluppo di un blocco atrioventricolare completo;
- flutter o fibrillazione atriale;
- stenosi subaortica progressiva o de novo.

Raccomandazioni per il follow-up

- Tutti i pazienti richiedono un follow-up eseguito da un cardiologo esperto a causa del rischio di comparsa di un'insufficienza mitralica (o stenosi) progressiva, per lo sviluppo di una stenosi sub-aortica, di aritmie atriali significative o per la progressione di un blocco atrioventricolare di primo grado.
- È necessario prestare molta attenzione ai pazienti con una ipertensione polmonare già presente nel pre-operatorio.

Raccomandazioni per l'endocardite

- La profilassi contro l'endocardite batterica è raccomandata nei pazienti con CAV non operati.
- La profilassi contro l'endocardite è raccomandata nei pazienti con ostruzione residua all'efflusso sinistro, con una valvola atrioventricolare sinistra insufficiente o con uno shunt residuo dopo trattamento chirurgico.

Attività fisica

- I pazienti con un CAV corretto e senza significative lesioni emodinamiche non hanno controindicazione all'attività fisica.
- I pazienti con un modesto shunt residuo e un certo grado di ipertensione polmonare, con una moderata o severa persistenza di ostruzione all'efflusso sinistro o con una cardiomegalia devono limitarsi alla pratica delle attività fisiche di classe 1A (*vedi* Capitolo 6).
- I pazienti con CAV e sindrome di Eisenmenger devono astenersi dall'attività fisico-sportiva.

Gravidanza e contraccezione

- La gravidanza è ben tollerata nelle pazienti con una riparazione completa senza lesioni residue significative.
- Nelle donne in classe NYHA I e II con un CAV parziale non operato generalmente la tolleranza alla gravidanza è buona, ma aumenta il rischio di embolizzazione paradossa.
- Così come nel DIV, le pazienti con ipertensione polmonare presentano un rischio molto aumentato e pertanto necessitano di una valutazione specialistica prima di intraprendere una gravidanza.

Outcome a lungo termine

- L'outcome a lungo termine nei pazienti dopo correzione chirurgica è generalmente buono.
- Il risultato peggiore si registra nei pazienti con un'ipertensione polmonare già presente nella fase pre-operatoria.
- Una ricorrenza dell'insufficienza atrioventricolare sinistra è la causa principale di morbilità tardiva dopo riparazione chirurgica del difetto del setto atrioventricolare e richiede un reintervento in almeno il 10% dei casi.
- La profilassi contro l'endocardite batterica è necessaria nella maggior parte dei pazienti dopo riparazione chirurgica per la generale persistenza dell'insufficienza della valvola atrioventricolare sinistra.

Elementi clinici chiave

- I pazienti con sindrome di Down hanno una propensione a sviluppare ipertensione polmonare più precocemente degli altri pazienti con CAV.
- L'insufficienza ricorrente della valvola mitrale è la complicanza più comune riscontrata dopo la riparazione chirurgica del canale atrioventricolare e necessita di un follow-up molto accurato.

Letture consigliate

Bando K, Turrentine MW, Sun K et al (1995) Surgical management of complete atrioventricular septal defects. A twenty-year experience. Journal of Thoracic and Cardiovascular Surgery, 110, 1543-1552; discussion 1552

Barnett MG, Chopra PS & Young WP (1988) Long-term follow-up of partial atrioventricular septal defect repair in adults. Chest, 94, 321-324

Burke RP, Horvath K, Landzberg M, Hyde P, Collins JJ, Jr & Cohn LH (1996) Long-term follow-up after surgical repair of *ostium primum* atrial septal defects in adults. Journal of the American College of Cardiology, 27, 696-699

Michielon G, Stellin G, Rizzoli G et al (1995) Left atrioventricular valve incompetence after repair of common atrioventricular canal defects. Annals of Thoracic Surgery, 60, S604-S609

Capitolo 11

Disordini dell'efflusso ventricolare sinistro

Descrizione della lesione

L'ostruzione del tratto dell'efflusso ventricolare sinistro si può verificare a tre livelli.

- *Sottovalvolare*: può essere (più comunemente) discreta o tipo tunnel.
- *Valvolare*: la valvola bicuspide che provoca una stenosi aortica è costituita da due cuspidi, spesso di dimensioni diseguali, ove la più ampia contiene un falso rafe. L'*allargamento della radice aortica* dovuto a modificazioni di tipo cistico medio è comunemente osservabile in questi soggetti.
- *Sopravalvolare*: si può presentare in forma isolata a clessidra. Tuttavia è più sovente diffuso, con un interessamento in vario grado di altre arterie (polmonari, coronariche e renali).

Incidenza ed eziologia

- *Sottovalvolare:* ha una predominanza maschile (2:1). Si presume una predisposizione genetica poiché è spesso riferita un'incidenza familiare.
- La *valvola aortica bicuspide* (Fig. 11.1) è la causa più comune di anomalia cardiaca congenita, con un'incidenza dell'1-2% sulla popolazione e con una predominanza maschile (4:1).
- *Sopravalvolare:* generalmente è parte della sindrome di Williams, una sindrome genica contigua associata ad alterazioni dello sviluppo neuromotorio con manifestazioni multisistemiche determinate da una delezione a livello del cromosoma 7q11.23; può anche essere associata a forme familiari o a forme post rubeoliche.

Manifestazioni e decorso in età pediatrica

- *Sottovalvolare:* spesso tende a progredire ma con incidenza variabile. Si associa generalmente a una insufficienza aortica di grado da medio a moderato (fino al 60% dei casi) attraverso una valvola altrimenti normale che è stata danneggiata dal jet sottovalvolare. I sintomi sono estremamente variabili: assenti quando l'ostruzione è lieve o moderata, fino a dispnea, dolore toracico e sincope, quando l'ostruzione è severa.

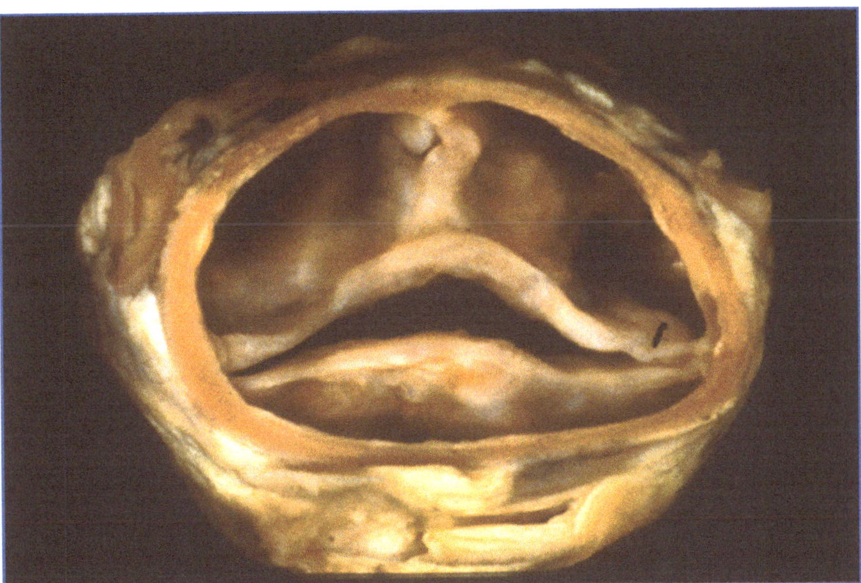

Figura 11.1 Reperto anatomopatologico di valvola aortica bicuspide. Fusione delle due cuspidi (nella parte superiore) che determina un orifizio funzionalmente eccentrico con la terza cuspide (parte inferiore); la vera bicuspide – cioè una valvola aortica con due soli lembi – non è comune. Da notare l'apertura limitata della valvola con i bordi della cuspide ispessiti che impediscono la coaptazione completa con conseguente stenosi e insufficienza

- *Valvolare*: tende generalmente a progredire con la crescita del paziente ma l'incidenza è variabile. Alcuni bambini si presentano con una stenosi aortica o un'insufficienza aortica; i sintomi variano notevolmente, da lieve dispnea a sincope da sforzo e/o al dolore toracico.
- *Sopravalvolare*: è generalmente progressiva e si associa in genere a una insufficienza valvolare. Nella sindrome di Williams sono spesso associate lesioni periferiche delle arterie polmonari e/o delle arterie sistemiche (inclusi gli osti coronarici) che possono determinare dolore toracico e ipertensione sistemica.

Esame fisico

- *Sottovalvolare*: soffio sistolico eiettivo ben auscultabile a livello del margine sternale sinistro.
- *Valvola aortica bicuspide*: click sistolico eiettivo ben apprezzabile a livello dell'apice con soffio sistolico eiettivo ben auscultabile a livello del secondo spazio intercostale con irradiazione verso le carotidi, e/o con un soffio diastolico ben auscultabile a livello della linea parasternale sinistra.
- *Sopravalvolare*: soffio sistolico elettivo ben auscultabile a livello del secondo spazio intercostale sinistro con tendenza a irradiarsi alle carotidi (destro > sinistro).

Indagini strumentali utili

- **ECG:** l'ECG varia da una situazione di completa normalità a una con chiara evidenza di ipertrofia ventricolare dovuta a un'ostruzione severa dell'efflusso o a un'insufficienza aortica.
- **Radiografia del torace:** può mostrare la dilatazione dell'aorta ascendente, comune nei soggetti con valvola aortica bicuspide. Il ventricolo sinistro può essere dilatato se vi è un'insufficienza aortica severa.
- **Ecocardiografia:** questo esame permette di identificare il livello e il grado dell'ostruzione. Si può ugualmente stabilire il grado di severità della dilatazione della radice aortica e dell'insufficienza aortica.

Gestione chirurgica

- Nella forma *sottovalvolare* l'intervento chirurgico andrebbe considerato se il gradiente a riposo o il gradiente ecocardiografico medio sono maggiori di 50 mmHg, in presenza di sintomatologia, o in concomitanza con insufficienza aortica progressiva di grado da superiore a lieve.
- La *valvola aortica bicuspide* richiede intervento chirurgico per:
  - stenosi aortica sintomatica (dispnea, angina, presincope o sincope) o, ed è questo oggetto ancora di dibattito, una stenosi aortica critica (con area valvolare inferiore a 0,6 cm^2).
  - insufficienza moderata o severa associata a sintomi durante attività fisica sportiva, o un diametro del ventricolo sinistro con dimensioni sistoliche maggiori di 55 mm o una frazione di eiezione del ventricolo sinistro inferiore a 55%.
- La chirurgia profilattica per la dilatazione dell'aorta prossimale (>55 mm) è generalmente raccomandata.
- La stenosi bicuspide aortica può essere trattata con una valvuloplastica se la valvola non è calcifica. In alternativa, stenosi significative o insufficienza possono essere trattate con il reimpianto di una valvola utilizzando una valvola meccanica, una valvola biologica o un autograft valvolare polmonare (procedura di Ross – durante la quale si sostituisce la valvola aortica con quella polmonare del paziente e al paziente viene inoltre impiantato un homograft nel tratto di efflusso del ventricolo destro).
- La forma *sopravalvolare* richiede un intervento chirurgico se vi è un gradiente emodinamico o un gradiente ecocardiografico medio superiore a 50 mmHg.

Complicanze tardive

- *Sottovalvolare*: non è infrequente una ricorrenza della forma sottovalvolare, né lo sviluppo di un'insufficienza aortica significativa dopo riparazione.

- La *valvola aortica bicuspide* con stenosi sottoposta a valvuloplastica è sovente associata a una stenosi ricorrente e/o a insufficienza progressiva, e può richiedere la sostituzione della valvola.
- Nei pazienti sottoposti a *procedura di Ross* l'autograft polmonare può occasionalmente deteriorarsi provocando una insufficienza neoaortica, mentre l'homograft polmonare col tempo darà origine a una stenosi.
- La ricorrenza di un'ostruzione *sopravalvolare* non è comune. La durata a lungo termine dei patch o dei condotti utilizzati per correggere la lesione può essere un problema e i controlli devono prevedere sempre la valutazione di possibili aneurismi o di episodi di endocardite.

Raccomandazioni per l'endocardite

- I pazienti con ostruzione dell'efflusso sinistro non riparato vanno sottoposti a profilassi per endocardite batterica subacuta.
- La profilassi per endocardite batterica subacuta è raccomandata nei pazienti con qualunque forma di residuo di riflusso sinistro o di insufficienza aortica dopo riparazione chirurgica o dilatazione con palloncino.
- La profilassi è raccomandata per tutti i pazienti portatori di valvola aortica protesica.

Attività fisica

- I pazienti con ostruzione residua lieve o nulla non sono soggetti a restrizioni nello svolgimento di attività fisiche.
- I pazienti con ostruzione moderata o severa devono limitare lo svolgimento di attività fisiche a quelle rientranti nella classe 1A (*vedi* Capitolo 6).

Gravidanza e contraccezione

Di seguito sono elencate le lesioni dell'efflusso sinistro che comportano un maggior rischio per la madre e per il feto durante la gravidanza.

- Ostruzione severa con o senza sintomi.
- Insufficienza aortica con classe funzionale III e IV.
- Ostruzione dell'efflusso sinistro con moderata o severa disfunzione ventricolare sinistra.
- Valvole protesiche meccaniche che richiedano l'anticoagulazione. Quest'ultimo punto sottolinea quanto sia importante, se fattibile, optare per una ricostruzione della valvola o il posizionamento di una bioprotesi, o ancora per un autograft polmonare piuttosto che per la sostituzione con valvola meccanica in donne sottoposte a cardiochirurgia prima del concepimento.
- La presenza di valvola aortica bicuspide e di anomalie dell'aorta media ascendente può favorire una dissezione aortica spontanea nel terzo trimestre.

Raccomandazioni per il follow-up

Tutti i pazienti dovrebbero avere un follow-up cardiologico regolare. Si raccomanda un'attenzione particolare in presenza di:
- stenosi progressiva o ricorrente a qualsiasi livello;
- insufficienza aortica;
- funzione ventricolare e/o dilatazione;
- dilatazione della radice aortica.

Elementi clinici chiave

- La ricorrenza di una stenosi dell'efflusso ventricolare sinistro localizzata in posizione *sottovalvolare* non è insolita, e richiede pertanto controlli periodici vita natural durante.
- L'alta prevalenza della *dilatazione della radice aortica* nei pazienti con *bicuspidia aortica* si verifica indipendentemente da alterazioni dell'emodinamica e dall'età.
- L'ostruzione *sopravalvolare* è spesso una patologia diffusa che interessa le grosse arterie, l'arteria polmonare e le coronarie.

Letture consigliate

Burks JM, Illes RW, Keating EC & Lubbe WJ (1998) Ascending aortic aneurysm and dissection in young adults with bicuspid aortic valve: implications for echocardiographic surveillance. Clinical Cardiology, 21, 439-443

Coleman DM, Smallhorn JF, McCrindle BW, Williams WG & Freedom RM. Postoperative follow-up of fibromuscular subaortic stenosis. Journal of the American College of Cardiology, 24, 1558-1564

Freedom RM, Pelech A, Brand A et al (1985) The progressive nature of subaortic stenosis in congenital heart disease. International Journal of Cardiology, 8, 137-148

Niwaya K, Knott-Craig CJ, Lane MM, Chandrasekaren K, Overholt ED & Elkins RC (1999) Cryopreserved homograft valves in the pulmonary position: risk analysis for intermediate-term failure. Journal of Thoracic and Cardiovascular Surgery, 117, 141-146

Ross D, Jackson M & Davies J (1991) Pulmonary autograft aortic valve replacement: long-term results. Journal of Cardiac Surgery, 6, 529-533

van Son JA, Schaff HV, Danielson GK, Hagler DJ & Puga FJ (1993) Surgical treatment of discrete and tunnel subaortic stenosis. Late survival and risk of reoperation. Circulation, 88, II159-II169

Ward C (2000) Clinical significance of the bicuspid aortic valve. Heart, 83, 81-85

Capitolo 12

Coartazione dell'aorta

Descrizione della lesione

La coartazione dell'aorta è una stenosi a livello dell'arco aortico, generalmente nella zona del dotto arterioso (Fig. 12.1). Nel neonato appare spesso come un anello di tessuto duttale che determina un restringimento del lume quando il dotto arterioso si chiude. Negli adulti vi è spesso un'ostruzione più definita con restringimento del lume distalmente all'arteria suc-

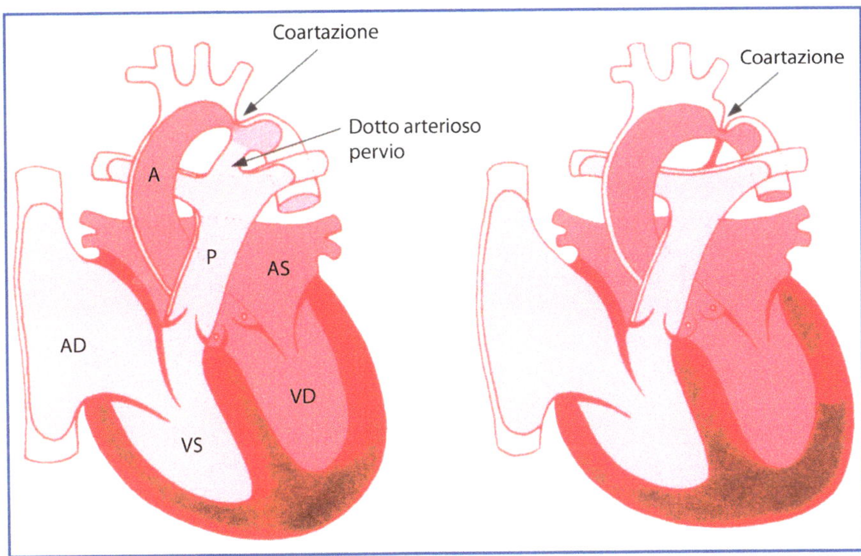

Figura 12.1 Coartazione dell'aorta. Riquadro a sinistra: coartazione con dotto arterioso pervio, tipica nei neonati. Spesso circolazione sistemica dotto-dipendente. Una delle poche emergenze pediatriche: il lattante si presenta con polsi femorali assenti o fortemente iposfismici e collasso cardiocircolatorio. Il paziente richiede infusione di prostaglandine per mantenere la pervietà del dotto arterioso fino a quando non si può provvedere al trasferimento presso un centro di cardiochirurgia per una pronta riparazione della coartazione.
Riquadro destro: coartazione con dotto chiuso. Pattern chiuso del bambino più grande o dell'adulto (anche definita coartazione nativa). Il flusso collaterale è comune. I pazienti spesso presentano una ipertensione sistemica prossimale e/o una iposfigmia (ritardo dei polsi femorali). *AD*, atrio destro; *VD*, ventricolo destro; *AS*, atrio sinistro; *VS*, ventricolo sinistro; *P*, tronco polmonare; *A*, aorta

clavia sinistra. In rari casi, la coartazione può presentarsi in altri punti, come ad esempio a livello dell'aorta addominale. Le anomalie vascolari associate includono l'ipoplasia dell'arco aortico (comune) e le anomalie dei vasi della testa e del collo, ivi compresa la formazione di aneurismi.

Lesioni associate

- Valvola aortica bicuspide (con o senza stenosi aortica): fino all'85%
- Dotto arterioso pervio, difetto del setto interventricolare
- Collaterali bronchiali
- Anomalie dei vasi della testa e del collo: 5%
- Aneurismi intracerebrali: 5%
- Arteriopatia prossimale (aorta ascendente, ecc.)
- Lesioni ostruttive multiple del cuore sinistro (stenosi aortica valvolare e sottovalvolare, valvola mitrale a paracadute – sindrome di Shone).

Incidenza ed eziologia

- Rappresenta il 7% delle lesioni congenite cardiache
- Più frequente nei maschi (1,5:1)
- Lesione comune nella sindrome di Turner (incidenza fino al 25%)
- Ereditarietà autosomica dominante (rara)

Presentazione e decorso in età pediatrica

La condizione si presenta spesso in periodo neonatale e in età pediatrica a seconda della localizzazione della coartazione, della presenza di altre lesioni e dell'entità dei collaterali.

I neonati generalmente si presentano con una insufficienza cardiaca o con shock da chiusura del dotto. I bambini più grandi e gli adulti con patologia meno importante si rivolgono in genere al medico per la comparsa di ipertensione, soffi, iposfigmia e, occasionalmente, negli adulti, per complicanze cardio-vascolari acute quali, ad esempio, episodi cerebro-vascolari.

Decorso in età adulta

La maggioranza degli adulti con coartazione ha già subito un intervento chirurgico. La ricoartazione e la formazione di aneurismi è la causa più comune di complicanze in situ. La maggior parte degli adulti post-correzione è asintomatica. Con il progredire dell'età, l'incidenza di ipertensione aumenta bruscamente anche in assenza di ri-stenosi del punto operato. All'età media di 40 anni la maggioranza dei pazienti sottoposti a correzione è soggetta a ipertensione. La malattia aterosclerotica precoce è comune e rappresenta la causa più frequente di mortalità in età adulta. Anche in casi di riparazione neonatale precoce, l'aspettativa di vita può non essere normale.

Gestione chirurgica

La coartazione dovrebbe essere corretta al momento stesso della diagnosi al fine di minimizzare le conseguenze negative a lungo termine. La correzione chirurgica può essere effettuata con diverse metodiche:

- anastomosi termino-terminale (comune nell'età pediatrica, ma in età adulta può essere necessaria l'interposizione di un graft);
- riparazione con un flap di succlavia, ampliamento dell'arco utilizzando l'arteria succlavia sinistra (più frequente in età pediatrica). Dopo l'intervento il polso radiale sinistro può essere iposfigmico e la pressione al braccio sinistro artificiosamente bassa o non valutabile;
- patch d'allargamento (ora abbandonato in seguito a un maggior rischio di formazione di aneurismi);
- interposizione di un bypass o di un condotto lungo, spesso necessari in presenza di una lesione lunga o complessa (in età adulta). Ciò comprende varie forme di condotti anteriori più o meno lunghi dall'aorta ascendente all'aorta discendente intratoracica, a scorrimento anteriore sulla parete del cuore.

Gestione interventistica

Il posizionamento primario di uno stent sta diventando il trattamento standard per gli adulti con coartazione nativa o ricoartazione. È una tecnica relativamente sicura e di efficacia elevata, benché i dati di follow-up a lungo termine non siano ancora disponibili. Il suo utilizzo dovrebbe tuttavia essere limitato ai centri di terzo livello.

Qualora si associ una stenosi aortica, è corretto gestire per prima la lesione più severa. Un intervento combinato "chirurgia ed emodinamica interventistica" potrebbe essere l'approccio ottimale.

La riparazione di un aneurisma aortico ha sinora comportato interventi chirurgici vascolari importanti. L'uso di uno stent ricoperto in pazienti selezionati può rappresentare un'opzione meno traumatica, ma che richiede comunque l'esperienza di un centro di terzo livello.

Gestione medica

Principalmente si tratta di gestire le complicanze associate all'ipertensione, all'ipertrofia ventricolare sinistra e alla malattia aterosclerotica precoce. Gli ACE inibitori e i beta-bloccanti sono particolarmente efficaci, benché gli ACE inibitori dovrebbero essere evitati in pazienti con gradiente residuo significativo o nelle donne che intendono iniziare una gravidanza. La prevenzione primaria aggressiva per questi pazienti è fondamentale e quindi non va dimenticata.

Esame fisico

- Pressione del sangue al braccio destro a riposo
- Valutazione dei polsi femorali
- Gradiente pressorio arto superiore/arto inferiore (particolarmente utile)
- Saturazione a riposo – normale
- Valutazione del ritmo – generalmente sinusale
- Toni cardiaci – click apicale sistolico con eventuale bicuspidia aortica
- Soffi – a livello della riparazione, presenza di collaterali, presenza di insufficienza valvolare aortica

Raccomandazioni per il follow-up

Per i pazienti con coartazione è necessario un follow-up periodico in centri specialistici. Pazienti con ri-stenosi conclamata, aneurismi piccoli e bicuspidia aortica necessitano di valutazione molto accurata e ravvicinata nel tempo. È opportuno per tutti questi pazienti sottoporsi a risonanza magnetica cardiaca di base (Fig. 12.2), da ripetere periodicamente per i casi con evidenza di formazione di aneurismi. La risonanza cardiaca con mezzo di contrasto (angiografia) ha praticamente sostituito lo studio emodinamico invasivo, in particolar modo per la valutazione di coartazione e di formazione di aneurismi (Fig. 12.3).

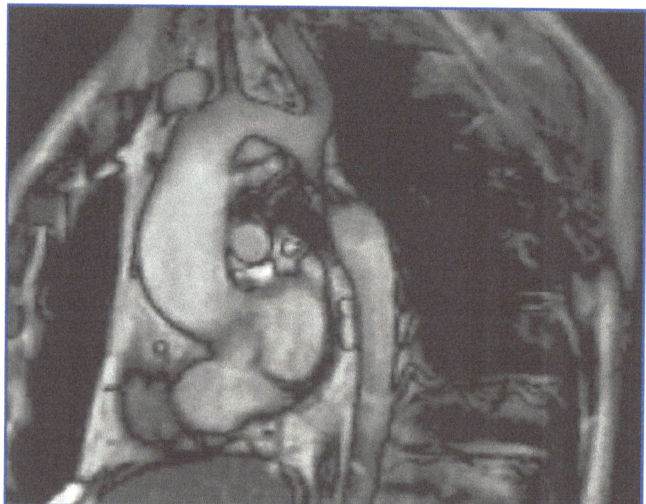

Figura 12.2 Coartazione nativa (risonanza magnetica cardiaca). Da notare la dilatazione significativa della succlavia sinistra prossimalmente alla coartazione, suggestiva di un importante flusso collaterale. Inoltre la dilatazione moderata dell'aorta ascendente, secondaria alla coesistenza di una valvola aortica bicuspide. L'aortopatia ascendente è infrequente nei pazienti con una coartazione aortica isolata (senza interessamento della valvola aortica). Paziente riferito per un impianto primario di stent

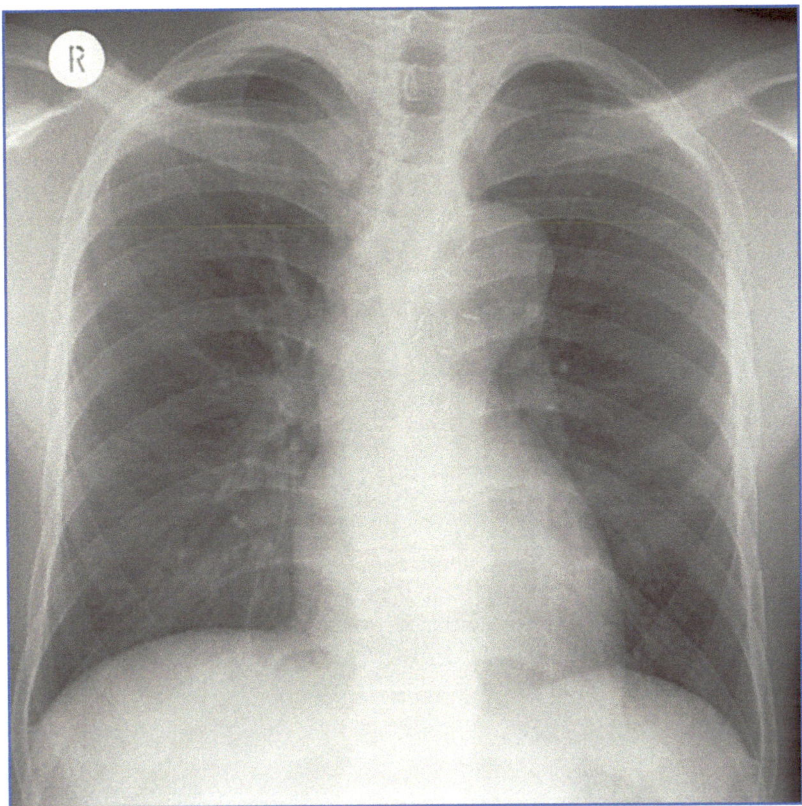

Figura 12.3 Aneurisma molto ampio attorno all'area coartata (radiografia del torace). Il paziente si presenta con emottisi e ipertensione sistemica a molti anni di distanza da una riparazione di coartazione (da notare le clips chirurgiche) ed è riferito alla chirurgia in emergenza. Un aneurisma aortico più piccolo non viene in genere evidenziato con la radiografia del torace e pertanto si raccomanda una risonanza magnetica cardiaca routinaria per tutti i pazienti che siano stati sottoposti in precedenza alla riparazione dell'arco aortico

Gravidanza

La gravidanza comporta rischi sia di morbilità sia di mortalità. Le pazienti con coartazione serrata in storia naturale sono a rischio di ipertensione severa, di insufficienza cardiaca, stroke e dissezione aortica. Inoltre, in queste pazienti la perfusione fetale placentare sarà notevolmente ridotta. Nelle pazienti con coartazione riparata i rischi sono minori, benché sia necessario un meticoloso controllo della pressione arteriosa; vanno evitate al tempo stesso una ipoperfusione fetale e placentare e l'induzione farmacologica di teratogenicità (teratogenesi farmaco-indotta). Le pazienti con aneurisma aortico e/o ricoartazione rappresentano una sfida particolarmente impegnativa. La gravidanza è controindicata in donne con aneurisma aortico significativo e conclamato (*vedi* Capitolo 3 per ulteriori dettagli).

Outcome a lungo termine

- L'outcome a lungo termine è generalmente buono, anche se la funzione può non tornare normale malgrado la riparazione precoce.
- La causa più comune di morte è rappresentata dall'aterosclerosi. Un accurato controllo della pressione arteriosa e la valutazione di altri fattori di rischio possono avere un impatto sulla prognosi. Ciò potrebbe giustificare il trattamento di pazienti con coartazione come prevenzione secondaria.

Raccomandazioni per l'endocardite

Vita natural durante! Per tutti i pazienti con coartazione (trattata o in storia naturale).

Attività fisica

I pazienti con coartazione aortica riparata dovrebbero essere incoraggiati a praticare regolarmente attività fisica. Tuttavia gli esercizi isometrici estremi vanno evitati, specialmente nei pazienti con ipertensione.

Complicanze

- Aritmie: rare.
- Endocarditi: spesso difficili da evidenziare; prestare attenzione al minimo sospetto.
- Ipertensione sistemica: comune.
- Disfunzione ventricolare: rara se non in presenza di malattia ipertensiva o patologia valvolare aortica.
- Eventi trombotici: rari.
- Morte improvvisa: rara a meno che non si verifichi la rottura di un aneurisma aortico o di un aneurisma cerebrale.

Complicanze specifiche correlate alla lesione

- Aneurisma a livello della riparazione, specialmente se effettuata con un patch (attualmente non più in uso).
- Ricoartazione: comune.
- Aterosclerosi precoce.
- Stroke sia emorragico che ischemico (includendo gli aneurismi cerebrali).
- Aortopatia ascendente.
- Patologia valvolare aortica: stenosi o insufficienza.

Elementi clinici chiave

- L'emottisi richiede una valutazione diagnostica rapida dell'aorta con scanner o risonanza magnetica e l'invio del paziente a un centro di terzo livello in quanto potrebbe preludere una dissezione aortica o la rottura di un aneurisma.
- Alta attenzione per la patologia ischemica cardiaca.
- Controllo meticoloso della pressione sistemica, vita natural durante.
- La coesistenza di una ricoartazione potrebbe sfuggire se fosse presente anche una patologia valvolare aortica – è richiesta grande attenzione.
- La gravidanza può presentare problemi importanti per queste pazienti e non dovrebbe pertanto essere iniziata senza il parere di un esperto.

Letture consigliate

Bromberg BI, Beekman RH, Rocchini AP et al (1989) Aortic aneurysm after patch aortoplasty repair of coarctation: a prospective analysis of prevalence, screening tests and risks. Journal of the American College of Cardiology, 14(3), 734-741

De Divitiis M, Pilla C, Kattenhorn M et al (2001) Vascular dysfunction after repair of coarctation of the aorta: impact of early surgery. Circulation, 104(12), I165-I170

Hornung TS, Benson LN & McLaughlin PR (2002) Catheter interventions in adult patients with congenital heart disease. Current Cardiology Reports, 4(1), 54-62

Swan L, Wilson N, Houston AB et al (1998) The long-term management of the patient with an aortic coarctation repair. European Heart Journal, 19(3), 382-386

Toro-Salazar OH, Steinberger J, Thomas W et al (2002) Long-term follow-up of patients after coarctation of the aorta repair. American Journal of Cardiology, 89(5), 541-547

Capitolo 13

Trasposizione completa delle grosse arterie

Descrizione della lesione

Nei pazienti con una trasposizione completa delle grosse arterie (TGA; Fig. 13.1) vi sono una concordanza atrioventricolare e una discordanza ventricolo-arteriosa – cioè l'atrio destro è connesso a un ventricolo morfologicamente destro dal quale parte l'aorta e l'atrio sinistro è connesso a un ventricolo morfologicamente sinistro dal quale si origina l'arteria polmonare (Fig. 13.2). Di conseguenza le circolazioni sistemica e polmonare sono connesse in parallelo anziché in serie come di solito. Questa situazione non è compatibile con la vita a meno che non vi sia un mixing tra i due circuiti.

Manifestazioni e decorso in età pediatrica

I neonati sono generalmente rosei alla nascita ma diventano progressivamente e velocemente cianotici non appena il dotto si chiude. La sopravvivenza prima della riparazione chirurgica dipende pertanto dall'importanza del mixing tra le due circolazioni a vari livelli sia esso naturale (difetto

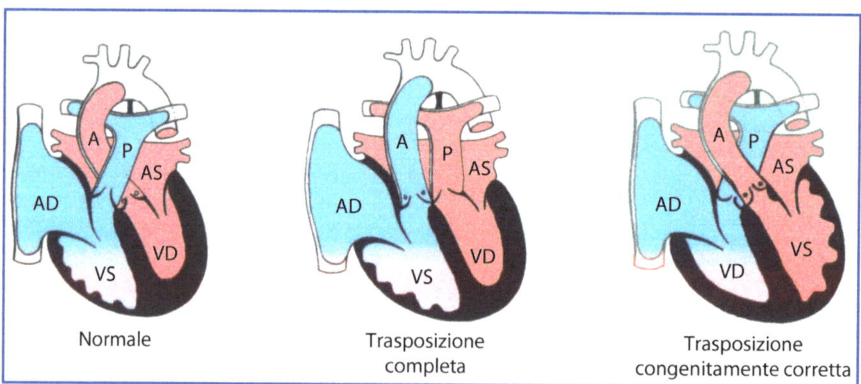

Figura 13.1 Trasposizione delle grosse arterie. Riquadro sinistro: cuore normale. Riquadro centrale: trasposizione completa o semplice – i pazienti presentano cianosi subito dopo la nascita. Riquadro destro: trasposizione congenitamente corretta – i pazienti generalmente presentano cianosi più tardivamente, indipendentemente dalle lesioni associate (*vedi* Capitolo 14). *AD*, atrio destro; *VD*, ventricolo destro; *AS*, atrio sinistro; *VS*, ventricolo sinistro; *P*, tronco polmonare; *A*, aorta

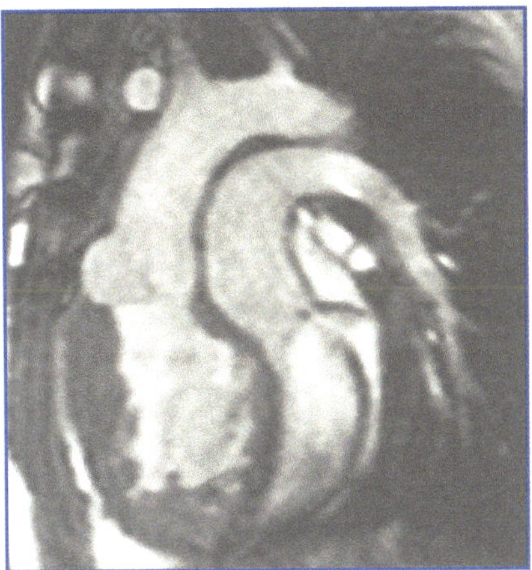

Figura 13.2 Trasposizione completa delle grosse arterie (risonanza magnetica cardiaca). Da notare che l'aorta origina anteriormente da un ventricolo destro sistemico ipertrofico (*a sinistra*) e l'arteria polmonare origina posteriormente da un ventricolo sinistro. Da notare l'aspetto a banana del ventricolo sinistro (*la parte sinistra dell'immagine*) dovuto a una dilatazione del ventricolo destro. I pazienti con trasposizioni complesse hanno il ventricolo destro sistemico. Quest'ultimo – nonostante l'adattamento e il rimodellamento per sopportare il carico sistemico – è associato a una tardiva disfunzione ventricolare e a scompenso in un certo numero di pazienti

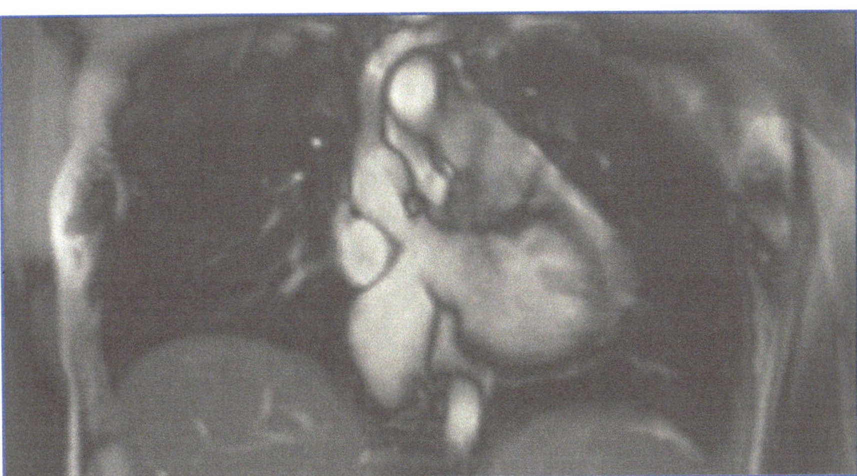

Figura 13.3 Intervento di Mustard (lo stesso paziente della Figura 13.2 – risonanza magnetica cardiaca). Si tratta di un ridirezionamento atriale del flusso per correggere la cianosi. Il paziente continua ad avere il ventricolo destro che sostiene la circolazione sistemica. Una stenosi modesta della porzione cavale superiore del canale venoso (anastomosi) si può notare nella parte sinistra dell'immagine: si determina una dilatazione della vena cava inferiore a livello della sua anastomosi visibile nella parte inferiore sinistra dell'immagine. Una certa quota del drenaggio del sistema venoso superiore sistemico si ottiene attraverso il sistema azygos (non visibile nell'immagine). Il drenaggio sistemico venoso all'interno del ventricolo sinistro liscio è visibile nella parte destra in basso della figura

interventricolare, difetto interatriale, dotto arterioso pervio) o susseguente a una procedura interventistica (septectomia di Blalock-Hanlon o septostomia atriale secondo Rashkind).

La trasposizione in storia naturale è letale, con una mortalità del 90% entro il primo anno di vita. Pressoché tutti i pazienti che siano stati sottoposti a trattamento chirurgico (switch atriale [Fig. 13.3], switch arterioso o operazione secondo Rastelli), a eccezione dei pazienti con un ampio difetto interventricolare, possono sopravvivere e arrivare all'età adulta senza necessità di ulteriori interventi e senza una malattia vascolare polmonare.

Esame fisico

- Switch atriale: impulso parasternale ventricolare destro, primo tono normale, secondo tono singolo e accentuato (la componente polmonare non è ben auscultabile a causa della sua posizione posteriore), soffio olosistolico da insufficienza tricuspidale, se presente.
- Switch arterioso: l'esame fisico è generalmente normale. È possibile auscultare un soffio diastolico dalla neo valvola aortica (se presente insufficienza) e un soffio sistolico eiettivo a livello dell'efflusso ventricolare destro se vi è ostruzione.

Indagini strumentali utili

- **ECG:** bradicardia sinusale o ritmo giunzionale, in assenza di pattern da sovraccarico dell'atrio destro, con evidenza di ipertrofia ventricolare destra, tipicamente presenti nei pazienti sottoposti a *switch atriale.* L'ECG è normale nei pazienti sottoposti a *switch arterioso.*
- **Radiografia del torace:** nella proiezione anteroposteriore, peduncolo vascolare assottigliato con una silhouette cardiaca oblunga (aspetto a uovo) tipica nei pazienti dopo *switch atriale.* Aspetto normale per i pazienti sottoposti a *switch arterioso.*
- **Ecocardiografia:** in seguito a uno *switch atriale* il decorso parallelo delle grosse arterie è l'elemento tipico della TGA. Sono riscontrabili: una valutazione qualitativa del ventricolo destro sistemico e della sua funzione, il grado di insufficienza tricuspidale e la presenza o assenza di ostruzioni a livello dell'efflusso ventricolare sinistro sottopolmonare (dinamica o fissa). È necessario valutare i canali venosi per la presenza di leak o di ostruzioni, generalmente utilizzando il color Doppler. In seguito a *switch arterioso* è possibile evidenziare: insufficienza della valvola neoaortica, stenosi polmonare sopravalvolare e anomalie della cinesi della parete posteriore, dovute eventualmente a ischemia per stenosi coronarica ostiale. Nei pazienti sottoposti a *intervento di Rastelli* è necessario valutare la possibile ostruzione della tunnelizzazione e del condotto che dal ventricolo destro va in arteria polmonare.

Gestione chirurgica

- *Switch atriale* (Figg. 13.2 e 13.3) (procedura di Mustard o Senning): il sangue è riveicolato a livello atriale utilizzando una tunnelizzazione in Dacron® o porzione di pericardio (operazione di Mustard), o materiale atriale (intervento di Senning), ottenendo una correzione fisiologica. Il ritorno venoso sistemico attraverso la valvola mitralica è veicolato nel ventricolo morfologicamente sinistro sottopolmonare, mentre il ritorno

venoso polmonare attraverso la valvola tricuspide è veicolato nel ventricolo morfologicamente destro sottoaortico. In virtù di questa riparazione il ventricolo morfologicamente destro viene lasciato a sostenere la circolazione sistemica.
- *Switch arterioso* (procedura di Jatene): il sangue è riveicolato alle grosse arterie tramite uno switch tra valvola polmonare e aortica; il ventricolo morfologicamente sinistro ridiventa ventricolo sottoaortico e sostiene la circolazione sistemica, mentre il ventricolo morfologicamente destro ridiventa sottopolmonare.
- *Procedura di Rastelli* (in pazienti con DIV e stenosi polmonare e sottopolmonare): il sangue è riveicolato a livello ventricolare tramite un tunnel che collega il ventricolo sinistro all'aorta attraverso il DIV e un condotto munito di valvola viene posto tra il ventricolo destro e l'arteria polmonare. In virtù di questa procedura il ventricolo sinistro sostiene la circolazione sistemica.

Complicanze tardive

- In seguito a *switch atriale*, si può verificare una delle seguenti complicanze:
  - insufficienza valvolare atrioventricolare sistemica (tricuspide) (40%);
  - disfunzione ventricolare sistemica destra (40%);
  - bradicardia sinusale (disfunzione del nodo del seno, blocco del nodo atrioventricolare) (50%);
  - flutter e fibrillazione atriale (20% entro i 20 anni di vita);
  - ostruzione del canale venoso superiore o inferiore;
  - ostruzione del canale venoso polmonare (raro);
  - leak del canale atriale.
- In seguito a procedura di *switch arterioso* si può verificare una delle seguenti complicanze:
  - ostruzione dell'efflusso ventricolare destro;
  - insufficienza della valvola neoaortica;
  - ischemia miocardica dovuta a ostruzione coronarica.
- In seguito a *intervento di Rastelli* si può verificare una delle seguenti complicanze:
  - stenosi del condotto ventricolo destro/arteria polmonare;
  - ostruzione sottoaortica significativa (attraverso il tunnel ventricolo sinistro/aorta);
  - DIV residuo.

Racccomandazioni per il follow-up

È fortemente raccomandato un follow-up regolare eseguito da medici specialisti in cardiopatie congenite dell'adulto.
- *Switch atriale*: controllare in modo sistematico e continuo la funzione del ventricolo destro sistemico. Ecocardiografia e risonanza magnetica possono entrambe essere utilizzate benché la risonanza magnetica sia particolarmente utile.

- *Switch arterioso*: follow-up continuo con valutazione ecocardiografica.
- *Rastelli:* follow-up continuo con studio ecocardiografico, considerando che una degenerazione del condotto è inevitabile con il passare del tempo.
- Un monitoraggio Holter è raccomandato per diagnosticare tachiaritmie o bradiaritmie non coerenti.

Raccomandazioni per l'endocardite

- Tutti i pazienti con TGA dopo switch atriale o intervento di Rastelli devono essere sottoposti a vita a una profilassi contro l'endocardite.
- Pazienti con TGA sottoposti a switch arterioso dovrebbero essere sottoposti a profilassi contro l'endocardite in presenza di disturbi emodinamici residui quali stenosi polmonare lieve, insufficienza aortica, ecc.

Attività fisica

- In assenza di cardiomegalia severa o ipertensione polmonare severa, il paziente deve limitare l'attività fisica a quanto rientra nella classe 1A (*vedi* Capitolo 6).
- I pazienti con cardiomegalia severa o ipertensione polmonare severa non devono svolgere attività fisica.

Gravidanza e contraccezione

La gravidanza è consentita alle donne in classe funzionale normale dopo switch atriale ed è generalmente ben tollerata. Tuttavia è stato riportato un peggioramento della funzione ventricolare destra sistemica durante o subito dopo la gravidanza. Gli ACE inibitori dovrebbero essere sospesi prima dell'inizio della gravidanza.

Outcome a lungo termine

- Switch atriale
  - In seguito alla chirurgia a livello atriale, la maggior parte dei pazienti raggiunge l'età adulta in classe funzionale NYHA I e II.
  - La disfunzione ventricolare destra sistemica progressiva e l'insufficienza della valvola atrioventricolare sinistra sono la regola.
  - Circa il 10% dei pazienti presenterà sintomi franchi di insufficienza cardiaca congestizia.
  - Flutter e fibrillazione atriale si sviluppano nel 20% dei pazienti intorno ai 20 anni.
  - La disfunzione progressiva del nodo del seno si riscontra precocemente in metà dei pazienti adulti.
- Switch arterioso
  - Stenosi polmonare sopravalvolare.
  - Malattia dell'ostio coronarico.
  - Insufficienza progressiva della valvola neoaortica.
- Intervento di Rastelli

– Ostruzione progressiva del condotto ventricolare destro-arteria polmonare che può determinare intolleranza allo sforzo fisico o angina ventricolare destra.
– Ostruzione del tunnel ventricolare sinistro che si può manifestare con dispnea o sincope.

Elementi clinici chiave

- Pazienti con switch *atriale* e insufficienza severa della valvola atrioventricolare sistemica (tricuspide) possono aver necessità di:
  - sostituire la valvola se la funzione ventricolare è adeguata;
  - valutare la possibilità di un trapianto cardiaco;
  - una conversione allo switch arterioso dopo un retraining del ventricolo sinistro con bendaggio dell'arteria polmonare.
- A seguito di switch atriale, in età adulta si osservano frequentemente tachi- e/o bradiaritmie.

Trasposizione congenitamente corretta delle grosse arterie

Descrizione della lesione

Nella trasposizione congenitamente corretta delle grosse arterie (L-TGA o CCTGA), la connessione di entrambi gli atrii ai ventricoli e dei ventricoli alle grosse arterie è discordante. Il sangue venoso sistemico passa dall'atrio di destra attraverso la mitrale nel ventricolo di sinistra e quindi nell'arteria polmonare collocata a destra posteriormente. Il ritorno venoso polmonare passa attraverso l'atrio di sinistra e la valvola tricuspide nel ventricolo destro e da qui nell'aorta situata anteriormente a sinistra (Fig. 13.1). La circolazione è così fisiologicamente corretta, ma il ventricolo destro sostiene la circolazione sistemica.

Nel 98% dei casi si riscontrano anomalie associate che comprendono:
- DIV (~75%);
- stenosi polmonare o sottopolmonare (~75%);
- anomalie della valvola atrioventricolare destra (tricuspide e spesso Ebstein-like) (>75%);
- blocco atrioventricolare completo (~2% all'anno).

Incidenza ed eziologia

La trasposizione congenitamente corretta delle grosse arterie è una condizione rara che rappresenta circa l'1% di tutte le cardiopatie congenite.

Presentazione e decorso in età pediatrica

I pazienti senza difetti associati (circa 1% di tutti i pazienti) sono acianotici e spesso asintomatici sino all'età adulta. Generalmente nella quartaquinta decade di vita si manifestano dispnea e intolleranza all'esercizio dovute a insufficienza ventricolare sistemica e insufficienza significativa della valvola atrioventricolare sistemica; palpitazioni e aritmie sopraventricolari possono manifestarsi nella quinta/sesta decade.

I pazienti con DIV e ostruzione del reflusso destro presenteranno un'insufficienza cardiaca congestizia (se il DIV è largo) o cianosi (se c'è ostruzione severa dell'efflusso destro) e andranno pertanto tempestivamente sottoposti a una riparazione classica (patch per il DIV e rimozione dell'ostruzione del reflusso destro) o al doppio switch (switch atriale e arterioso).

Un'insufficienza significativa della valvola atrioventricolare sistemica si riscontra raramente in età pediatrica; si osserva con maggior frequenza più avanti nel tempo o dopo una riparazione chirurgica classica.

Esame fisico

- Tono singolo aortico senza componente polmonare (A_2), data la sua posizione posteriore. Il soffio di un DIV associato o l'insufficienza di una valvola atrioventricolare sistemica può essere ben auscultabile. Il soffio di una stenosi polmonare si irradia verso l'alto e verso destra, considerando la direzione a destra dell'arteria polmonare principale.
- Se vi è un blocco cardiaco completo, non si riscontreranno onde A con un primo tono di intensità variabile.

Indagini strumentali utili

- **ECG**: può essere presente un blocco atrioventricolare completo. La presenza di un'onda DQ in V_1-V_2 unitamente all'assenza di un'onda Q in V_5-V_6 è tipica e riflette la depolarizzazione iniziale destra-sinistra a livello settale considerando un'inversione ventricolare. Questo non va interpretato erroneamente come esito di un precedente infarto miocardio anteriore.
- **Radiografia del torace**: data la posizione inusuale delle grosse arterie (arteria polmonare a destra e aorta a sinistra), il tronco polmonare non è cospicuo, con una salienza anomala a livello sinistro della silhouette cardiaca che riflette la posizione destra dell'aorta.

Gestione chirurgica

- *Riparazione classica*: questa procedura consiste nella chiusura con un patch del DIV, nell'inserzione di un condotto provvisto di valvola tra il ventricolo sinistro e l'arteria polmonare e nella sostituzione della valvola tricuspide sistemica. I pazienti sottoposti a una riparazione classica continuano ad avere il ventricolo destro che sostiene la circolazione sistemica.
- *Intervento di doppio switch*: questa procedura consiste in uno switch atriale (Mustard o Senning) unitamente a uno switch arterioso. Tale intervento dovrebbe essere preso in considerazione per i pazienti con

insufficienza tricuspidalica severa e disfunzione ventricolare sistemica. Lo scopo è di ricollocare il ventricolo sinistro all'interno di una circolazione sistemica e il ventricolo destro all'interno di una circolazione polmonare, ottenendo una correzione anatomica. È fondamentale che il ventricolo sinistro sia ben "allenato" per compiere questa funzione.
- Il blocco atrioventricolare completo può richiedere l'*impianto di un pacemaker* per la gestione di sintomi progressivi, di bradicardia profonda, scarsa risposta della frequenza cardiaca all'esercizio o cardiomegalia.

Complicanze tardive

Storia naturale dopo *riparazione classica:*
- insufficienza della valvola atrioventricolare sistemica progressiva (EV);
- disfunzione ventricolare sistemica progressiva;
- aritmia atriale;
- blocco atrioventricolare completo acquisito che continua a verificarsi con un'incidenza annua del 2% ed è particolarmente comune al momento della chirurgia (5%);
- disfunzione ventricolare sottopolmonare (ventricolo morfologicamente sinistro).

Raccomandazioni per il follow-up

Tutti i pazienti devono essere valutati annualmente in un centro di terzo livello particolarmente idoneo. La valutazione deve essere regolare e comprendere uno studio dell'eventuale insufficienza atrioventricolare sistemica con ecocardiografia e uno studio sistemico della funzione ventricolare sistemica attraverso la risonanza magnetica (preferibilmente). La registrazione Holter delle 24 ore può essere utile in presenza di aritmie atriali parossistiche o se si sospetta un blocco atrioventricolare completo transitorio.

Raccomandazioni per l'endocardite
- Nei pazienti con trasposizione congenitamente corretta non operata, associata a insufficienza valvolare atrioventricolare sistemica, stenosi sottovalvolare polmonare o DIV, la profilassi contro l'endocardite va osservata a vita.
- I pazienti sottoposti a una riparazione classica con lesioni residue significative, materiali protesici o doppio switch devono seguire la profilassi contro l'endocardite a vita.

Attività fisica
- In assenza di ipertensione polmonare severa o cardiomegalia i pazienti dovrebbero limitare l'attività fisica a quanto compreso nella classe 1A (*vedi* Capitolo 6).
- Pazienti con cardiomegalia severa o ipertensione polmonare severa non dovrebbero svolgere attività fisica.

Gravidanza

La gravidanza può essere associata a un marcato deterioramento della funzione ventricolare sistemica destra e/o allo sviluppo o peggioramento di un'insufficienza valvolare atrioventricolare ischemica (tricuspide). Una severa disfunzione ventricolare sistemica e la presenza di una cianosi preparto aumentano il rischio di morbilità materna e di perdita del feto. Un'attenta supervisione di queste pazienti in gravidanza è fortemente raccomandata.

Elementi clinici chiave

- La sostituzione della valvola atrioventricolare sistemica andrebbe eseguita prima del deterioramento della funzione sistemica del ventricolo destro, ovvero quando la frazione di eiezione è uguale o superiore al 45%.
- La riparazione di una valvola atrioventricolare sistemica è generalmente un insuccesso a causa dell'anatomia della valvola stessa: abnorme e spesso Ebstein-like.

Letture consigliate

Trasposizione delle grosse arterie

Chang AC, Wernovsky G, Wessel DL et al (1992) Surgical management of late right ven-tricular failure after Mustard or Senning repair. Circulation, 86, 140-149

Flinn CJ, Wolff GS, Dick M et al (1984) Cardiac rhythm after the Mustard operation for complete transposition of the great arteries. New England Journal of Medicine, 310, 1635-1638

Gelatt M, Hamilton RM, McBride BW et al (1997) Arrhythmia and mortality after the Mus-tard procedure: a 30-year single-centre experience. Journal of the American College of Cardiology, 29, 194-201

Gewillig M, Cullen S, Mertens B, Lesaffre E & Deanfield J (1991) Risk factors for arrhythmia and death after Mustard operation for simple transposition of the great arteries. Circulation, 84, 187-192

Helvind MH, McCarthy JF, Imamura M et al (1998) Ventricular-arterial discordance: switching the morphologically left ventricle into the systemic circulation after 3 months of age. European Journal of Cardiothoracic Surgery, 14, 173-178

Kanter J, Papagiannis J, Carboi MP, Ungerleider RM, Sanders WE & Wharton JM (2000) Ra-diofrequency catheter ablation of supraventricular tachycardia substrates after Mustard and Senning operations for d-transposition of the great arteries. Journal of the American College of Cardiology, 35, 428-441

Puley G, Siu S, Connelly M et al (1999) Arrhythmia and survival in patients >18 years of age after the Mustard procedure for complete transposition of the great arteries. American Journal of Cardiology, 83, 1080-1084

Wilson NJ, Clarkson PM, Barratt-Boyes BG et al (1998) Long-term outcome after the Mus-tard repair for simple transposition of the great arteries: 28-year follow-up. Journal of the American College of Cardiology, 32, 758-765

Trasposizione congenitamente corretta delle grosse arterie

Connelly MS, Liu PP, Williams WG, Webb GD, Robertson P & McLaughlin PR (1996) Con-genitally corrected transposition of the great arteries in the adult: functional status and complications [see comments]. Journal of the American College of Cardiology, 27, 1238-1243

Imai Y (1997) Double-switch operation for congenitally corrected transposition. Advances in Cardiac Surgery, 9, 65-86

Presbitero P, Somerville J, Rabajoli F, Stone S & Conte MR (1995) Corrected transposition of the great arteries without associated defects in adult patients: clinical profile and follow up. British Heart Journal, 74, 57-59

Prieto LR, Hordof AJ, Secic M, Rosenbaum MS & Gersony WM (1998) Progressive tricuspid valve disease in patients with congenitally corrected transposition of the great arteries. Circulation, 98, 997-1005

van Son JA, Danielson GK, Huhta JC et al (1995) Late results of systemic atrioventricular valve replacement in corrected transposition. Journal of Thoracic and Cardiovascular Sur-gery, 109, 642-652; discussion 652-653

Van Praagh R, Papagiannis J, Grunenfelder J, Bartram U & Martanovic P (1998) Pathologic anatomy of corrected transposition of the great arteries: medical and surgical implications. American Heart Journal, 135, 772-785

Voskuil M, Hazekamp MG, Kroft LJ et al (1999) Postsurgical course of patients with con-genitally corrected transposition of the great arteries. American Journal of Cardiology, 83, 558-562

Capitolo 14

Ventricolo unico e circolazione tipo Fontan

Descrizione della lesione

L'intervento di Fontan è una procedura palliativa per soggetti in cui non sia fattibile una riparazione biventricolare, come nell'atresia della tricuspide, nell'atresia polmonare a setto intatto e in diversi cuori univentricolari. Il cuore univentricolare è stato scelto come difetto rappresentativo per la discussione successiva (Fig. 14.1).

In questo difetto generalmente le valvole atrioventricolari sono entrambe connesse a una cavità ventricolare singola (ventricolo a doppio ingresso). Il ventricolo principale si connette a una camera rudimentale attraverso un forame bulbo-ventricolare. L'arteria principale origina dal ventricolo unico e l'altra dalla camera rudimentale. Il ventricolo unico è di tipo sinistro nell'80% dei casi. La trasposizione delle grosse arterie ha un'incidenza dell'85% nella forma più comune, rappresentata dal ventricolo sinistro a doppio ingresso con L-TGA (aorta che si origina dalla camera rudimentale).

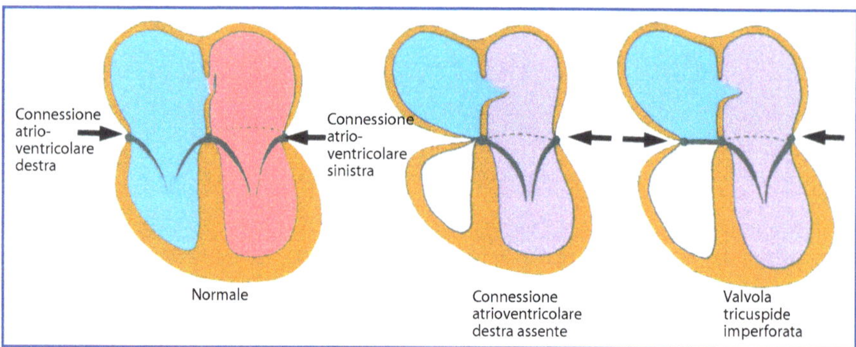

Figura 14.1 Fisiologia tipo ventricolo unico. Riquadro a sinistra: cuore normale. Riquadro centrale: paziente con una valvola atrioventricolare destra assente (anche classificabile come atresia della tricuspide). Riquadro a destra: paziente con una valvola tricuspide imperforata. Il ventricolo singolo denota un cuore e una circolazione non suscettibile di riparazione biventricolare. La maggior parte dei pazienti definiti come portatori di una fisiologia cardiaca tipo ventricolo unico saranno presi in considerazione per un intervento secondo Fontan. Da notare che sussiste la necessità che vi sia un adeguato difetto del setto interatriale poiché non esiste una diretta comunicazione tra l'atrio di destra (e conseguentemente il ritorno venoso sistemico) e il ventricolo di destra

L'atresia è presente in circa la metà dei casi e determina una sorta di protezione della vascolarizzazione polmonare. Nei casi senza ostruzione al flusso polmonare vi può essere un iperafflusso nei polmoni.

Lesioni associate

Sono inclusi la coartazione dell'aorta, l'interruzione dell'arco aortico e il dotto arterioso pervio.

Incidenza ed eziologia

- Il ventricolo unico ha un'incidenza di circa l'1% fra tutti i difetti congeniti.
- I difetti classificati come fisiologia a ventricolo unico comprendono una piccola percentuale di difetti congeniti, ma spesso sono i più complessi.

Manifestazioni e decorso in età pediatrica

Poiché il sangue sistemico e polmonare si mescolano in un solo ventricolo, è generalmente presente cianosi. La severità della cianosi dipende dalla quantità di flusso polmonare.

- Se il flusso polmonare è aumentato la cianosi è di media importanza e si presenta clinicamente come una trasposizione delle grosse arterie con un difetto del setto interventricolare. I segni e i sintomi di scompenso cardiaco congestizio possono essere preminenti.
- Se il flusso polmonare è ridotto la cianosi è più severa e la presentazione è simile a una tetralogia di Fallot.

Esame fisico

- Se il flusso polmonare è aumentato:
  - cianosi moderata;
  - scompenso cardiaco congestizio/pneumopatia;
  - soffio sistolico eiettivo 3-4/6 lungo la linea margine sternale sinistra;
  - terzo tono;
  - rullio diastolico apicale (per alto flusso attraverso le valvole atrioventricolari).
- Se il flusso polmonare è ridotto:
  - moderata-severa cianosi;
  - secondo tono singolo;
  - soffio sistolico eiettivo lungo la linea margine sternale sinistra (stenosi polmonare).

Esami strumentali utili

- ECG: pattern inusuale di ipertrofia con quadro simile di QRS nel precordio. Possibile presenza di blocco atrioventricolare di primo e secondo grado.

- **Radiografia del torace:** si può avere sia un incremento sia una riduzione dei segni del flusso polmonare.
- **Ecocardiografia:**
  - due valvole atrioventricolari che si aprono all'interno di un singolo ventricolo;
  - camera rudimentaria;
  - forame bulbo-ventricolare che può essere ostruttivo;
  - trasposizione delle grosse arterie (D o L);
  - ostruzione della valvola polmonare e/o aortica;
  - anomalie delle valvole atrioventricolari;
  - effetti associati.
- **Risonanza magnetica cardiaca:**
  - è molto utile per valutare l'anatomia della funzione del ventricolo (Fig. 14.2).

Gestione emodinamica/chirurgica

Le procedure palliative includono:
- uno shunt sistemico-polmonare in caso di cianosi severa con associata una stenosi polmonare o un'atresia polmonare;
- bendaggio dell'arteria polmonare se il forame bulbo-ventricolare non è ostruttivo.

L'intervento di Fontan (Fig. 14.3) è la chirurgia riparativa quando una circolazione biventricolare non è possibile. In questa chirurgia, il ritorno venoso sistemico è indirizzato alle arterie polmonari, solitamente senza passare attraverso un ventricolo sottopolmonare. La modificazione corrente è una connessione cavo-polmonare totale, con o senza fenestrazione, e consiste dei seguenti elementi:

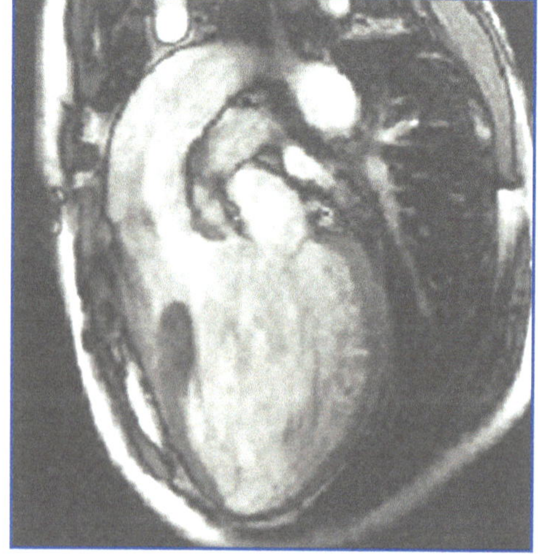

Figura 14.2 Fisiologia tipo ventricolo unico in paziente con un ventricolo sinistro a doppio ingresso (risonanza magnetica cardiaca). Da notare l'aorta anteriore (nella parte superiore sinistra della figura) che si origina da una camera rudimentale anteriore destra. Ventricolo principale con una trabecolazione molto liscia, dilatato e posto posteriormente (parte inferiore destra della figura) e morfologia sinistra. Tronco polmonare più piccolo dietro l'aorta dovuto a stenosi valvolare e sottovalvolare polmonare

- Un'anastomosi termino-laterale tra la vena cava superiore (VCS) e la parte superiore del ramo polmonare destro dell'arteria polmonare (Glenn bidirezionale, Fig. 14.3); dalla VCS, il flusso è reindirizzato verso il ramo polmonare destro.
- Un'anastomosi termino-laterale tra l'estremo cardiaco della VCS e il margine superiore del ramo polmonare destro, inusualmente spostato in maniera tale da permettere un direzionamento del flusso attraverso il ramo polmonare sinistro.
- Un condotto tubolare dall'orifizio della VCI all'orifizio della VCS. Il condotto può essere extracardiaco (Fig. 14.3) o intracardiaco (nell'atrio destro).

Tale intervento può essere eseguito in una o due tappe. Se in più tappe, dapprima vi è un'anastomosi bidirezionale di Glenn, seguita dal completamento della Fontan. I vantaggi di tale procedura sono una quasi normale saturazione d'ossigeno e una rimozione del sovraccarico di volume del ventricolo unico.

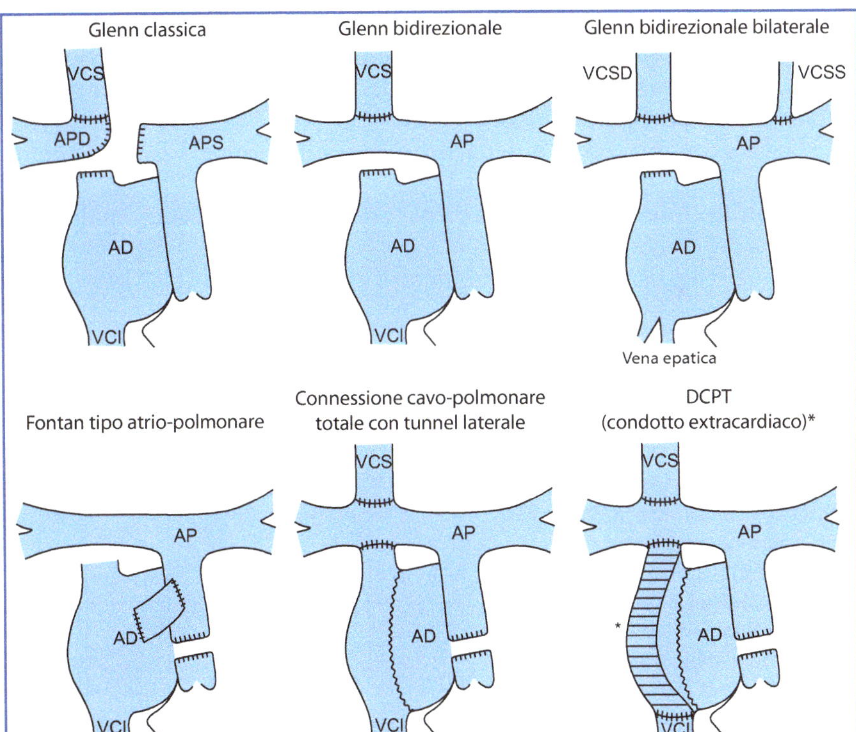

Figura 14.3 Differenti tipi di anastomosi venosa e intervento di Fontan. *Vedi* testo. *APD*, arteria polmonare destra; *VCS*, vena cava superiore; *APS*, arteria polmonare sinistra; *AD*, atrio destro; *VCI*, vena cava inferiore; *AP*, arteria polmonare; *VCSD*, vena cava superiore destra; *VCSS*, vena cava superiore sinistra; *DCPT*, derivazione cavo-polmonare totale; *, condotto o tubo protesico

I criteri preoperativi qui sotto elencati identificano gli individui che possono ben sopportare questa chirurgia.

- Una pressione in arteria polmonare media uguale o inferiore a 15 mmHg.
- Una resistenza vascolare polmonare uguale o inferiore a 4 unità/m^2.
- Un rapporto del diametro tra l'arteria polmonare e l'aorta uguale o superiore a 0,75 senza distorsione o restringimento delle arterie polmonari.
- Una frazione di eiezione ventricolare sistemica uguale o superiore al 60% e una pressione diastolica ventricolare uguale o inferiore a 12 mmHg.
- Un'insufficienza della valvola sistemica non più che lieve.

I soggetti che soddisfano questi criteri hanno una possibilità di sopravvivenza a 10 anni dell'81%. Tuttavia, quando uno o più di questi criteri non sono soddisfatti la sopravvivenza scende al 60-70%. Negli individui giudicati a rischio chirurgico elevato è generalmente praticata la creazione di una fenestrazione, ossia di un piccolo buco di 4-6 mm all'interno del condotto, allo scopo di prevenire un eccessivo aumento della pressione atriale destra e un aumento dell'output cardiaco in cambio di un certo grado di ipossiemia. Se la pressione del circuito di Fontan cade post-operativamente la fenestrazione può essere chiusa con una procedura simile alla chiusura del difetto interatriale.

Una versione precedente della procedura di Fontan, verosimilmente riscontrabile nei soggetti adulti include:

- una connessione diretta tra l'auricola atriale destra e l'arteria polmonare;
- la formazione di un tunnel laterale nell'atrio di destra (Fig. 14.4).

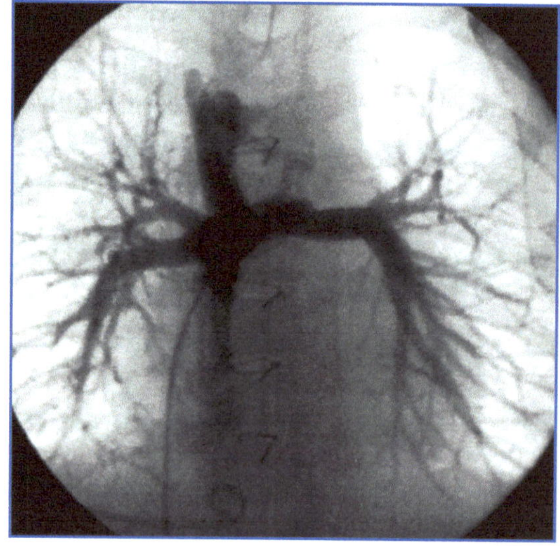

Figura 14.4 Derivazione cavo-polmonare totale (DCPT) in un paziente con atresia della tricuspide (angiografia). Da notare l'anastomosi diretta tra la vena cava superiore con il ramo polmonare destro (parte superiore dell'immagine) e il catetere che, attraverso la vena cava inferiore nel canale intra-atriale, punta verso la parte inferiore dell'anastomosi della derivazione cavo-polmonare totale (parte inferiore sinistra dell'immagine). Tale intervento è anche definito come Fontan con tunnel laterale di derivazione cavo-polmonare totale

Complicanze tardive

La lista delle complicanze tardive, prodotte dalla complessità della cardiopatia e della procedura chirurgica associate alla fisiopatologia del flusso passivo attraverso il circuito polmonare, è particolarmente impressionante. Tali complicanze includono:

- aritmie, soprattutto sopraventricolari;
- trombi intracardiaci ed eventi tromboembolici, sia polmonari sia sistemici (Fig. 14.5);
- dilatazione atriale destra severa (nelle forme di Fontan più vecchie);
- enteropatia proteino-disperdente;
- ostruzione delle vene polmonari dovuta a una dilatazione dell'atrio di destra;
- ostruzione del circuito di Fontan;
- disfunzione ventricolare sistemica progressiva e scompenso cardiaco;
- reflusso progressivo della valvola atrioventricolare;
- versamento pleurico persistente a destra;
- disfunzione e congestione epatica;
- cianosi;

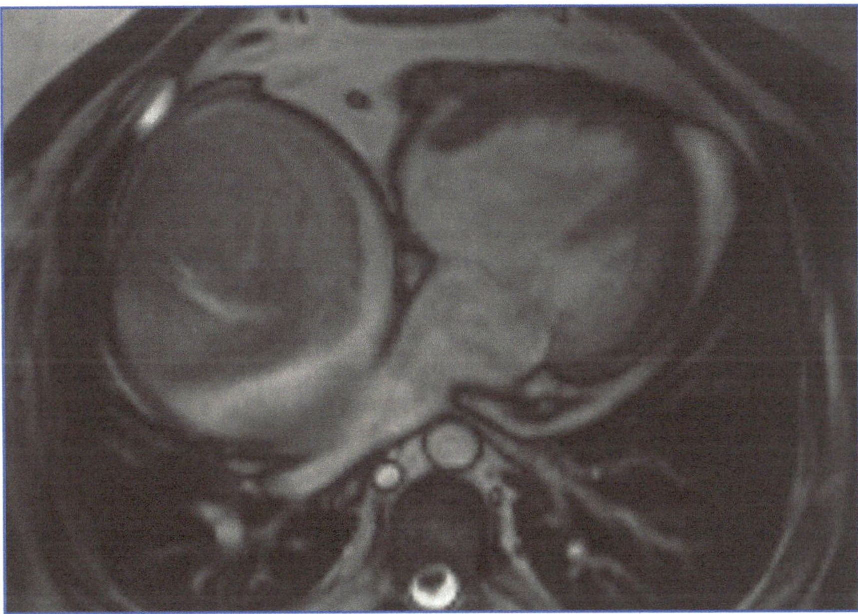

Figura 14.5 Trombo enorme e dilatazione atriale destra marcata in un paziente con una circolazione tipo Fontan con connessione atrio-polmonare (risonanza magnetica cardiaca). Il trombo occupa più dell'80% dell'atrio destro molto dilatato (parte sinistra dell'immagine). Il paziente è stato riferito per conversione con un condotto extra-cardiaco e una connessione cavo-polmonare totale (con trombectomia, riduzione atriale destra e chirurgia dell'aritmia striale)

- malformazioni arterio-venose o collaterali sistemico-venose;
- disfunzioni del nodo del seno o del nodo atrioventricolare che rendono necessario l'impianto di un pacemaker;
- reintervento per revisione o ostruzione del circuito di Fontan, o per ostruzione del tratto di efflusso ventricolare.

Ciascuna di queste complicanze sarà discussa di seguito e la Tabella 14.1 ne riassume la gestione.

Aritmia

La tachicardia sopraventricolare e le bradiaritmie sono comuni. Le tachiaritmie sopraventricolari (flutter atriale o tachicardia da rientro atriale, fibrillazione atriale e tachicardia atriale) sono comuni, hanno una maggiore incidenza quanto più lungo è il follow-up e spesso determinano un deterioramento delle condizioni emodinamiche. Circa il 5% dei pazienti con circolazione tipo Fontan sviluppa delle aritmie atriali ogni anno, con conseguente importante mortalità e morbilità. Il mantenimento o il recupero del ritmo sinusale sono pertanto fondamentali.

Le opzioni mediche per raggiungere questo obiettivo sono la cardioversione, le procedure di ablazione transcatetere, la stimolazione o la terapia anti-aritmica (scarsamente efficace). La ricerca dei problemi emodinamici in grado di favorire tale condizione è essenziale. La rimozione di questi problemi può contribuire a eliminare o, più comunemente, a meglio controllare l'aritmia. La terapia anticoagulante è generalmente indicata non appena si ha la comparsa di un'aritmia, in quanto la formazione di trombi è più probabile. La conversione a una derivazione cavo-polmonare totale in concomitanza con una procedura MAZE deve essere presa in considerazione. La disfunzione del nodo del seno e del nodo atrioventricolare può richiedere l'impianto di un pacemaker. La disfunzione del nodo del seno con un nodo atrioventricolare intatto è comune e può richiedere il posizionamento di un pacing atriale transvenoso. Se è presente una disfunzione del nodo atrioventricolare può rendersi necessario il posizionamento di un pacemaker bicamerale utilizzando degli elettroci epicardici. I farmaci che possono causare bradicardia o blocco del nodo atrioventricolare vanno utilizzati con cautela.

- *Tipi di aritmie*
  - Disfunzioni del nodo del seno con ritmo giunzionale (comune).
  - Disfunzione del nodo atrioventricolare.
  - Tachiartimie sopraventricolari.
  - Flutter atriale, atipico (tachicardia da rientro atriale incisionale).
  - Fibrillazione atriale.
  - Tachiaritmia ventricolare.
- *Gestione delle bradiaritmie*
  - Pacing atriale se il nodo atrioventricolare è intatto.
  - Pacing bicamerale se vi è patologia del nodo atrioventricolare (elettrodi epicardici).

- *Gestione delle tachiaritmie sopraventricolari*
  - Ripristino del ritmo sinusale (farmacologico/cardioversione).
  - Mantenimento del ritmo sinusale.
- Terapia antiaritmica, miglioramento dell'emodinamica, ablazione transcatetere, conversione Fontan più chirurgia dell'aritmia.
- Altre problematiche.
  - Anticoagulazione per ridurre il rischio di stroke.

Trombi/emboli

Un flusso di sangue lento e vorticoso all'interno di un atrio destro dilatato con una connessione atrio-polmonare crea le condizioni potenziali per la formazione di trombi. L'aritmia atriale, così come la perdita di proteine necessaria per la coagulazione (*vedi* l'enteropatia proteino-disperdente), aumentano il rischio di formazione di trombi all'interno di un circuito di Fontan. L'incidenza di trombi non è facilmente definibile ma può essere valutata all'incirca al 17-44%.

La gestione dei trombi e dell'anticoagulazione nei pazienti con circolazione tipo Fontan rappresenta un elemento molto difficile. Laddove possibile, i più raccomandano la revisione e la conversione del circuito di Fontan associate alla rimozione dei trombi. L'indicazione all'uso di anticoagulanti è estremamente varia e va da chi suggerisce il suo utilizzo in tutti gli individui con circolazione di Fontan a coloro che ne limitano l'uso in casi selezionati di pazienti con tachiaritmie, fenestrazione, atrio destro dilatato, flusso rallentato o evidenza clinica di emboli.

Disfunzione ventricolare/insufficienza cardiaca

Benché non sia ancora stata testata, la terapia usuale per il trattamento della disfunzione ventricolare sinistra è applicata a questa condizione. Tuttavia è necessario utilizzare con cautela gli ACE inibitori in quanto possono ridurre il precarico.

Enteropatia proteino-disperdente (EPD)

Questa è una complicanza molto importante con una significativa mortalità e morbilità, e un'incidenza del 4-13% di pazienti con circolazione tipo Fontan. L'aumento cronico della pressione del sistema venoso e la riduzione dell'output cardiaco sono associati a una perdita severa di proteine seriche all'interno dell'intestino. La conseguenza della riduzione della pressione oncotica del siero è rappresentata dalla comparsa di edema generalizzato, ascite, versamenti pleurici e diarrea (perdita eccessiva di proteine a livello intestinale e malassorbimento dei grassi).

I test di laboratorio mostrano un basso livello di albumina sierica e proteine con basse concentrazioni di plasma e alti livelli di alfa 1 antitripsina (A-1-AT). La sopravvivenza a 5 anni dopo la diagnosi è di circa il 50%.

La diagnosi è generalmente fatta documentando l'aumento della A-1-AT clearance valutato su un campione di sangue e di feci delle 24 ore. Le anomalie generalmente associate sono la lipoalbuninemia e la linfopenia.

Non esiste un trattamento universalmente efficace e accettato, ma i migliori successi nel trattare l'EPD si hanno modificando le anomalie cardiovascolari. Le terapie includono una dieta ricca di proteine, diuretici, steroidi (prednisolone 1-2 mg/Kg/die per 14-21 giorni), eparina non frazionata, somatostatine, 1-4 mg/Kg 2 o 4 volte al giorno e una terapia mirata a migliorare l'output cardiaco (ACE inibitori e agenti inotropi).

Il cateterismo interventistico (fenestrazione transcatetere) e la riparazione chirurgica di anomalie emodinamiche (conversione Fontan) devono essere presi sin da subito in considerazione, prima che un quadro di cachessia o di EPD siano presenti. Il trapianto cardiaco è un'opzione terapeutica nei soggetti refrattari a qualunque altra terapia.

Ostruzione del circuito di Fontan

Lo sviluppo o il peggioramento dei sintomi, o la comparsa di una qualunque delle complicanze elecate nella Tabella 14.1, dovrebbero richiamare l'attenzione sulla possibile ostruzione del circuito di Fontan e dare inizio a una serie di accertamenti. Una revisione chirurgica o il posizionamento di uno stent sono valutazioni da approfondire qualora l'ostruzione sia presente.

Cianosi/ipossiemia

Nei soggetti senza una fenestrazione atriale l'ossigenazione transcutanea è solitamente uguale o maggiore del 94%. Una saturazione d'ossigeno al di sotto del 90% può essere dovuta a:

- un leak a livello del canale interatriale o di una precedente fenestrazione;
- la comparsa di collaterali venose che drenano all'interno dell'atrio sinistro;
- la presenza di malformazioni artero-venose polmonari (procedura classica di Glenn);
- in alternativa, un aumento dell'estrazione periferica di ossigeno a causa di una riduzione dell'output cardiaco;

Se necessario, i vasi collaterali possono essere embolizzati. Le malformazioni artero-venose polmonari possono regredire durante il follow-up qualora vi sia stata l'inclusione delle vene epatiche nella circolazione venosa polmonare.

Disfunzione epatica

La congestione epatica cronica moderata e la moderata epatomegalia sono tipicamente dovute all'alta pressione venosa del circuito di Fontan e non sono generalmente di importanza clinica.

Tabella 14.1 Gestione delle complicanze

Complicanza	Trattamento medico	Trattamento transcatetere	Trattamento chirurgico
Aritmia atriale	Terapia antiaritmica	Ablazione	DCPT/MAZE
Trombi nel circuito di Fontan	Terapia anticoagulante		DCPT
Ostruzione nel circuito di Fontan		Dilatazione/stent	Reintervento
Shunt intra-atriale/ fenestrazione		Chiusura con dispositivo	Reintervento
Fistole artero-venose polmonari			Reintervento con inclusione delle vene epatiche all'interno del circuito polmonare
Enteropatia proteino-disperdente	Farmaci	Fenestrazione	Reintervento
Occlusione delle vene polmonari destre			DCPT
Insufficienza VAV	Riduzione del post-carico		Riparazione/ sostituzione
Ostruzione all'efflusso ventricolare	Riduzione del post-carico		Reintervento
Anomalie della conduzione		Pacemaker (transvenoso)	Pacemaker (epicardico)
Insufficienza cardiaca refrattaria			Trapianto cardiaco

DCPT, derivazione cavo-polmonare totale; *VAV*, valvole atrioventricolari

Le *procedure chirurgiche o transcatetere necessarie per gestire tali complicanze* sono riassumibili in cinque categorie. Singoli individui possono essere sottoposti a più procedure.

1. Conversione della connessione atrio-polmonare a una connessione cavo-polmonare totale a causa della comparsa di aritmie o per una emodinamica associata con una dilatazione atriale severa.
2. Correzioni di anomalie specifiche quali:
   a) insufficienza della valvola atrioventricolare sistemica non secondaria a una disfunzione ventricolare;
   b) ostruzione del circuito di Fontan (stent o chirurgico);
   c) rimozione di un'ostruzione all'efflusso ventricolare;
   d) sostituzione di un condotto malfunzionante;

e) fenestrazione di un setto interatriale per EPD (stent o chirurgica);
f) chiusura di una fenestrazione o di shunt residui (transcatetere o chirurgica).

3. Aritima (ablazione transcatetere o chirurgica con MAZE atriale destra o MAZE-Cox III con crioablazione).
4. Posizionamento di pacemaker (transvenoso se malattia del nodo del seno o epicardio se malattia del nodo atrioventricolare).
5. Trapianto cardiaco.

I pazienti Fontan con una connessione atrio-polmonare tendono a sviluppare complicanze con maggiore frequenza rispetto a quelli con connessione cavo-polmonare totale. Dati recenti indicano un effetto benefico sostanziale di una conversione a una derivazione cavo-polmonare totale associata a una chirurgia per l'aritmia per i pazienti Fontan con complicanze gestibili con queste procedure. Questa chirurgia è abbastanza complessa. Un follow-up a lungo termine è necessario per confermare la persistenza dei benefici e per determinare se il grado di incidenza di complicanze sia minore dopo conversione a una derivazione cavo-polmonare totale.

In caso di ostruzione (kinking, iperplasia del tessuto fibroso e formazione di trombi), i condotti andranno sostituiti. Nel circuito venoso di Fontan, piccoli gradienti pressori di 2-4 mmHg possono indicare un'ostruzione significativa.

Il trapianto cardiaco è un'opzione nei soggetti con disfunzione ventricolare severa non correlabile a problemi anatomici reversibili o aritmie.

Raccomandazioni per il follow-up

Questi pazienti rappresentano uno dei gruppi più complessi da gestire e pertanto richiedono un follow-up molto attento in centri dedicati in grado di gestire prontamente ogni singola complicanza.

La valutazione generalmente include:

- storia ed esame clinico con ossimetria transcutanea;
- ECG per valutare la compresenza di aritmie o di anomalie della conduzione;
- radiografia del torace per valutare le dimensioni cardiache e lo stato della vascolarizzazione polmonare;
- esami ematochimici, emocromo, dosaggio delle proteine sieriche e dell'albumina;
- studi di imaging per:
  - valutare la funzione ventricolare sistemica, il grado di insufficienza della valvola atrioventricolare;
  - presenza o meno di trombi/ostruzioni del circuito di Fontan;
  - ostruzione delle vene polmonari destre;

- dimensioni dell'atrio di destra (soprattutto nel caso di connessione atrio-polmonare);
- grado dello shunt destro-sinistro.

Gravidanza e contraccezione

Sono molti i problemi da valutare per stabilire il grado di rischio associato con una eventuale gravidanza. La gravidanza può presentare rischi importanti per l'aumento del volume a carico di un singolo ventricolo e per l'ulteriore aumento della pressione venosa sistemica. Ciò potrebbe determinare la comparsa di sintomi legati a un'insufficienza cardiaca dovuta a un peggioramento della funzione ventricolare, insufficienza della valvola atrioventricolare o aritmie. Lo stato di ipercoagulabilità tipico della gravidanza aumenta inoltre il rischio di formazione di trombi. Il rischio di un aborto spontaneo è aumentato. In aggiunta, molte donne sono sottoposte a una terapia farmacologia che potrebbe influenzare negativamente il feto. Tra questi farmaci vanno inclusi il warfarin, gli ACE inibitori e l'amiodarone. Il rischio materno correlato all'interruzione di questi farmaci deve essere attentamente valutato. È possibile ricorrere a farmaci alternativi, ma spesso essi non hanno la stessa efficacia di quelli sostituiti. Tuttavia con un attento monitoraggio cardiaco e ostetrico, le donne con una buona capacità fisica, senza storie di tachiaritmie o di precedenti eventi embolici e senza significative problematiche emodinamiche, possono portare avanti con successo una gravidanza esponendosi a un rischio relativamente basso.

Outcome a lungo termine

L'intervento di Fontan è palliativo. La sopravvivenza a 10 anni è intorno al 60-80%. Tra le principali cause di morte vi sono l'insufficienza ventricolare, le aritmie, i reinterventi e l'EPD.

Profilassi dell'endocardite

La profilassi contro l'endocardite è raccomandata per tutti i pazienti.

Attività fisica

Tra tutti i pazienti con cardiopatie congenite, i soggetti con circolazione di Fontan sono quelli che devono osservare le maggiori limitazioni dell'attività fisica. Entro i limiti imposti dalla loro capacità fisica ridotta, possono praticare attività fisica senza rischi significativi. Questi pazienti vanno scoraggiati dal praticare sport competitivi che richiedano uno sforzo eccessivo. Gli sport da contatto vanno evitati nei soggetti sottoposti a terapia anticoagulante.

Elementi clinici chiave

- L'intervento di Fontan è palliativo, una chirurgia complessa con una fisiologia unica.
- Vi è un'alta incidenza di complicanze.
- I soggetti con questa fisiologia complicata debbono sottoporsi a controlli ogni 6-12 mesi in un centro specialistico.
- La comparsa di sintomi e di aritmie necessita di un'accurata valutazione per evidenziare eventuali anomalie emodinamiche.
- La combinazione di procedure mediche, interventistiche e chirurgiche può essere necessaria per meglio gestire eventuali anomalie emodinamiche sottostanti.

Letture consigliate

Deal BJ, Mavroudis C, Backer CL, Johnsrude CL & Rocchini AP (1999) Impact of arrhythmia circuit cryoablation during Fontan conversion for refractory atrial arrhythmias. American Journal of Cardiology, 83, 563-568

Freedom RM, Hamilton R, Yoo SJ et al (2000) The Fontan procedure: analysis of cohorts and late complications. Cardiology in the Young, 10, 307-331

Mair DD, Puga F & Danielson GK (2001) The Fontan procedure for tricuspid atresia: early and late results of a 25 year experience with 216 patients. Journal of the American College of Cardiology, 37, 933-939

Marcelleti CF, Hanley FL, Mavroudis C et al (2000) Revision of previous Fontan connection to total extracardiac cavopulmonary anastomosis: a multicenter experience. Journal of Thoracic and Cardiovascular Surgery, 119, 340-346

Capitolo 15

Tetralogia di Fallot e anomalie dell'efflusso ventricolare destro

Descrizione della lesione

Il difetto è dovuto a una deviazione antero-superiore del setto interventricolare dell'efflusso che comporta quattro anomalie (Fig. 15.1):

- un DIV non restrittivo;
- un cavalcamento aortico;
- un'ostruzione dell'efflusso ventricolare destro che può essere infundibolare, valvolare o (di norma) una combinazione di entrambi con o senza stenosi dell'arteria polmonare o sopravalvolare;
- un'ipertrofia ventricolare destra conseguente all'ostruzione.

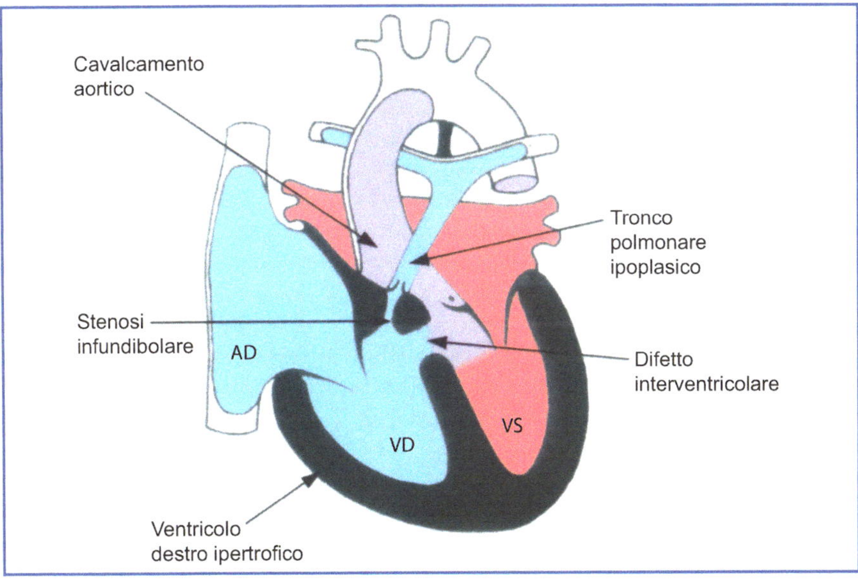

Figura 15.1 Tetralogia di Fallot. Tetralogia (dal greco) significa quattro elementi ovvero: stenosi infundibolare (stenosi polmonare sottovalvolare); difetto interventricolare; cavalcamento aortico (del setto interventricolare); ipertrofia ventricolare destra secondaria. La valvola polmonare è generalmente displasica e stenotica e occasionalmente il tronco polmonare (*vedi* disegno) o le arterie polmonari distali possono essere ipoplasiche o stenotiche. *AD*, atrio destro; *VD*, ventricolo destro; *VS*, ventricolo sinistro

Incidenza ed eziologia

- La tetralogia di Fallot è la più comune forma di cardiopatia congenita cianogena dopo un anno di vita, con un'incidenza prossima al 10% di tutte le forme di cardiopatie congenite.
- Circa il 15% di pazienti con tetralogia di Fallot ha una delezione del cromosoma 22q11.

Manifestazioni e decorso in età pediatrica

La manifestazione clinica varia a seconda del grado di ostruzione dell'efflusso ventricolare destro. Con un'ostruzione di grado medio la manifestazione è caratterizzata da un aumento del flusso vascolare polmonare con dispnea e cianosi minima, la cosiddetta "tetralogia rosa", o Fallot acianotico. La maggior parte dei bambini tuttavia ha una significativa ostruzione dell'efflusso destro con conseguente shunt destro-sinistro.

Gestione chirurgica

- *Procedure palliative* (per incrementare il flusso vascolare polmonare):
  - shunt di Blalock-Taussig (classico o modificato – tra l'arteria succlavia e l'arteria polmonare con una connessione termino-laterale o interposizione di un innesto);
  - shunt di Waterston (connessione tra l'aorta ascendente e il ramo polmonare destro);
  - shunt di Potts (connessione tra l'aorta discendente e l'arteria polmonare sinistra).
- *Riparazione* (attualmente si esegue in età infantile). La chirurgia riparativa comporta:
  - chiusura del difetto interventricolare con un patch di Dacron;
  - rimozione dell'ostruzione dell'efflusso destro. La rimozione può comportare la resezione della porzione muscolare infundibolare e l'inserzione di un patch transanulare a livello dell'efflusso (Fig. 15.2).

Complicanze tardive

- *Palliazione:* la palliazione era raramente considerata una strategia terapeutica permanente e la maggior parte di questi pazienti dovrebbe essere sottoposta a correzione chirurgica.
- *Riparazione*
  - *Rigurgito polmonare:* un rigurgito polmonare (RP) significativo è quasi sempre evidenziato quando è stata utilizzata la tecnica riparativa con patch transanula-

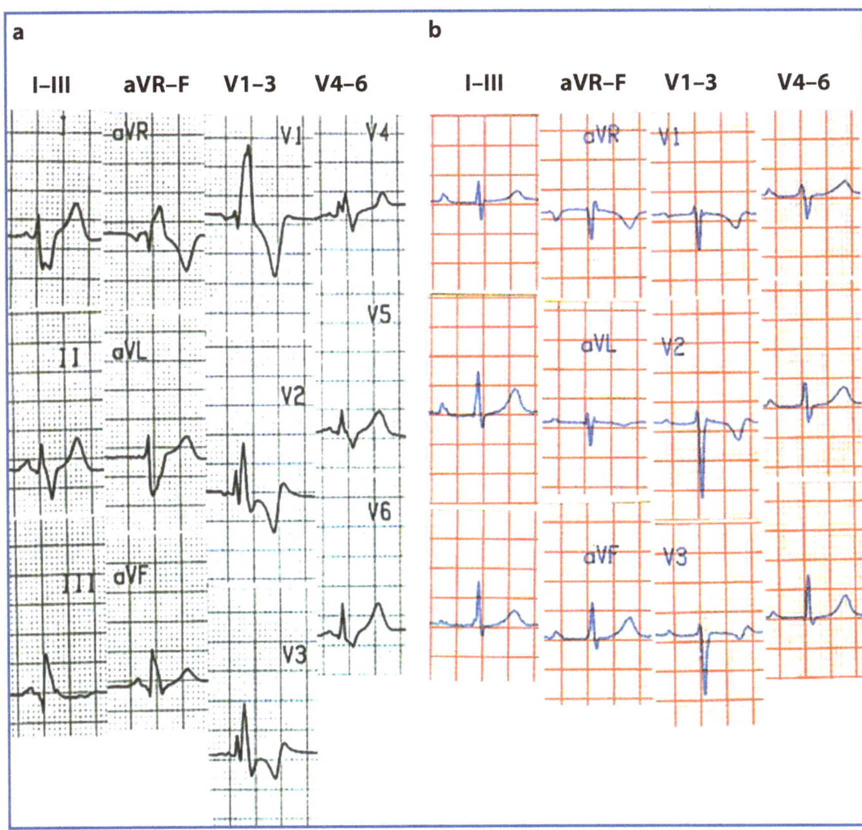

Figura 15.2 Elettrocardiogramma a riposo di due pazienti sottoposti precedentemente a chirurgia riparativa per tetralogia di Fallot. La durata del QRS dopo riparazione di tetralogia di Fallot si correla alle dimensioni del ventricolo destro; il grado e la frequenza del suo prolungamento – col tempo – predicono la tachicardia ventricolare sostenuta e la morte cardiaca improvvisa. Riquadro a sinistra: paziente con ventricolo destro dilatato, dovuto alla lunga persistenza di una insufficienza polmonare severa con una durata del QRS di 180 ms. Il paziente si è presentato clinicamente con palpitazioni, dispnea ed è stato indirizzato per impianto di una valvola polmonare. Riquadro a destra: paziente con una modesta stenosi polmonare residua senza dilatazione del ventricolo di destra. Da notare un blocco di branca destro incompleto con un QRS fine. Il soggetto è a basso rischio per una tachicardia ventricolare e morte cardiaca improvvisa

re. Il rigurgito polmonare generalmente è ben tollerato se di grado medio-moderato. Tuttavia una insufficienza polmonare cronica severa può comportare la comparsa di sintomi da dilatazione del ventricolo destro e disfunzione. La severità dell'insufficienza polmonare e gli effetti deleteri a lungo termine possono essere potenziati dalla concomitanza di una stenosi polmonare prossimale o distale o da un'ipertensione dell'arteria polmonare (non comune).

- *Dilatazione del ventricolo destro:* la dilatazione del ventricolo destro è generalmente dovuta a una prolungata insufficienza polmonare unita o meno a un'ostruzione dell'efflusso, o come conseguenza di chirurgia sull'efflusso (approccio transventricolare, ora abbandonato). Un'insufficienza tricuspidalica significativa può insorgere come conseguenza di una dilatazione del ventricolo destro, che ne favorisce l'ulteriore dilatazione.

- *Ostruzione residua dell'efflusso destro:* l'ostruzione residua dell'efflusso destro può avvenire a livello infundibolare, a livello della valvola polmonare e del tronco polmonare, distalmente al di là della biforcazione e occasionalmente a livello dei rami polmonari di destra e di sinistra (Fig. 15.3).
- *Dilatazione aneurismatica dell'efflusso destro:* è relativamente comune nei pazienti sottoposti a riparazione con patch transanulare e successivo rigurgito polmonare importante. La dilatazione aneurismatica dell'efflusso destro può associarsi a una ipocinesia ventricolare destra. Il rallentamento del flusso sanguigno può interferire con la valutazione al Doppler del tratto interessato. Non esistono a oggi indicazioni di episodi di rottura improvvisa in queste aree. Inoltre quest'area va ben valutata in quanto possibile causa di tachicardia ventricolare sostenuta.
- *Difetto interventricolare residuo:* i DIV residui possono essere dovuti sia al parziale distacco dei patch sia al completo insuccesso della procedura di chiusura.
- *Insufficienza valvolare aortica con o senza dilatazione della radice aortica:* l'insufficienza aortica può essere dovuta a un danneggiamento della valvola aortica durante la chiusura del difetto interventricolare o secondaria a un'anomalia della radice aortica (comune nei pazienti con atresia polmonare e collaterale sistemico-polmonare). Il substrato patologico per la dilatazione della radice aortica sembrerebbe essere una necrosi cistica mediale.
- *Disfunzione ventricolare sinistra:* occasionalmente la disfunzione ventricolare sinistra può essere dovuta a vari fattori: ad esempio, una protezione miocardica inadeguata durante una precedente riparazione, un sovraccarico di volume del ventricolo sinistro dovuto a una lunga permanenza di uno shunt arterioso palliativo e/o alla presenza di un difetto interventricolare residuo con possibile coronaria anomala (non comune) o una cianosi di lunga durata prima dell'intervento.
- *Endocardite:* le lesioni residue che determinano un flusso turbolento (DIV residuo, ostruzione dell'efflusso destro, rigurgito polmonare, rigurgito tricuspidale) frequenti in pazienti dopo la riparazione iniziale, possono costituire un terreno facile per l'instaurarsi di endocardite.
- *Aritmia sopraventricolare:* sia il flutter sia la fibrillazione atriale sono relativamente comuni in questa tipologia di pazienti adulti con precedente riparazione di tetralogia. Le tachiaritmie atriali, presenti in circa un terzo dei pazienti adulti, contribuiscono a una tardiva morbilità e persino mortalità.
- *Tachicardia ventricolare*: una tachicardia ventricolare monomorfa sostenuta è relativamente poco comune. L'aritmia abituale si osserva soprattutto a livello dell'efflusso ventricolare destro e a livello di una precedente infundibulectomia o in sito riparato di tetralogia. La dilatazione ventricolare destra a seguito di una compromissione della funzione emodinamica è condizione che può favorire un circuito di rientro all'interno del ventricolo destro. La durata del QRS rispetto ai valori standard di un ECG normale è stata utilizzata per verificare la correlazione con il ventricolo destro in questi pazienti (Fig. 15.2). La durata massima del QRS di 180 ms o più è un ottimo marker di tachicardia sostenuta e spiega la morte improvvisa di pazienti adulti precedentemente sottoposti a riparazione di una tetralogia di Fallot.
- *Morte improvvisa:* l'incidenza di morte improvvisa di probabile natura aritmica in un follow-up tardivo varia dallo 0,5% al 6% oltre i trent'anni e rappresenta da un terzo a metà dei decessi successivi.

Esame fisico

- *Soggetto sottoposto a chirurgia riparativa*: itto puntale destro in seguito a dilatazione ventricolare destra, un primo tono normale con un secondo tono più flebile e ritardato con soffio diastolico a bassa intensità e una insufficienza polmonare ben auscultabile a livello della linea margino-sternale sinistra. Un soffio eiettivo sistolico da ostruzione dell'efflusso ventricolare destro associato a un soffio diastolico di alta intensità da insufficienza valvolare aortica può essere ben auscultabile; lo stesso dicasi di un soffio olosistolico da DIV residuo per imperfetta aderenza del patch.

Indagini strumentali utili

- **ECG**: un blocco di branca destro completo successivo alla riparazione chirurgica è la norma, specialmente se associato a una precedente ventricolotomia. Il QRS ampio riflette il grado di dilatazione ventricolare destra e rappresenta una sorta di marker prognostico per le tachicardie ventricolari sostenute e morte improvvisa (in particolare se supera i 180 ms).
- **Radiografia del torace:** successivamente alla chirurgia è possibile rilevare una cardiomegalia per dilatazione del ventricolo destro. Si può vedere una dilatazione dell'aorta ascendente.
- **Ecocardiografia**: in seguito a riparazione bisogna determinare la stenosi polmonare residua e l'insufficienza, il difetto ventricolare residuo, le dimensioni e la funzione del ventricolo destro e sinistro, il diametro della radice aortica e il grado di insufficienza valvolare aortica.

Raccomandazioni per il follow-up

Tutti i pazienti con tetralogia di Fallot sottoposti a interventi palliativi o a riparazione completa dovrebbero sottoporsi al controllo almeno una volta l'anno dal proprio cardiologo. Occorre prestare particolare attenzione a:
- grado del reflusso polmonare o della stenosi;
- grado di dilatazione del ventricolo destro e funzione del ventricolo destro preferibilmente misurate dalla risonanza (Fig. 15.3);
- stratificazione del rischio: una tachicardia ventricolare sostenuta con conseguente morte improvvisa.

Raccomandazioni per l'endocardite

Tutti i pazienti con una riparazione per tetralogia di Fallot o in storia naturale dovrebbero assumere una profilassi contro l'endocardite batterica.

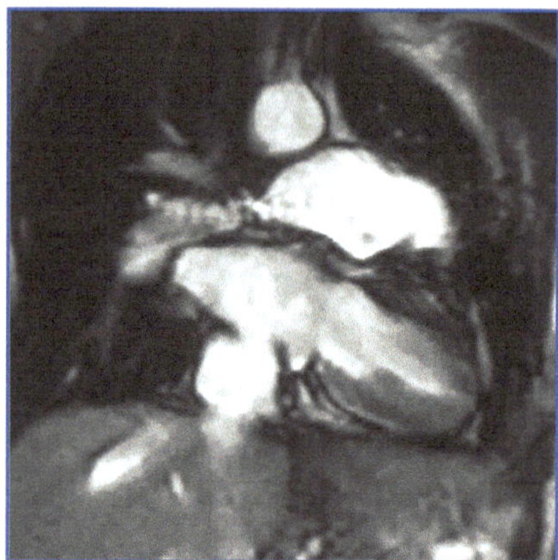

Figura 15.3 Tetralogia di Fallot. Stenosi delle arterie polmonari periferiche dopo riparazione chirurgica di tetralogia di Fallot (risonanza magnetica cardiaca). Paziente con una stenosi moderata-severa all'origine del ramo polmonare destro, visibile nella parte superiore sinistra del riquadro con un flusso turbolento distalmente e un'insufficienza polmonare severa (non visibile). Il paziente è stato indirizzato a un trattamento transcatetere prima di una sostituzione chirurgica della valvola polmonare

Attività fisica

- I pazienti senza significative lesioni emodinamiche residue, con funzione biventricolare conservata, senza dilatazione dell'arco aortico e con un QRS relativamente corto non necessitano di limitazioni dell'attività fisica.
- I pazienti clinicamente stabili con tetralogia di Fallot riparata devono limitare l'attività fisica alla classe 1A.
- I pazienti con un'aritmia potenzialmente fatale non devono praticare alcuna attività fisica.

Gravidanza e contraccezione

- La gravidanza in una paziente non operata è associata a un elevato rischio di complicanze sia per la madre sia per il feto. Tale rischio aumenta se l'ossigenazione a riposo è inferiore all'85%. La caduta delle resistenze periferiche durante la gravidanza e l'ipotensione durante il travaglio e il parto possono aumentare lo shunt destro-sinistro e aggravare una cianosi preesistente.
- Il rischio per le donne sottoposte a correzione dipende fortemente dal loro stato emodinamico. Con un'emodinamica buona il rischio, confrontato con la popolazione in generale, è basso. Nelle pazienti con una significativa ostruzione del flusso destro, un'insufficienza polmonare severa con o senza valvola tricuspide rigurgitante e una disfunzione al ventricolo destro, l'aumento del carico di volume provocato dalla gravidanza può comportare la comparsa di insufficienza del cuore destro e aritmia.

- Tutte le pazienti con tetralogia di Fallot dovrebbero consultare il cardiologo per una valutazione prima del concepimento. Inoltre è necessario verificare l'eventuale delezione del cromosoma 22q11 con ibridazione fluorescente in situ (FISH).

Outcome a lungo termine

- La sopravvivenza complessiva dei pazienti sottoposti a riparazione iniziale è eccellente: la sopravvivenza a 25 anni è superiore al 94%.
- Oltre l'85% dei pazienti sottoposti riparazione intracardiaca è asintomatico durante il follow-up.
- La sostituzione della valvola polmonare per rigurgito polmonare cronico o per ostruzione dell'efflusso ventricolare destro, dopo una prima riparazione intracardiaca, può essere fatta con sicurezza. Il tasso di mortalità è dell'1%.
- La sostituzione della valvola polmonare, se eseguita per una significativa insufficienza della stessa, comporta un netto miglioramento della tolleranza all'esercizio fisico e delle dimensioni del ventricolo destro e della sua funzione.
- Le procedure crioablative per la tachicardia ventricolare associate a un reintervento per una lesione emodinamicamente significativa sembrano determinare una bassa ricorrenza di tachicardia ventricolare.

Elementi clinici chiave

- I pazienti ad alto rischio di tachicardia ventricolare e/o morte improvvisa si riconoscono dalla dilatazione ventricolare destra e da una durata del QRS uguale o superiore a 180 ms.
- Lo sviluppo di aritmie cardiache importanti, generalmente caratterizzate dalla comparsa di flutter e/o fibrillazione o tachicardia ventricolare sostenuta, riflette in genere un deterioramento emodinamico e dovrebbe essere trattato con riparazione chirurgica dei disturbi emodinamici, nonché con intervento ablativo del focus aritmico.
- La sostituzione della valvola polmonare dovrebbe essere eseguita nei pazienti con insufficienza polmonare severa e dilatazione altrettanto importante del ventricolo destro.

Letture consigliate

Gatzoulis MA, Till JA, Somerville J & Redington AN (1995) Mechanoelectrical interaction in tetralogy of Fallot. QRS prolongation relates to right ventricular size and predicts malignant ventricular arrhythmias and sudden death. Circulation, 92, 231-237

Gatzoulis MA, Balaji S, Webber SA et al (2000) Risk factors for arrhythmia and sudden death in repaired tetralogy of Fallot: a multi-centre study. Lancet, 356, 975-981

Ghai A, Silversides C, Harris L, Webb G, Siu Sam & Therrien J (2002) Left ventricular dysfunction is a risk factor for sudden cardiac death in adults late after repair of tetralogy of Fallot. Journal of the American College of Cardiology, 40, 1675-1680

Murphy JG, Gersh BJ, Mair DD et al (1993) Long-term outcome in patients undergoing surgical repair of tetralogy of Fallot. New England Journal of Medicine, 329, 593-599

Nollert G, Fischlein T, Bouterwek S et al (1997) Long-term results of total repair of tetralogy of Fallot in adulthood: 35 years follow-up in 104 patients corrected at the age of 18 or older. Thoracic and Cardiovascular Surgeon, 45, 178-181

Nollert G, Fischlein T, Bouterwek S, Bohmer C, Klinner W & Reichart B (1997) Long-term survival in patients with repair of tetralogy of Fallot: 36-year follow-up of 490 survivors of the first year after surgical repair. Journal of the American College of Cardiology, 30, 1374-1383

Therrien J, Siu S, Harris L et al (2001) Impact of pulmonary valve replacement on arrhythmia propensity late after repair of tetralogy of Fallot. Circulation, 103, 2489-2494

Therrien J, Marx GR & Gatzoulis MA (2002) Late problems in tetralogy of Fallot: recognition, management and prevention. Cardiology Clinics, 20, 395-405

Vliegen HW, van Strated A, de Roos A et al (2003) Magnetic resonance imaging to assess the hemodynamic effects of pulmonary valve replacement in adults late after repair of Tetralogy of Fallot. Circulation, 106, 1703-1707

Capitolo 16

Atresia polmonare con difetto interventricolare

Descrizione della lesione

Una certa percentuale di pazienti (~10%) con tetralogia di Fallot presenta atresia polmonare anziché stenosi polmonare. Oltre al difetto interventricolare (DIV) non restrittivo e alla deviazione antero-superiore del setto infundibolare, c'è assenza di comunicazione diretta tra la cavità ventricolare destra e il tronco polmonare. La mancata comunicazione può essere a livello sottovalvolare/muscolare (più comune) o valvolare. Un'altra caratteristica di questa patologia è la complessa alterazione del letto vascolare polmonare e della sua irrorazione. Questa patologia è stata definita come "atresia polmonare con difetto interventricolare", ma si tratta di un termine ampio che può includere anche la trasposizione delle grosse arterie, la trasposizione congenitamente corretta e la doppia entrata ventricolare. Tali patologie sono però differenti dalla "tetralogia di Fallot con atresia polmonare" e non saranno trattate in questo capitolo.

L'anatomia del letto vascolare polmonare e il flusso polmonare possono essere di tre tipi: una è descritta come circolazione unifocale, due come multifocali (Fig. 16.1). In una circolazione unifocale tutte le arterie intrapolmonari sono connesse a delle arterie polmonari confluenti e non stenotiche la cui fonte di flusso è data da un dotto arterioso pervio (Fig. 16.1b). Quando invece diversi segmenti polmonari sono irrorati da più fonti di flusso si parla di circolazione multifocale. Nel primo tipo le arterie polmonari sono confluenti ma tendenzialmente ipoplasiche, con fonte di flusso da collaterali sistemico-polmonari (Fig. 16.1c). Nell'altro, la fonte di flusso polmonare è data sempre da collaterali sistemico-polmonari (o MAPCAs, *major aorto-pulmonary collateral arteries*), ma le arterie polmonari non sono confluenti (Fig. 16.1d).

Queste collaterali originano generalmente dall'aorta discendente toracica opposta all'origine delle arterie intercostali e si estendono fino al punto di partenza delle arterie intrapolmonari a livello segmentario presso l'ilo polmonare. Nei modelli multifocali, le resistenze vascolari polmonari totali (RVP) sono difficili da quantizzare in quanto spesso ogni segmento polmonare è irrorato da differenti fonti arteriose. La malattia vascolare ostruttiva polmonare può svilupparsi in un singolo segmento polmonare esposto a una pressione sistemica attraverso una collaterale sistemico-polmonare non stenotica. Stenosi naturali delle collaterali, tuttavia, possono

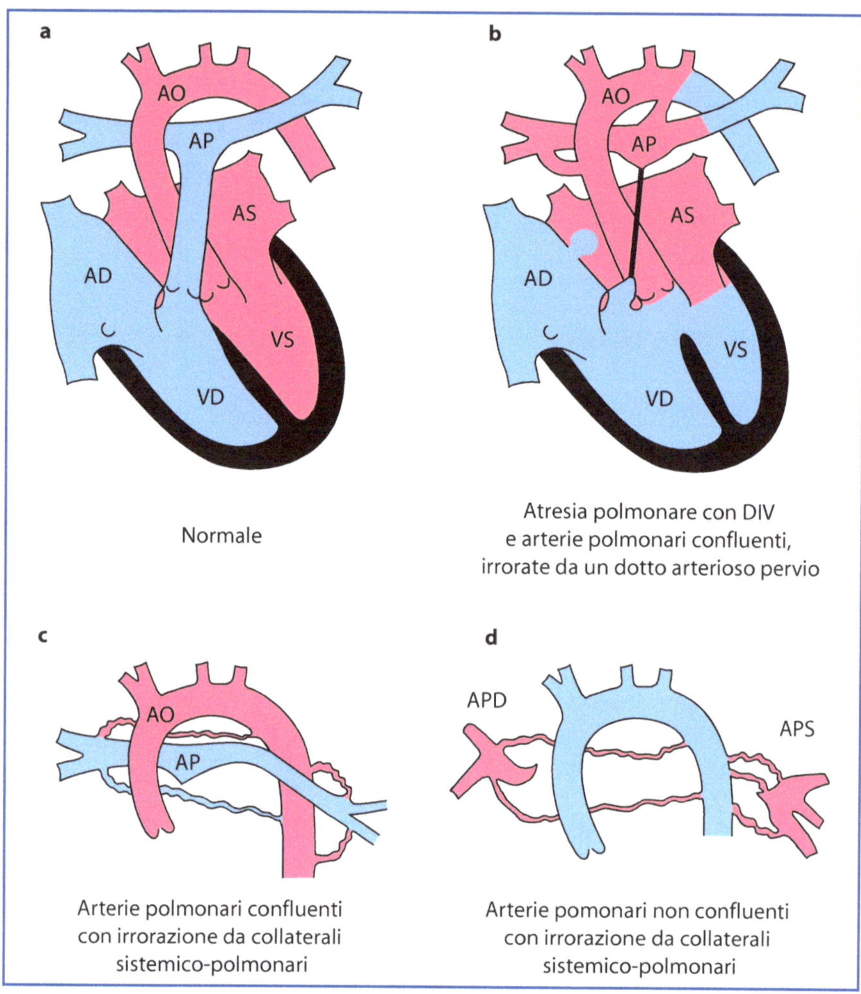

Figura 16.1 I tre modelli di anatomia delle arterie polmonari più comuni in pazienti con tetralogia di Fallot e atresia polmonare. **a** Normale. **b** Circolazione unifocale ove tutte le arterie intrapolmonari sono connesse a delle arterie polmonari non ostruite e confluenti, irrorate da un dotto arterioso. Questo è il modello più frequente (85% dei casi). **c** Circolazione multifocale con arterie polmonari confluenti ma ipoplasiche e irrorate da collaterali sistemico-polmonari. **d** Circolazione multifocale con flusso ematico da collaterali sistemico-polmonari e con arterie polmonari non confluenti. *AO*, aorta; *AP*, arteria polmonare; *AD*, atrio destro; *AS*, atrio sinistro: *VD*, ventricolo destro; *VS*, ventricolo sinistro; *APD*, arteria polmonare destra: *APS*, arteria polmonare sinistra; *DIV*, difetto interventricolare

proteggere i polmoni dalla pressione sistemica e quindi dallo sviluppo di vasculopatie polmonari segmentarie. Tipiche sedi di stenosi sono:

- all'origine della collaterale presso l'aorta (forma più comune);
- a livello dell'anastomosi con l'arteria polmonare;
- a livello arteriolare polmonare.

Incidenza ed eziologia

L'atresia polmonare con DIV rappresenta circa l'1-2% delle cardiopatie congenite. Questa malformazione può essere parte della sindrome 22q11 velo-cardiaca (anomalie del viso e dell'orecchio, palatoschisi, ritardo di sviluppo mentale).

Manifestazioni e decorso in età pediatrica

La diagnosi è formulata nell'infanzia attraverso i sintomi di cianosi, scompenso e dispnea da sforzo. L'ecocardiografia, la risonanza magnetica nucleare e il cateterismo cardiaco confermano la diagnosi. In generale la prognosi non è buona, ma variabile in base alla stabilità e all'adeguatezza del flusso polmonare. Una sopravvivenza prolungata senza chirurgia è rara.

- Se il flusso polmonare è dotto-dipendente, la cianosi e la sintomatologia peggiorano alla chiusura del dotto. L'infusione di prostaglandine E1 mantiene il dotto arterioso pervio fino a quando il cateterismo cardiaco e la chirurgia possono essere effettuate.
- I pazienti con adeguato ma non eccessivo flusso polmonare possono sopravvivere fino all'età adulta senza chirurgia. Questa circolazione bilanciata si sviluppa raramente.
- Più comunemente i pazienti sono stabili ma con una certa inadeguatezza del flusso polmonare. La sopravvivenza a lungo termine di questi pazienti è in relazione alla chirurgia mirata a incrementare il flusso polmonare.

Esame fisico

- *Pazienti non corretti*
  - Cianosi.
  - Assenza di soffio o soffio continuo da dotto arterioso pervio o da flusso attraverso collaterale sistemico-polmonare ai polmoni.
  - Secondo tono singolo.
- *Pazienti corretti*
  - In presenza di un condotto valvolato, presenza di soffio sistolico da eiezione polmonare con o senza soffio da insufficienza.
  - Segni di scompenso cardiaco destro che suggeriscono una ostruzione a livello del condotto o delle arterie polmonari.
  - Insufficienza aortica (secondaria alla dilatazione dell'anello aortico).

Indagini strumentali utili

- **ECG:** dilatazione atriale destra e ipertrofia ventricolare destra.
- **Radiografia del torace**: silhouette cardiaca a zoccolo e solitamente ridotta vascolarità polmonare.

- **Ecocardiografia:** simile alla tetralogia di Fallot ma con assenza di flusso diretto fra ventricolo destro (VD) e arteria polmonare (AP). Valutare la funzione del condotto (in pazienti operati), la funzione del VD, la dilatazione dell'anello aortico e l'eventuale presenza di insufficienza aortica.
- **Cateterismo cardiaco, risonanza magnetica o TAC:** per determinare le dimensioni e la confluenza delle arterie polmonari, la fonte del flusso polmonare e le resistenze vascolari polmonari.

Gestione chirurgica

I pazienti sottoposti a procedure chirurgiche palliative e i pazienti non operati possono essere trattati in maniera conservativa se stabili. Se la sintomatologia peggiora, la chirurgia riparativa può essere presa in considerazione a patto che non sia presente malattia vascolare polmonare irreversibile e che l'anatomia polmonare si presenti favorevole.

Gli obiettivi della chirurgia riparativa sono: chiudere il DIV e ricostruire il tratto di uscita del VD e l'anatomia polmonare. Il raggiungimento di tali obiettivi dipende dall'anatomia.

- L'obiettivo è facilmente raggiungibile quando le dimensioni delle arterie polmonari sono adeguate (≥50% rispetto alla norma) e l'architettura polmonare è preservata (circolazione unifocale). L'approccio chirurgico è la chiusura del DIV e il ripristino di una continuità tra il VD e l'AP con un patch o con un condotto valvolato (homo- o heterograft).
- In presenza di collaterali o arterie polmonari ipoplasiche la correzione durante un unico intervento chirurgico non è possibile. Una o più procedure chirurgiche palliative vengono eseguite al fine di stimolare la crescita delle arterie polmonari. Sono possibili tre opzioni.
  - Uno shunt sistemico-polmonare (es.: shunt di Blalock-Taussig).
  - Ricostruzione del tratto di efflusso del ventricolo destro lasciando il DIV aperto o quantomeno fenestrato per stimolare una crescita più uniforme delle arterie polmonari.
  - Uno shunt centrale tra l'aorta ascendente e l'arteria polmonare. Questo shunt deve essere della misura corretta per stimolare la crescita polmonare senza sottoporre i polmoni a un eccessivo flusso ematico.

Una volta che le arterie polmonari hanno raggiunto dimensioni accettabili e il flusso polmonare è adeguato, può essere presa in considerazione la correzione completa. Questa comprende la chiusura del DIV e la ricostruzione del tratto di efflusso del VD. La correzione non può essere eseguita se le resistenze vascolari polmonari e la pressione sistolica del VD rimangono significativamente elevate.

- Il gruppo di pazienti più difficile da sottoporre a correzione si presenta con arterie polmonari piccole e non confluenti, con svariate collaterali sistemico-polmonari che irrorano differenti regioni dei polmoni. Un possibile approccio a questa complessa anatomia è dato da:
  - ottenimento del massimo numero di segmenti polmonari perfusi da una arteria polmonare centrale creata chirurgicamente connettendo le collaterali a un'unica fonte di flusso polmonare (unifocalizzazione) che, a sua volta, può richiedere

o meno l'inserimento di uno shunt sistemico-polmonare. Questo approccio può rendere necessari svariati interventi chirurgici;
- in seguito queste neo-arterie polmonari verranno connesse al VD attraverso un condotto e il DIV verrà chiuso.

Le procedure di emodinamica interventistica includono l'occlusione, la dilatazione e lo stent di arterie polmonari e/o di collaterali. La valvuloplastica con palloncino per stenosi del condotto o della sua valvola è generalmente inefficace.

Circa il 25-50% dei pazienti è adatto a questo approccio chirurgico riparativo. Gli altri non necessitano di procedure chirurgiche oppure, in proporzione limitata, si possono considerare candidati per un trapianto cuore-polmone, anche se i risultati di tale procedura sono generalmente scarsi.

Reinterventi

Le sequele a lungo termine variano in funzione del tipo di chirurgia palliativa o correttiva. Generalmente il 10-15% dei pazienti necessita di un reintervento nei primi venti anni. La sostituzione di un condotto polmonare è l'evento più frequente (la libertà dal reintervento per questi pazienti è del 55% a 10 anni e del 32% a 20 anni). Il reintervento potrebbe rendersi necessario per:

- *Revisione del tratto di efflusso del VD*
  - Stenosi infundibolare residua: resezione aggiuntiva o posizionamento di un nuovo condotto tra il VD e l'AP quando la pressione sistolica nel VD è >75% della pressione sistemica, specialmente in presenza di disfunzione del VD.
  - Sostituzione di un condotto valvolato in presenza di ostruzione o insufficienza della valvola con progressiva dilatazione delle sezioni destre del cuore.
  - Meno frequentemente aneurisma del tratto di efflusso del VD.
- *Sostituzione della valvola aortica* per insufficienza aortica: un'insufficienza aortica progressiva può svilupparsi con maggiore frequenza nella tetralogia di Fallot con atresia polmonare più che nella tetralogia di Fallot con stenosi polmonare.
- *Plastica della valvola tricuspide* per insufficienza dovuta alla progressiva dilatazione delle sezioni destre del cuore. Ciò è generalmente associato a ostruzione significativa del tratto di efflusso del VD o alla sua disfunzione.
- *DIV residuo* se causa di concomitante sovraccarico di volume delle sezioni sinistre del cuore.
- *Aritmie atriali refrattarie* che possono richiedere ablazione chirurgica con radiofrequenza o procedura MAZE. Generalmente la chirurgia delle aritmie viene eseguita quando c'è indicazione elettiva al reintervento.

Complicanze tardive

Le cause di morte in questa tipologia di pazienti sono prevalentemente cardiache e includono:

- chirurgia cardiaca (43%);
- aritmie;
- chirurgia non cardiaca;
- scompenso cardiaco cronico (flusso polmonare eccessivo, aumentate resistenze vascolari polmonari, disfunzione del VD, insufficienza aortica);
- emottisi;
- morte improvvisa;
- endocarditi;
- aumento della cianosi (riduzione del flusso polmonare da stenosi delle collaterali, stenosi dell'AP, o aumento delle resistenze vascolari polmonari).

È interessante notare come la chirurgia cardiaca sia la prima causa di sopravvivenza e miglioramento della cianosi in questi pazienti ma al tempo stesso la prima causa di mortalità.

Nonostante la presenza di forme molto complesse con anomale fonti di flusso polmonare, se i presupposti emodinamici sono favorevoli (DIV chiuso, corretta ricostruzione del tratto di efflusso del ventricolo destro e resistenze vascolari polmonari vicine alla norma) la sopravvivenza dei pazienti sottoposti a chirurgia correttiva è in genere simile a quella della tetralogia di Fallot.

La sopravvivenza scende a livelli molto più bassi per le forme più complesse e per le forme con risultati chirurgici non ottimali (sopravvivenza del 61% a 20 anni per pazienti sottoposti a procedure palliative). Il trapianto cuore-polmone può essere considerato una opzione quando le altre opzioni chirurgiche falliscono, ma occorre ricordare che questa procedura è estremamente difficile dal punto di vista tecnico in presenza di numerose collaterali sistemico-polmonari.

Raccomandazioni per il follow-up

I pazienti con tetralogia di Fallot e atresia polmonare dovrebbero essere seguiti con regolarità da cardiologi esperti in cardiopatie congenite dell'adulto. Eventuali variazioni della sintomatologia con dispnea, aumento della cianosi, variazioni all'auscultazione, scompenso cardiaco o aritmie necessitano di particolare attenzione.

Raccomandazioni per l'endocardite

La profilassi dell'endocardite è raccomandata in tutti questi pazienti lungo tutta la vita.

Attività fisica

Nei pazienti con eccellente emodinamica persiste un certo grado di limitazione delle capacità fisiche. I pazienti con una emodinamica non ottimale sono soggetti a limitazioni fisiche importanti. Per questi ultimi sono sconsigliate attività fisiche “estreme” e competitive.

Gravidanza

Il rischio in gravidanza è basso per pazienti sottoposte a chirurgia, con buona emodinamica e assenza di aritmie. Il rischio aumenta in presenza di ipossiemia (saturazione di ossigeno <85%), ipertensione polmonare, disfunzione ventricolare, segni di scompenso cardiaco e aritmie. Le pazienti con sindrome di DiGeorge dovrebbero essere sistematicamente controllate prima di una gravidanza.

Elementi clinici chiave

- Nonostante l'atresia della polmonare con DIV assomigli per molti aspetti alla tetralogia di Fallot, la complessità delle anomalie delle arterie polmonari e del flusso polmonare la rendono una malformazione molto più complessa da gestire.
- La sopravvivenza è scarsa senza intervento chirurgico.
- La gestione chirurgica varia in funzione della complessità della circolazione polmonare. Può limitarsi al semplice impianto di un condotto tra VD e AP o può richiedere svariate procedure chirurgiche per connettere differenti segmenti polmonari a un'unica fonte di flusso arterioso (unifocalizzazione) prima dell'impianto di un condotto tra il VD e l'AP.
- I condotti tra VD e AP dovranno essere sostituiti.
- La mortalità e la morbilità sono in relazione a:
  - complessità anatomica;
  - completezza nella correzione;
  - funzionalità del ventricolo destro.

Letture consigliate

Bull K, Somerville J, Ty E & Spiegelhalter D (1995) Presentation and attrition in complex pulmonary atresia. Journal of the American College of Cardiology, 25, 491-499

Cho JM, Puga FJ, Danielson GK et al (2002) Early and long-term results of the surgical treatment of tetralogy of Fallot with pulmonary atresia, with or without major aortopulmonary collateral arteries. Journal of Thoracic and Cardiovascular Surgery, 124, 70-81

Clarke DR & Bishop DA (1995) Ten year experience with pulmonary allografts in children. Journal of Heart Valve Disease, 4, 384-391

Dearani JA, Danielson GK, Puga FJ et al (2003) Late follow-up of 1095 patients undergoing operation for complex congenital heart disease utilizing pulmonary ventricle to pulmonary artery conduits. Annals of Thoracic Surgery, 74, 399-411

Leonard H, Derrick G, O'Sullivan J & Wren C (2000) Natural and unnatural history of pulmonary atresia. Heart, 84, 499-503

Murthy KS, Rao SG, Naik SK, Coelho R, Krishnan US & Cherian KM (1999) Evolving surgical management for ventricular septal defect, pulmonary atresia, and major aortopulmonary collateral arteries. Annals of Thoracic Surgery, 67, 760-764

Reddy VM, McElhinney DB, Amin Z et al (2000) Early and intermediate outcomes after repair of pulmonary atresia with ventricular septal defect and major aortopulmonary arterial collateral arteries. Circulation, 101, 126-137

Capitolo 17

Anomalia di Ebstein della valvola tricuspide

Descrizione della lesione

L'anomalia di Ebstein comprende un ampio spettro di alterazioni funzionali e anatomiche della valvola tricuspide (VT) con alcune caratteristiche comuni (Fig. 17.1).

- Dislocazione apicale dei lembi settali e postero-laterali della valvola tricuspide al di sotto della giunzione atrioventricolare all'interno del ventricolo destro.
- Conseguente atrializzazione di una porzione variabile di ventricolo destro e successiva riduzione funzionale del ventricolo destro.
- Grado variabile di insufficienza della valvola tricuspide (occasionalmente la valvola tricuspide è stenotica).
- Dilatazione dell'atrio destro.
- Presenza nel 50% circa dei pazienti di uno shunt a livello atriale sia esso in forma di forame ovale (PFO) o di difetto interatriale (DIA) tipo *ostium secundum*.
- Presenza di una o più vie di conduzione accessoria con conseguente incremento del rischio di tachicardie atriali nel 25% circa dei casi.

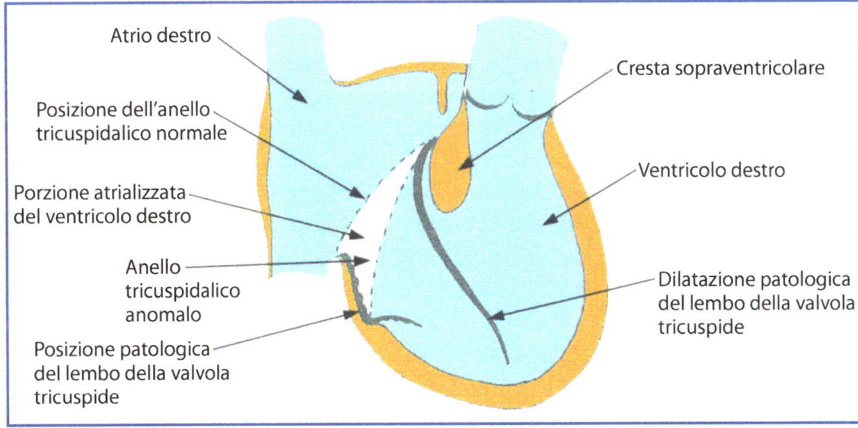

Figura 17.1 Anomalia di Ebstein della valvola tricuspide. Notare la porzione atrializzata del ventricolo destro (piccola in questo caso) causata dalla dislocazione della valvola tricuspide verso l'apice del ventricolo destro

Manifestazioni e decorso in età pediatrica

La presentazione e la storia naturale dei pazienti con anomalia di Ebstein dipendono dalla severità dell'anomalia. I feti con forme estreme di anomalia di Ebstein muoiono in utero per idrope fetale. I bambini con forme severe di anomalia di Ebstein presenteranno durante l'infanzia segni di scompenso cardiocongestizio. Le forme moderate di anomalia di Ebstein si manifesteranno nell'adolescenza con dispnea e/o palpitazioni. Gli adulti con anomalia di Ebstein possono rimanere asintomatici lungo il corso della loro vita oppure sviluppare ridotte capacità funzionali, palpitazioni, cianosi o emboli paradossi da shunt destro-sinistro a livello atriale.

Esame fisico

- Pressione venosa giugulare non particolarmente elevata a causa della presenza di atrio destro dilatato e cedevole e della porzione atrializzata del ventricolo destro.
- Sdoppiamento marcato del primo tono.
- Sdoppiamento marcato del secondo tono a causa del blocco di branca destro.
- Terzo tono cardiaco auscultabile a destra.
- Soffio olosistolico che aumenta in fase inspiratoria per l'insufficienza tricuspidalica, auscultabile con maggiore chiarezza in basso, a sinistra del margine sternale.
- Presenza o meno di cianosi da shunt destro-sinistro a livello interatriale.

Indagini strumentali utili

- **ECG:** nella anomalia di Ebstein l'ECG è estremamente variabile (Fig. 17.2). Tipici sono i bassi voltaggi. Un'onda P appuntita nelle derivazioni II e V_1 riflette la dilatazione dell'atrio destro. L'intervallo PR è normalmente allungato ma possono essere presenti un intervallo PR più corto e un'onda delta da precoce attivazione attraverso via accessoria. Un modello RsR dato da un ritardo della conduzione ventricolare destra è tipicamente osservabile nella derivazione V_1. Nei pazienti adulti possono essere presenti flutter e fibrillazione atriale.
- **Radiografia del torace:** presenza di una silhouette cardiaca a "bottiglia d'acqua" nella radiografia del torace per la presenza di una convessità verso destra data dall'atrio destro dilatato e dalla porzione atrializzata del ventricolo destro, associata a una convessità verso sinistra data dalla presenza di un infundibulo cardiaco dilatato (Fig. 17.3). Di regola, cardiomegalia di grado variabile. L'aorta e il tronco polmonare non sono particolarmente marcati. La vascolarizzazione polmonare è normale o ridotta.
- **Ecocardiografia:** la diagnosi di anomalia di Ebstein viene normalmente ottenuta con l'ecocardiografia. Lo spiazzamento apicale del lembo settale della valvola tricuspide di 8 mm/m^2 o più in concomitanza con un lembo anteriore dilatato a forma di vela conferma la diagnosi.

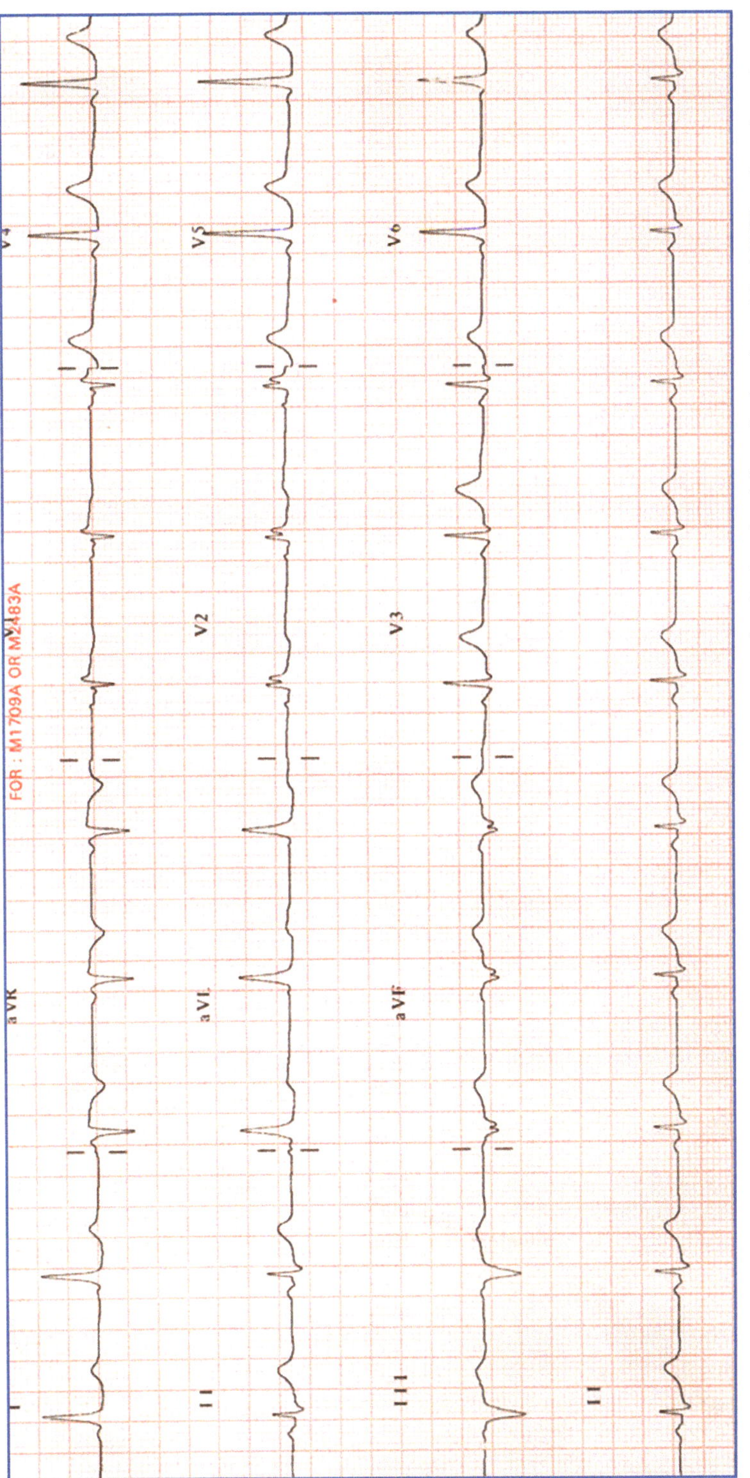

Figura 17.2 Elettrocardiogramma (ECG) a 12 derivazioni di un paziente con anomalia di Ebstein della valvola tricuspide. L'ECG può variare da normale (raro) a grossolanamente alterato. Caratteristiche tipiche sono i QRS a basso voltaggio, il blocco di branca destro e/o la deviazione assiale sinistra (tutti presenti in questo caso) e un'anomalia dell'asse e della configurazione dell'onda P. Intervallo PR accorciato e presenza di onda delta (non presente qui) suggeriscono la presenza di una sindrome di Wolf-Parkinson-White

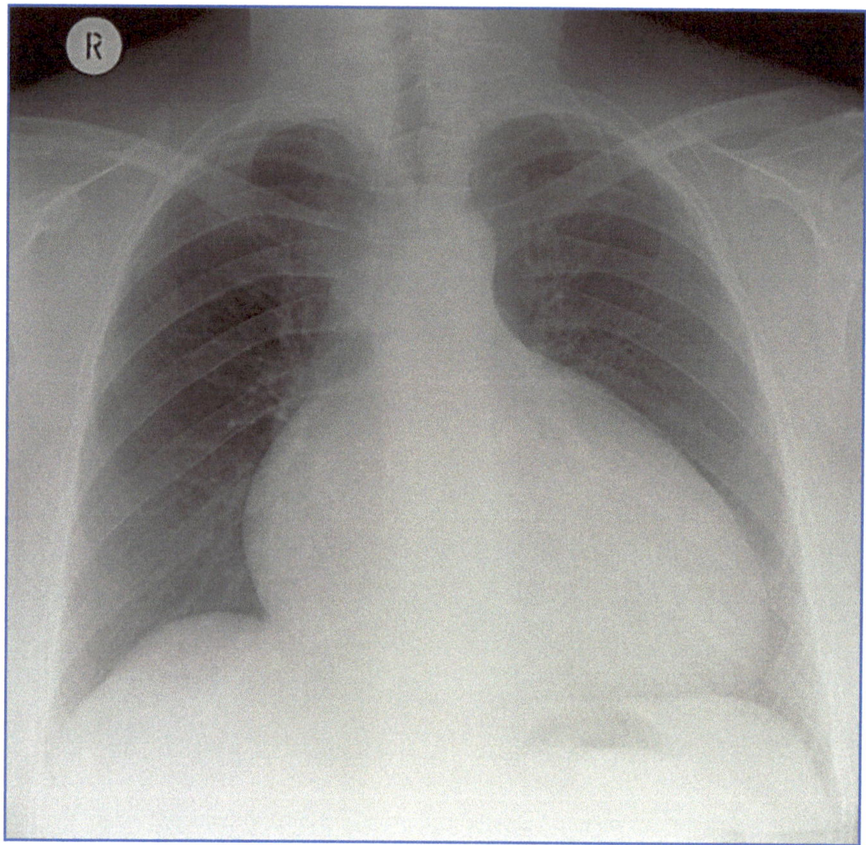

Figura 17.3 Cardiomegalia in paziente con anomalia di Ebstein della valvola tricuspide. La cardiomegalia può variare da minima a estrema (cuore "parete-parete" causa di morte del feto o severa cianosi neonatale per ipoplasia polmonare secondaria ad atriomegalia destra). Altre caratteristiche dell'anomalia di Ebstein possono essere una vascolarizzazione polmonare normale o ridotta come in questo caso, con un peduncolo ristretto (per piccolo tronco polmonare e aorta ascendente, secondario a una ridotta gittata cardiaca)

Gestione chirurgica

L'indicazione chirurgica si ha per:

- peggioramento delle capacità funzionali (NYHA maggiore o uguale a classe III);
- cianosi progressiva;
- scompenso cardiaco destro;
- episodi di embolia paradossa;
- ricorrenti episodi di aritmia sopraventricolare non controllabili con terapia medica o con ablazioni;
- incremento della cardiomegalia (indice cardiotoracico >65%).

La chirurgia può includere:

- riparazione della valvola tricuspide;
- qualora la valvola tricuspide non possa essere riparata, sostituzione della stessa;
- plicatura della porzione atrializzata del ventricolo destro per ridurre il rischio di aritmie atriali;
- per i pazienti ad alto rischio, può essere praticata una anastomosi cavo-polmonare bidirezionale per ridurre il precarico ventricolare destro (Glenn bidirezionale);
- crioablazione delle vie accessorie di conduzione, se presenti, durante l'intervento chirurgico;
- chiusura di PFO o DIA se presenti.

Complicanze tardive

- Un nuovo intervento su una valvola tricuspide riparata può rendersi necessario in presenza di un'importante insufficienza tricuspidalica residua.
- La risostituzione della valvola tricuspide può rendersi necessaria in caso di malfunzionamento di una valvola biologica o trombosi di una valvola meccanica.
- Insorgenza di aritmie tardive.
- Insorgenza di blocco atrioventricolare completo dopo sostituzione della valvola tricuspide.

Raccomandazioni per il follow-up

Tutti i pazienti con anomalia di Ebstein dovrebbero essere seguiti regolarmente, con una frequenza determinata dalla severità dell'anomalia. Una particolare attenzione dovrebbe essere prestata a pazienti con:

- cianosi;
- cardiomegalia progressiva asintomatica;
- peggioramento della funzione del ventricolo destro;
- ricorrenza frequente di aritmie atriali;
- incremento progressivo dell'insufficienza tricuspidalica e/o della stenosi conseguente a sostituzione o plastica della valvola tricuspide.

Raccomandazioni per l'endocardite

- Tutti i pazienti con anomalia di Ebstein in storia naturale o trattata chirurgicamente dovrebbero essere sottoposti a profilassi dell'endocardite batterica durante tutta la loro vita.

Attività fisica

- In assenza di una cardiomegalia severa tutti i pazienti con anomalia di Ebstein stabili dal punto di vista clinico dovrebbero limitare la loro attività fisica alla classe 1A.
- In presenza di cardiomegalia severa o sintomatologia da classe NYHA IV, l'esercizio fisico è controindicato.

Gravidanza

In assenza di cianosi materna, scompenso cardio-congestizio destro o aritmie, la gravidanza è normalmente ben tollerata.

Outcome a lunga scadenza

La prognosi a medio termine è eccellente se è stata eseguita una buona riparazione della valvola tricuspide. In presenza di sostituzione valvolare tricuspide, i risultati possono essere meno soddisfacenti.

Elementi clinici chiave

- La diagnosi di anomalia di Ebstein viene normalmente eseguita tramite ecocardiografia. Lo spiazzamento apicale di 8 mm/m^2 o più del lembo settale della valvola tricuspide conferma la diagnosi.
- L'incremento progressivo della cardiomegalia, anche in assenza di sintomi, pone indicazione al trattamento chirurgico.
- La riparazione della valvola tricuspide, quando possibile, è da preferire alla sostituzione.

Letture consigliate

Celermajer DS, Bull C, Till JA et al (1994) Ebstein's anomaly: presentation and outcome from fetus to adult. Journal of the American College of Cardiology, 23, 170-176

Chauvaud S, Fuzellier JF, Berrebi A et al (1998) Bi-directional cavopulmonary shunt associated with ventriculo and valvuloplasty in Ebstein's anomaly: benefits in high risk patients. European Journal of Cardiothoracic Surgery, 13, 514-519

Danielson GK, Driscoll DJ, Mair DD, Warnes CA & Oliver WC Jr (1992) Operative treatment of Ebstein's anomaly. Journal of Thoracic and Cardiovascular Surgery, 104, 1195-1202

Shiina A, Seward JB, Edwards WD, Hagler DJ & Tajik AJ (1984) Two-dimensional echocardiographic spectrum of Ebstein's anomaly: detailed anatomic assessment. Journal of the American College of Cardiology, 3, 356-370

Shiina A, Seward JB, Tajik AJ, Hagler DJ & Danielson GK (1983) Two-dimensional echocardiographic-surgical correlation in Ebstein's anomaly: preoperative determination of patients requiring tricuspid valve plication vs replacement. Circulation, 68, 534-544

Capitolo 18

Dotto arterioso pervio

Descrizione della lesione

Il dotto arterioso pervio (PDA) consiste nella presenza di una comunicazione che connette la porzione prossimale dell'arteria polmonare sinistra all'aorta discendente toracica, appena distalmente all'origine dell'arteria succlavia di sinistra (Fig. 18.1). Durante la vita fetale il PDA è una struttura vitale per bypassare la circolazione polmonare convogliando il sangue dal ventricolo destro all'aorta discendente toracica. Il PDA fu per la prima volta descritto da Galeno nel 131 d.C.

La forma e la dimensione del dotto arterioso pervio possono variare molto e hanno un impatto sulla fisiopatologia e sulla possibilità della chiusura con cateterismo interventistico. Dal punto di vista clinico il PDA nell'adulto può presentarsi nelle forme seguenti.

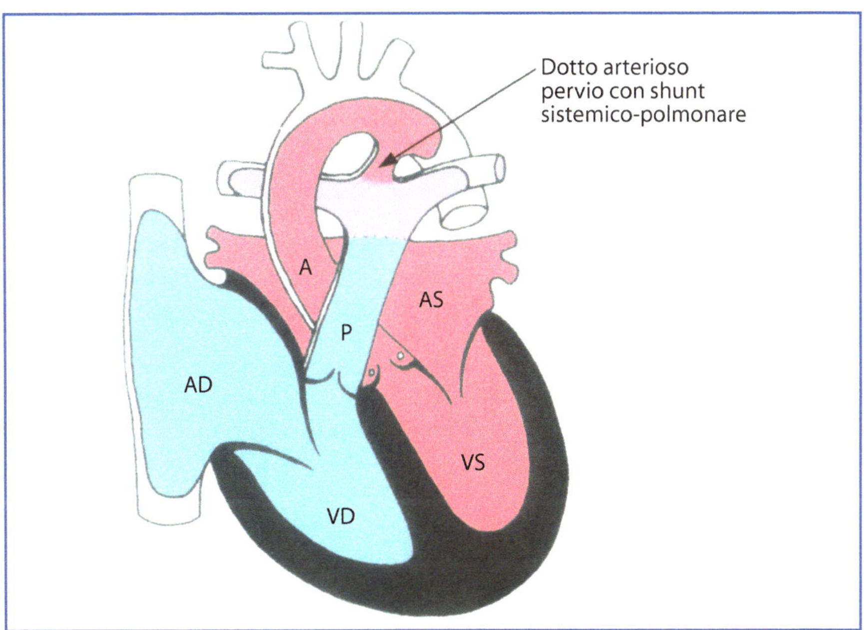

Figura 18.1 Dotto arterioso pervio con shunt sinistro-destro. *AD*, atrio destro; *VD*, ventricolo destro; *AS*, atrio sinistro; *VS*, ventricolo sinistro; *A*, aorta; *P*, arteria polmonare

- *Silente*: piccolo PDA diagnosticato occasionalmente (generalmente attraverso una ecocardiografia); assenza di soffi cardiaci.
- *Piccolo:* presenza di soffio cardiaco lungo eiettivo, o continuo irradiato posteriormente. Piccole modifiche emodinamiche. Normali polsi periferici, normali dimensioni delle sezioni cardiache sinistre senza segni di ipertensione polmonare.
- *Medio:* polsi periferici scoccanti (come nell'insufficienza aortica severa). Soffio continuo facilmente auscultabile. Dilatazione dell'atrio sinistro e del ventricolo sinistro e vari gradi di ipertensione polmonare (normalmente reversibile).
- *Grande:* normalmente negli adulti con fisiologia di Eisenmenger. Segni di ipertensione polmonare. Assenza di soffio continuo. Cianosi differenziale (saturazione della porzione inferiore del corpo, più bassa che al braccio destro) e dita a bacchetta di tamburo.

Anomalie associate

- Nei pazienti pediatrici sono frequenti anomalie associate.
- Coartazione dell'aorta e difetto interventricolare (DIV) sono le forme più frequenti.
- Anello vascolare (normalmente PDA posto a sinistra con arco aortico destro).
- Il PDA è sempre presente alla nascita nei pazienti con cardiopatia congenita associata a ridotto o interrotto flusso polmonare o sistemico (come nei pazienti con atresia polmonare o sindrome del cuore sinistro ipoplasico). La circolazione in queste situazioni è dotto-dipendente, e la pervietà del dotto arterioso è fondamentale per garantire la vita al paziente fino al momento della chirurgia.

Incidenza ed eziologia

- 12%; la terza forma più comune di cardiopatia congenita.
- Lesione frequente nei prematuri (0,8%) e nelle forme materne di rosolia.

Presentazione e decorso in età pediatrica

- La maggior parte dei bambini con PDA è asintomatica.
- I neonati possono presentarsi con scompenso cardiaco quando è presente un grande PDA, causa di iperafflusso polmonare (normalmente dopo la prima settimana di vita, quando le resistenze vascolari polmonari cadono e raggiungono i livelli normali).
- Alcuni neonati possono presentarsi con soffio cardiaco e polsi scoccanti.
- Altri bambini con PDA grande e non restrittivo spesso sviluppano una malattia vascolare polmonare irreversibile (normalmente all'età di 18-24 mesi), che gradualmente limita il flusso polmonare. In queste situazioni un rinforzo della componente polmonare del secondo tono cardiaco è la caratteristica più chiara, con marcata riduzione o scomparsa del soffio sistolico.

Decorso in età adulta

- I pazienti con un piccolo, silente PDA hanno una aspettativa di vita normale.
- Un'aspettativa di vita normale vale anche nei pazienti che sono stati sottoposti a chiusura chirurgica o transcatetere del PDA in periodo neonatale o nella prima infanzia. Particolare attenzione dovrebbe essere data ai pazienti che, al momento della chiusura del PDA, hanno avuto un aumento delle resistenze vascolari polmonari. Questi pazienti possono presentarsi in seguito con sintomi di ipertensione polmonare.
- Anche i pazienti con PDA di dimensioni medie possono presentarsi durante l'età adulta (Fig. 18.2). La manifestazione clinica tardiva può essere un soffio continuo e polsi scoccanti o lo sviluppo di una dilatazione delle sezioni sinistre del cuore e uno shunt sinistro-destro dipendente dal grado di ipertensione polmonare. La maggior parte dei pazienti adulti con un PDA medio diverrà sintomatica con dispnea e/o palpitazioni (fibrillazione atriale secondaria alla dilatazione atriale sinistra prolungata), ma può insorgere anche un franco scompenso cardiaco.
- Un grande PDA è raro nell'età adulta, poiché la maggior parte dei pazienti è stata trattata nel periodo neonatale o nell'infanzia. L'ipertensione polmonare è la regola e può anche non regredire completamente alla chiusura del difetto. La maggior parte dei pazienti con un grande PDA è sintomatica, con dispnea e palpitazioni. L'Eisenmenger da PDA ha la stessa prognosi dell'Eisenmenger per DIV, anche se i sintomi possono essere meno marcati e la tolleranza allo sforzo fisico migliore (*vedi* Capitolo 20).

Esame fisico

- Saturazione dell'ossigeno: dovrebbe essere normale nelle forme di PDA piccolo o moderato. Si rileva cianosi differenziale nelle forme di PDA grande, in presenza di ipertensione polmonare, con la parte inferiore del corpo (dopo il PDA) desaturata con piedi blu e scuri e mani rosa.
- Caratteristiche d'ampiezza dei polsi femorali.
- Polsi scoccanti: suggeriscono un importante run-off aortico con ampio shunt sinistro-destro.
- Ritmo: normalmente sinusale.
- Toni cardiaci: particolarmente presenti a sinistra nelle forme con ampio shunt e dilatazione delle sezioni cardiache sinistre.
- Soffio continuo: tipico del PDA medio e dello shunt sinistro-destro senza ipertensione polmonare.
- Prolungato soffio sistolico: suggestivo per un PDA piccolo.
- Ventricolo destro sollevato: con ipertensione polmonare secondaria a un ampio PDA non restrittivo.
- Soffio cardiaco diastolico: soffio da flusso mitralico all'apice.
- Soffio cardiaco pansistolico: dovuto a un piccolo DIV.

Indagini strumentali utili

- **Radiografia del torace:** spesso normale; può evidenziare cardiomegalia (per PDA medio e grande); possono essere presenti calcificazioni del PDA.
- **ECG:** di regola normale; ipertrofia ventricolare sinistra nei PDA grandi; ipertrofia ventricolare destra in caso di ipertensione polmonare.
- **Ecocardiogramma:** normalmente diagnostico (Fig. 18.2); l'ecocardiografia transesofagea è raramente indicata.
- **Cateterismo cardiaco** (Fig. 18.2): per la chiusura transcatetere delle PDA. Si prenda in considerazione una coronarografia nei pazienti oltre i 40 anni di età.
- Altri test: non indicati.

La *chiusura del PDA negli adulti* dovrebbe essere presa in considerazione nelle seguenti situazioni.
- Presenza di PDA a eccezione di (1) dotti silenti molto piccoli e (2) malattia vascolare polmonare irreversibile.

a

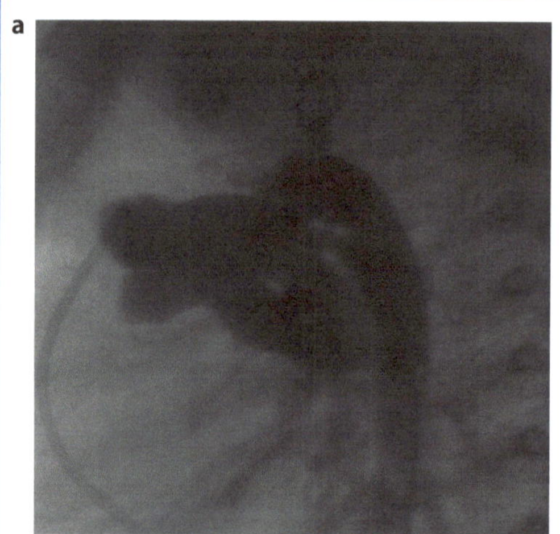

b

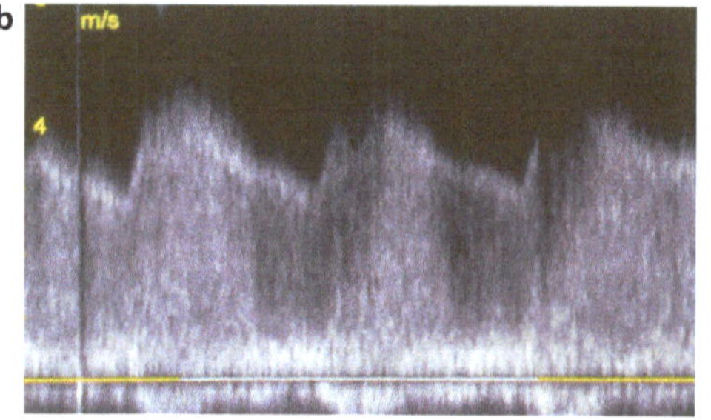

Figura 18.2 Dotto arterioso pervio medio (angiografia ed ecocardiogramma). **a** Aortografia in paziente con dotto arterioso pervio (PDA) restrittivo di misura piccola o media prima della chiusura transcatetere. Il termine restrittivo denota assenza di malattia vascolare polmonare irreversibile. **b** Flusso Doppler continuo nello stesso paziente che evidenzia una elevata velocità, superiore ai 4 m/s sia durante la sistole che la diastole, a indicare una bassa pressione arteriosa polmonare. Le principali indicazioni alla chiusura del PDA in questo paziente sono l'arresto della dilatazione delle sezioni cardiache sinistre dovuta a sovraccarico di volume e l'eliminazione del rischio di endocardite

- Episodio di endocardite, indipendentemente dalle dimensioni del PDA.
- *La chiusura dei PDA molto piccoli e non auscultabili rimane controversa e non dovrebbe essere eseguita di routine,* nonostante la semplicità dell'intervento transcatetere e dato il rischio di endocardite estremamente basso.
- Se l'ipertensione polmonare è presente (pressione polmonare arteriosa superiore ai 2/3 della pressione arteriosa sistemica o resistenze polmonari arteriolari superiori ai 2/3 delle resistenze arteriolari sistemiche), *ci deve essere un netto shunt sinistro-destro di 1,5:1 o più, o un'evidente reattività polmonare con* studi di reversibilità, *o in casi particolarmente selezionati, una biopsia polmonare con netta evidenza che le modificazioni arteriolari polmonari sono ancora potenzialmente reversibili.*

Gestione chirurgica o transcatetere

- Al giorno d'oggi la chiusura con dispositivo è il metodo di scelta per la stragrande maggioranza dei PDA e nella stragrande maggioranza dei centri. Se possibile la si dovrebbe pianificare in concomitanza con il cateterismo diagnostico. Una ecocardiografia transtoracica pre-intervento normalmente fornisce informazioni indirette sull'entità dello shunt sinistro-destro e sulla pressione polmonare.
- La presenza di calcificazioni del dotto aumenta il rischio chirurgico, in favore della chiusura transcatetere. Qualora la chiusura chirurgica dovesse essere eseguita, indipendentemente dalle motivazioni, i pazienti dovranno essere sottoposti alla divisione del dotto, spesso in bypass cardio-polmonare, in quanto normalmente la legatura del PDA è inefficace.
- La chiusura chirurgica del PDA dovrebbe essere riservata ai pazienti con un dotto troppo grande per la chiusura transcatetere. Assai raramente, l'anatomia del dotto può essere così alterata (aneurisma del dotto o dotto post-endocardite) da rendere impossibile la chiusura transcatetere.

Gestione medica

- Consiste prevalentemente nel trattamento delle complicazioni associate al sovraccarico di volume delle sezioni sinistre quali tachiaritmia atriale e, occasionalmente, ipertensione polmonare (*vedi* Capitolo 20 per il trattamento dei pazienti con fisiologia di Eisenmenger).

Outcome a lungo termine

Chiusura transcatetere

- Nella maggior parte dei casi si ottengono ottimi risultati usando differenti dispositivi (Fig. 18.3).

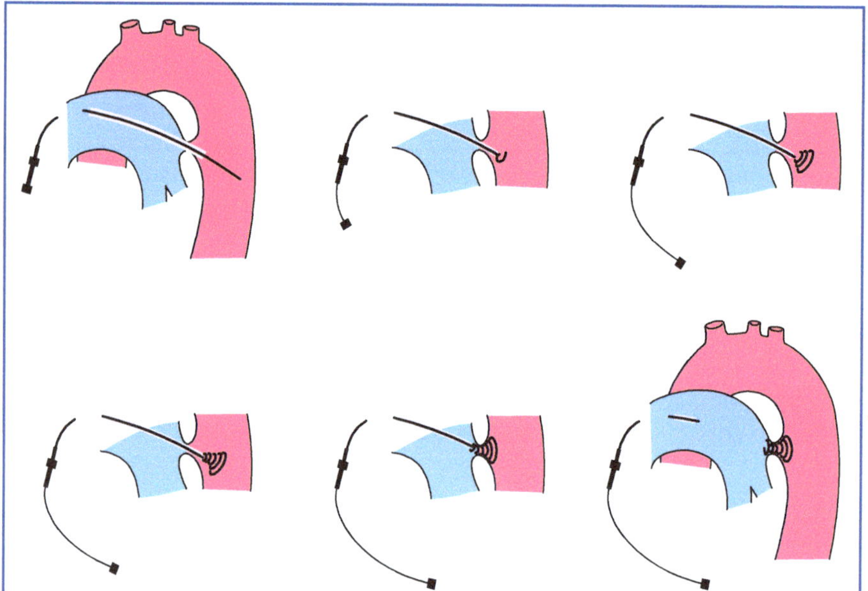

Figura 18.3 Chiusura transcatetere con coil di un piccolo dotto arterioso pervio (PDA). Approccio transvenoso. Si noti il sistema di rilascio attraverso l'arteria polmonare, attraverso il PDA all'interno dell'aorta discendente toracica (*in alto a sinistra*), la porzione distale del coil viene rilasciata all'interno dell'aorta (*in alto al centro e a destra*), il coil e il sistema di rilascio vengono tirati indietro all'interno del PDA (*in basso a sinistra e nel mezzo*) infine la porzione prossimale del coil viene rilasciata e il sistema di rilascio viene rimosso (*in basso al centro e a destra*)

- Più dell'85% dei dotti è chiuso completamente a un anno dall'impianto.
- L'embolizzazione del dispositivo (normalmente nell'arteria polmonare sinistra) può verificarsi ma è rara, e normalmente il dispositivo può essere recuperato per via percutanea.
- In un piccolo gruppo di pazienti possono rendersi necessari un secondo o eventualmente un terzo dispositivo per la chiusura completa. Tale operazione viene generalmente posposta da un minimo di sei mesi a un anno dal primo intervento per dare tempo alla potenziale chiusura spontanea.
- La ricanalizzazione è rara, ma può avvenire.

Chiusura chirurgica

- Più del 95% dei dotti può essere chiuso chirurgicamente. La ricanalizzazione è rara, ma nota.
- Le complicanze post-operatorie possono includere una lesione ricorrente del nervo laringeo o del nervo frenico e una lesione del dotto toracico.

Raccomandazioni per il follow-up

- I pazienti sottoposti a chiusura chirurgica del PDA possono beneficiare di valutazioni cardiologiche periodiche non frequenti, poiché può avvenire la ricanalizzazione, o possono persistere o svilupparsi problemi residui (ipertensione polmonare, disfunzione ventricolare sinistra, fibrillazione atriale).
- I pazienti sottoposti a chiusura del PDA con dispositivo devono ugualmente essere seguiti con follow-up, in quanto i risultati a lungo termine di tale procedura non sono ancora conosciuti.

Raccomandazioni per l'endocardite

- La profilassi dell'endocardite batterica è suggerita per sei mesi dopo la chiusura del PDA sia chirurgica che transcatetere, e per il resto della vita se persistono difetti residui.
- Pazienti con un PDA silente piccolo non richiedono controlli di follow-up o profilassi dell'endocardite.

Attività fisica

- I pazienti con un PDA e uno shunt sinistro-destro in generale non richiedono alcuna restrizione dell'attività fisica.
- Per i pazienti con ipertensione polmonare si rimanda al Capitolo 22, e al Capitolo 20 per la trattazione del complesso di Eisenmenger.

Gravidanza

La gravidanza è ben tollerata nelle donne con PDA e shunt sinistro-destro.

- Nelle pazienti con shunt moderato e dilatazione delle sezioni sinistre antecedenti alla gravidanza può insorgere uno scompenso cardiocongestizio. Queste pazienti necessitano di un supporto cardiologico e di uno specialista ostetrico durante la gravidanza e il parto.
- Le pazienti con un PDA clinicamente evidente dovrebbero essere considerate per la profilassi dell'endocardite batterica al momento del parto.
- La gravidanza è controindicata nelle pazienti con ampio PDA e sindrome di Eisenmenger a causa dell'alta mortalità fetale e materna.

Complicanze tardive

- Endocardite: rara.
- Aneurisma del PDA: comune nell'infanzia o dopo endocardite; altrimenti rara.
- Calcificazione del PDA: comune nei pazienti più anziani.

- Aritmia atriale: complicanza tardiva nei casi di PDA medio.
- Disfunzione ventricolare: complicanza tardiva (*vedi sopra*).
- Ipertensione polmonare progressiva: dipende dalle dimensioni del PDA e dal grado di shunt sinistro-destro. Insorge precocemente (entro i primi 1 o 2 anni di vita) sfociando in malattia vascolare polmonare irreversibile nei pazienti con dotto molto ampio e flusso non restrittivo. Col tempo i pazienti sviluppano fisiologia di Eisenmenger, con cianosi differenziale (nella parte inferiore del corpo).

Elementi clinici chiave

- I dotti ampi necessitano di una chiusura precoce al fine di evitare l'ipertensione polmonare.
- I dotti di medie dimensioni con dilatazione delle sezioni sinistre del cuore dovrebbero essere chiusi elettivamente per motivi prognostici (*vedi* il testo).
- I dotti piccoli e silenti dal punto di vista clinico non necessitano di intervento o di specifiche precauzioni.
- La chiusura transcatetere è il trattamento di scelta nella maggior parte dei pazienti con PDA in età adulta.
- Le prospettive di vita e normale sopravvivenza nei pazienti sottoposti a chiusura di PDA e in assenza di ipertensione polmonare residua sono eccellenti.
- Il follow-up è necessario per i pazienti con comunicazioni residue a livello del dotto (e profilassi dell'endocardite batterica) e nei pazienti con ipertensione polmonare.

Letture consigliate

Campbell M (1968) Natural history of persistent ductus arteriosus. British Heart Journal, 30, 4

Cheung Y, Leung MP & Chau K (2001) Transcatheter closure of persistent arterial ducts with different types of coils. American Heart Journal, 141(1), 87-91

Faella HJ & Hijazi ZM (2000) Closure of the patent ductus arteriosus with the Amplatzer PDA device: immediate results of the international clinical trial. Catheterization and Cardiovascular Interventions, 51(1), 50-54

Mavroudis C, Backer CL & Gevitz M (1994) Forty-six years of patent ductus arteriosus division at Children's Memorial Hospital of Chicago. Standards for comparison. Annals of Surgery, 220(3), 402-409

Therrien J, Connelly MS & Webb GD (1999) Patent ductus arteriosus. Current Treatment Options in Cardiovascular Medicine, 4, 341-346

Capitolo 19

Sindrome di Marfan

Incidenza ed eziologia

La sindrome di Marfan è una malattia genetica caratterizzata da un'anomalia dell'elastina. È conosciuta come una malattia autosomica dominante, a penetranza variabile. L'anomalia patologica è data da una frammentazione del tessuto elastico della tonaca media dell'aorta. La combinazione di un'elevata quantità di tessuto elastico nell'aorta ascendente con la risposta allo stress all'eiezione ematica è probabilmente la causa della graduale, ma progressiva, dilatazione aortica.

L'incidenza è stimata in un caso ogni 10000 individui. Si verificano mutazioni spontanee nel 20-30% dei casi.

La fibrillina 1 è la prima componente glucoproteica dell'elastina. Alla sindrome di Marfan sono associate alterazioni del gene della fibrillina sul cromosoma 15. I difetti tuttavia sono unici per ciascuna famiglia, o per singolo caso. Sono state individuate oltre 200 mutazioni, pertanto l'uso di marker genetici risulta improponibile dal punto di vista diagnostico. Inoltre si crea ulteriore confusione, poiché nei pazienti con sindrome di Marfan non sempre viene accertata una mutazione, viceversa la si ritrova in individui che non rientrano nei criteri diagnostici della sindrome di Marfan.

Descrizione della lesione

Le alterazioni più tipiche sono la dilatazione dell'anello aortico e la dissezione dell'aorta ascendente. Altre possibili alterazioni comprendono il prolasso della valvola mitrale, la calcificazione dell'anello mitralico e la dilatazione dell'arteria polmonare principale. Mentre il prolasso della valvola mitrale è comune (70-90% dei pazienti), l'insufficienza severa della valvola mitralica è relativamente poco frequente.

L'associazione di malformazioni dell'occhio e dello scheletro è importante nella definizione diagnostica della sindrome di Marfan. Ectopia oculare, sublussazione del cristallino, miopia e distacco della retina (raro) si manifestano precocemente e tendono a rimanere stabili.

Le anomalie del sistema muscolo-scheletrico tendono a essere più evidenti e spesso rappresentano i primi segni chiaramente ascrivibili alla sindrome di Marfan. Sono tipici la dolicostenomegalia (arti lunghi e sottili), l'aracnodattilia (dita lunghe e sottili), la porzione superiore del corpo meno sviluppata rispetto alla porzione inferiore, l'apertura delle braccia maggiore dell'altezza, i segni del pollice e del polso positivi, la scoliosi, la deformità della parete toracica (*pectus escavatum* o *carenatum*), la lassità delle articolazioni.

Altre alterazioni, meno specifiche, includono le tipiche strie cutanee ai pettorali, al deltoide, alla schiena, alla coscia, pneumatorace spontaneo (11%) ed ectasia durale (allargamento del canale spinale lombosacrale).

Poiché non esistono specifici esami di laboratorio o test diagnostici per diagnosticare la sindrome di Marfan, sono stati stabiliti criteri principali e secondari in un'ultima revisione del 1996 (criteri diagnostici di Ghent, Tabella 19.1). I criteri principali sono estremamente inusuali nei pazienti

Tabella 19.1 Criteri diagnostici di Ghent

Sistema	Maggiore	Minore
Cardiovascolare	Dilatazione dell'anello aortico Dissezione dell'aorta ascendente	Prolasso della valvola mitrale Calcificazione dell'anello mitralico (<40 anni) Dilatazione dell'arteria polmonare Dilatazione/dissezione dell'aorta discendente
Visivo	Sublussazione del cristallino	(necessità di avere due criteri minori) Cornea liscia Miopia Allungamento dei globi
Scheletrico	(4=criteti maggiori) *Pectus escavatum* necessitante chirugia *Pectus carenatum* Piedi piatti Segno del pollice e del polso* Scoliosi >28° o spondilolisi Rapporto braccia/altezza>1,05 o rapporto tra il segmento superiore e l'inferiore <0,86** Protusione dell'acetabolo (alla radiografia o RM)*** Estensione di Elbow (<170°)	*Pectus escavatum* moderato Palato alto e ristretto *Facies* tipica Ipermobilità delle articolazioni
Respiratorio	Nessuno	Pneumotorace spontaneo Bolla apicale
Cutaneo	Nessuno	Strie Ernia ricorrente o incisionale
Sistema nervoso centrale	Ectasia durale lombosacrale (alla TAC o RM)***	Nessuno

* Il pollice e il quinto dito si sovrappongono e raggiungono il polso o l'intera unghia del pollice si proietta oltre il bordo ulnare della mano

** Il segmento inferiore è la distanza tra la sinfisi pubica e il pavimento, e il segmento superiore è calcolato sottraendo questa distanza dall'altezza

*** Dovrebbe essere fatta dopo che, nella diagnosi, è stato ottenuto un segno positivo

senza sindrome di Marfan mentre i criteri secondari sono frequentemente osservabili nella popolazione generale.

Per giungere alla diagnosi della sindrome di Marfan si richiedono due criteri principali in differenti organi e il coinvolgimento di un terzo sistema. Se esiste una storia familiare della malattia (genitore o figli che rispondono ai criteri diagnostici indipendentemente) si ricerca solo un criterio principale più il coinvolgimento di un secondo sistema.

Presentazione e decorso in età pediatrica

La diagnosi di sindrome di Marfan può essere fatta prima dell'età adulta nella maggior parte dei casi. I bambini che presentano la sindrome di Marfan hanno problemi più frequentemente con il prolasso della valvola mitrale e insufficienza della valvola mitrale che con la dilatazione dell'anello aortico. L'anello valvolare mitralico è dilatato e può calcificare. La comparsa di insufficienza significativa della valvola mitralica o aortica (dovuta alla dilatazione dell'anello aortico) è più frequente della rottura o dissecazione aortica.

Decorso in età adulta

La maggior parte dei pazienti con sindrome di Marfan è asintomatica. Tuttavia la morte improvvisa è possibile. La morte è più comunemente da mettere in relazione a eventi cardiovascolari con rottura o dissecazione dell'aorta, che rappresentano le complicanze più gravi. Se la morte non è improvvisa, un subitaneo e intenso dolore tra le scapole, nella porzione anteriore del torace o nel collo è tipico della dissecazione aortica. Un quadro di collasso cardiocircolatorio (stato di shock) potrebbe essere segno di una concomitante rottura aortica. Una presentazione clinica meno comune e con minor rischio fatale è lo scompenso cardiaco con le tipiche caratteristiche dell'insufficienza aortica e mitralica severa.

Poiché il livello di dilatazione dell'anello aortico può variare ampiamente e in maniera imprevedibile è necessario e fondamentale controllare con regolarità le dimensioni dell'anello aortico. Generalmente sono sufficienti controlli annuali o più frequenti se si notano variazioni improvvise o se le dimensioni dell'anello aortico si avvicinano al valore per il quale si raccomanda una sostituzione elettiva. Queste valutazioni possono essere eseguite attraverso una ecocardiografia transtoracica (Fig. 19.1), ma anche con ecocardiografia transesofagea, risonanza magnetica (RM) e tomografia computerizzata (TC). I pazienti dovrebbero essere monitorati per identificare l'eventuale sviluppo di una insufficienza aortica o mitralica di grado significativo.

Esame fisico

- Vedi criteri diagnostici, Tabella 19.1.
- La dilatazione dell'anello aortico si instaura senza segni fisici e sintomi.
- Un quadro clinico di collasso cardiocircolatorio (stato di shock) può indicare una concomitante rottura aortica.
- Segni dell'insufficienza aortica (soffio diastolico, polsi scoccanti) o dell'insufficienza mitralica (soffio olosistolico).

Indagini strumentali utili

- Identificazione diagnostica utilizzando i criteri diagnostici di Ghent.
- **Radiografia del torace**: dilatazione dell'anello aortico.
- **Ecocardiografia**: dilatazione dell'anello aortico e dei seni di Valsalva (Fig. 19.1) e difetti cardiaci associati.
- **TC o RM**: determinazione del diametro dell'aorta in toto. Valutazione dell'ectasia durale.

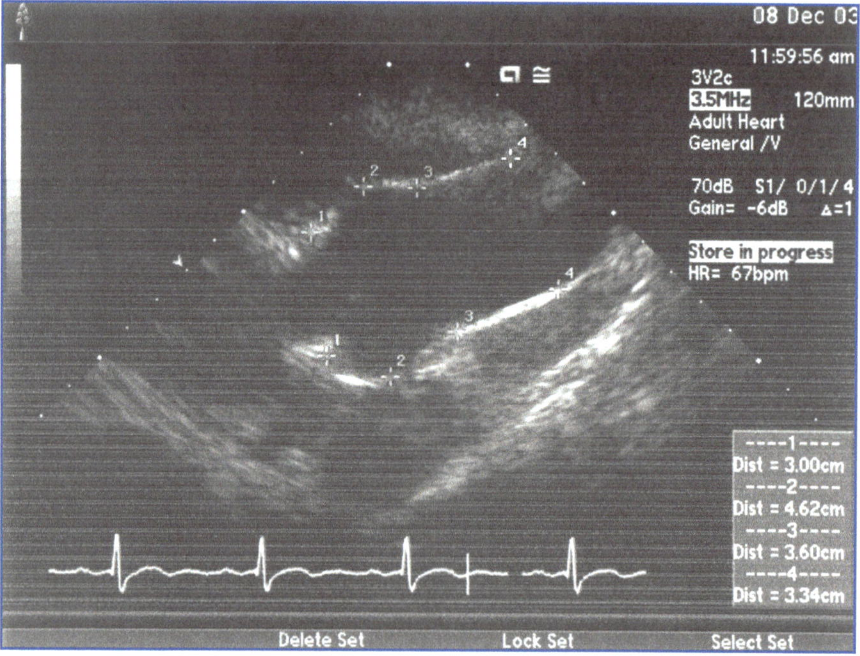

Figura 19.1 Veduta in sezione parasternale della valvola aortica e dell'aorta ascendente in un paziente con sindrome di Marfan. Le misurazioni dovrebbero essere effettuate di routine in quattro posizioni: anello della valvola aortica (posizione 1), seno di Valsalva (posizione 2), giunzione senotabulare (posizione 3) e aorta ascendente (posizione 4). La dilatazione dell'aorta avviene più comunemente a livello del seno di Valsalva, come in questo caso in cui si osserva un'aorta moderatamente dilatata con un diametro di 46 mm

Per i pazienti pediatrici si raccomanda di correlare le dimensioni dell'anello aortico alla superficie corporea (negli adulti tale correlazione non è valida). Generalmente l'anello aortico si considera dilatato quando supera un diametro di 37 mm.

Gestione chirurgica

La Tabella 19.2 riassume il trattamento chirurgico di questa patologia. La chirurgia urgente è indicata per la dissezione dell'aorta ascendente e la sua eventuale rottura. Una dissezione aortica che origini dopo l'arteria succlavia sinistra (non coinvolgente l'aorta ascendente) può essere inizialmente trattata con terapia medica. La persistenza dei sintomi o un diametro dell'aorta discendente superiore ai 50 mm raccomandano la sostituzione chirurgica. Mentre i pazienti con anello aortico normale o moderatamente dilatato vanno incontro a dissezione solo in rari casi, il rischio aumenta con l'aumentare del diametro dell'anello aortico. Una sostituzione elettiva dell'aorta dovrebbe essere presa in considerazione quando:

- il diametro massimo dell'anello aortico supera i 55 mm;
- il diametro supera i 50 mm in pazienti con storia familiare di dissezione o rottura dell'aorta o quando le dimensioni si modificano rapidamente (>2 mm/anno);
- il diametro supera i 45 mm e si desidera una gravidanza o quando ci sia indicazione per un altro intervento di cardiochirurgia (es.: insufficienza valvolare severa).

La sostituzione dell'aorta risparmiando una valvola aortica normale è potenzialmente la procedura di scelta. La Bentall modificata è un'alternativa: sostituzione dell'anello aortico con un graft composito contenente

Tabella 19.2 Trattamento chirugico basato sul diametro dell'anello aortico

Diametro aortico (mm)	Trattamento
<37	Limite normale per pazienti adulti
≥37-44	Misurare l'anello aortico ogni anno
≥45-49	1. Misurare l'anello aortico ogni anno 2. Sostituzione se • indicazione per un altro intervento cardiochirurgico • previsione di gravidanza
≥50-54	1. Misurare l'anello aortico ogni 6-12 mesi 2. Sostituzione se • storia familiare di dissezione o rottura • modifica rapida delle dimensioni (>2 mm per anno)
≥55	Sostituzione elettiva (in tutti i pazienti)

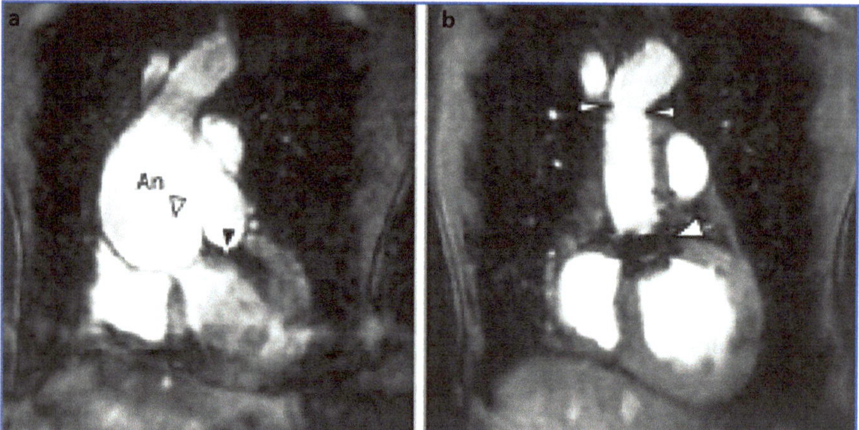

Figura 19.2 Marcata dilatazione dell'anello aortico in un paziente con sindrome di Marfan prima e dopo chirurgia (RM cardiaca). A sinistra: paziente con sindrome di Marfan perso al follow-up, con anello aortico dilatato e aneurisma dell'aorta ascendente (*An*, massimo diametro 8,5 cm) con una dissezione (*freccia bianca*) e insufficienza aortica. A destra: lo stesso paziente dopo sostituzione della valvola aortica e dell'anello aortico eseguita in emergenza; le frecce indicano le anastomosi prossimale e distale del condotto. La conservazione della valvola aortica nativa non fu possibile in questo caso. Riprodotta da Wong et al (2002) Heart, 87, 66

una valvola meccanica o biologica o homograft. La porzione distale del graft deve superare l'arteria brachiocefalica. Le arterie coronarie sono reimpiantate sul graft. Il dibattito è aperto a proposito della funzionalità a lungo termine della valvola aortica nei casi in cui questa venga risparmiata durante l'intervento chirurgico (Fig. 19.2).

Gestione medica

I beta-bloccanti sono utilizzati per rallentare la progressione della dilatazione aortica e ridurre il rischio di dissezione. Dovrebbero essere utilizzati in tutti i pazienti con sindrome di Marfan a qualsiasi età quando il diametro dell'anello aortico supera il 40 mm. Vanno tuttavia considerati anche per i pazienti con un diametro inferiore ai 40 mm.

Nei pazienti che non tollerano i beta-bloccanti, gli ACE inibitori o i calcio-antagonisti possono offrire un'alternativa. Se i beta-bloccanti non controllano adeguatamente la pressione, dovrebbero essere aggiunti altri farmaci anti-ipertensivi. Nel caso in cui il beta-bloccante ottenga l'effetto desiderato, il paziente deve comunque sottoporsi a regolari controlli del diametro aortico ed eventualmente prevedere la necessità di un intervento elettivo nel momento più appropriato.

Complicanze tardive

La ridotta aspettativa di vita dei pazienti con sindrome di Marfan è in relazione alle complicanze cardiovascolari quali la rottura aortica o la dissezione, che sono le principali cause di morte. L'aspettativa di vita negli anni '70 era di circa 32 anni. Con le valutazioni regolari al follow-up, la terapia con beta-bloccanti e la chirurgia elettiva (sostituzione dell'anello aortico/della valvola aortica più anello aortico), la sopravvivenza è migliorata in maniera significativa e l'aspettativa di vita raggiunge oggi circa i 60 anni di età. La mortalità operatoria per chirurgia elettiva è <2% mentre raggiunge l'11,7% negli interventi eseguiti in emergenza. La sopravvivenza alla sostituzione elettiva dell'anello aortico è del 75% dopo 10 anni. Questi risultati sono in favore di un intervento chirurgico elettivo precoce.

Raccomandazioni per il follow-up

Prima della chirurgia si raccomandano controlli annuali per la valutazione delle dimensioni dell'anello aortico, mentre controlli più frequenti sono indicati quando il diametro raggiunge i 50 mm. Il rischio di dissezione e dilatazione dell'aorta discendente toracica è sempre presente, anche dopo la sostituzione dell'anello aortico. Si ricorda comunque che il follow-up annuale e, con minor frequenza, i controlli con RM o TC per la valutazione dell'aorta sono sufficienti nella stragrande maggioranza dei pazienti.

Profilassi dell'endocardite

La profilassi dell'endocardite è raccomandata quando è presente il prolasso della valvola mitralica con insufficienza, dopo sostituzione della valvola aortica e dopo sostituzione dell'anello aortico (per 6 mesi).

Attività fisica

Si raccomanda di evitare gli sport di contatto, l'esercizio fisico estremo e l'attività fisica di tipo isometrico, al fine di ridurre lo stress sulla parete ascendente dell'aorta.

Gravidanza

La gravidanza ha due rischi significativi, uno a carico del bambino e l'altro della madre. Ogni discendente ha il 50% di probabilità di avere una sindrome di Marfan. La madre rischia la progressione delle alterazioni cardiovascolari durante la gravidanza, in particolare la dilatazione dell'anello aortico. L'pertensione gestazionale e la pre-eclampsia posso incrementare questo rischio. La somministrazione dei beta-bloccanti dovrebbe proseguire durante tutta la gestazione. La gravidanza è considerata relativamente a basso rischio se il diametro aortico è inferiore a 40 mm, una misura in cui raramente si instaura la dissezione. Per contro, con un diametro aortico di 45 mm o maggiore, è fortemente sconsigliata. Prima della gravidanza dovrebbe essere presa in considerazione la chirurgia elettiva per la sostituzione dell'anello aortico. Il rischio di ulteriore dilatazione o rottura quando l'anello aortico è di 45 mm e oltre è difficile da quantificare. In generale, la gravidanza è sconsigliata nei casi in cui si sia verificato un recente aumento del diametro aortico, o nei casi con storia familiare di rottura/dissezione aortica. La controindicazione è meno imperiosa nel caso in cui queste variabili siano assenti.

Le donne con sindrome di Marfan dovrebbero essere sottoposte ad accurato monitoraggio delle dimensioni aortiche durante la gravidanza con una frequenza che dipende dalla valutazione del rischio individuale.

Outcome a lungo termine

Anche dopo la sostituzione dell'anello aortico, la dissezione e la dilatazione dell'arco aortico o dell'aorta discendente toracica sono rischi presenti durante tutta la vita. Pur se con minore frequenza, si possono sviluppare insufficienza aortica o mitralica, significative dal punto di vista emodinamico.

Elementi clinici chiave

- La mortalità è fondamentalmente in relazione alla dissezione dell'aorta ascendente e/o alla sua rottura, preceduta in genere da una progressiva dilatazione dell'anello aortico.
- La progressiva dilatazione dell'aorta è solitamente asintomatica, pertanto sono richieste valutazioni regolari delle dimensioni dell'aorta ascendente.
- Se viene individuata una dilatazione dell'anello aortico (maggiore di 40 mm), è indicata la terapia con beta-bloccante (forse anche per i pazienti con un diametro inferiore ai 40 mm).
- L'indicazione elettiva alla chirurgia per la sostituzione dell'aorta dilatata si ha quando il diametro supera i 55 mm, o i 50 mm nei pazienti ad alto rischio.
- La chirurgia elettiva ha un basso rischio operatorio e migliora notevolmente la sopravvivenza.
- Dopo sostituzione chirurgica dell'aorta, i pazienti sono comunque sempre a rischio per dissezione o dilatazione dell'arco e dell'aorta discendente toracica e necessitano di controlli annuali.

Letture consigliate

Bassano C, De Matteis GM, Nardi P et al (2001) Mid-term follow-up of aortic root remodeling compared to Bentall operation. European Journal of Cardiothoracic Surgery, 19, 601-605

Dean JCS (2002) Management of Marfan syndrome. Heart, 88, 97-103

De Paepe A, Devereux RB, Dietz et al (1996) Revised diagnostic criteria for the Marfan syndrome. American Journal of Medical Genetics, 62, 417-426

Gott VL, Greene PS, Alejo DE et al (1999) Replacement of the aortic root in patients with Marfan syndrome. New England Journal of Medicine, 340, 1307-1313

Lind J & Wallenburg HCS (2001) The Marfan syndrome and pregnancy: a retrospective study in a Dutch population. European Journal of Obstetrics Gynecology and Reproductive Biology, 98, 28-35

Nollen GJ, Groenink M, van der Wall EE & Mulder BJM (2002) Current insights in diagnosis and management of the cardiovascular complications of Marfan syndrome. Cardiology in the Young, 12, 320-327

Roman MJ, Devereux RB, Kramer-Fox R, O'Loughlin J, Spitzer M & Robins J (1989) Two-dimensional echocardiographic aortic root dimensions in normal children and adults. American Journal of Cardiology, 64, 507-512

Rossiter JP, Repke JT, Morales AJ, Murphy EA & Pyeritz RE (1995) A prospective longitudinal evaluation of pregnancy in the Marfan syndrome. American Journal of Obstetrics and Gynecology, 173, 1599-1606

Shores J, Berger KR, Murphy EA & Pyeritz RE (1994) Progression of aortic dilatation and the benefit of long-term B-adrenergic blockade in Marfan syndrome. New England Journal of Medicine, 330, 1335-1341

Capitolo 20

Sindrome di Eisenmenger

Descrizione della lesione

Con il termine di sindrome di Eisenmenger si intende una ipertensione polmonare con uno shunt centrale invertito. Un importante shunt centrale di tipo sinistro-destro non corretto causa un progressivo ed eventualmente irreversibile aumento delle resistenze vascolari polmonari (RVP), a sua volta causa di una inversione dello shunt o di uno shunt bidirezionale con conseguente ipossiemia. La malattia vascolare polmonare ostruttiva indotta dall'alto flusso dello shunt è responsabile del progressivo innalzamento delle RVP. Ancorché il dottor Paul Wood abbia identificato 12 differenti cardiopatie congenite intra-cardiache o extra-cardiache che possono causare la sindrome di Eisenmenger, il difetto interventricolare (DIV) (Figg. 20.1 e 20.2), il difetto settale atrioventricolare (CAV) e il dotto arterioso pervio (PDA) rappresentano circa il 70-80% di questi casi. Cause meno frequenti possono essere il *truncus arteriosus*, connessioni aorto-polmonari indotte chirurgicamente, forme complesse di atresia polmonare e cuori univentricolari. Negli shunt ampi la malattia vascolare polmonare si sviluppa rapidamente, generalmente nei primi due anni di vita. La sindrome di Eisenmenger può essere associata al difetto interatriale (DIA) in età adulta, ma si discute ancora su come questo shunt a bassa pressione possa essere direttamente causa di malattia vascolare ostruttiva polmonare, o se questa possa essere dovuta a frequenti e ricorrenti episodi di embolia polmonare o secondaria ad altre cause di ipertensione polmonare.

Lesioni associate

Nessuna particolare lesione specifica è associata alla sindrome di Eisenmenger. Le lesioni associate sono in relazione alle sovra esposte cardiopatie congenite.

Incidenza ed eziologia

La sindrome di Eisenmenger non è di per sé una cardiopatia congenita, bensì una condizione fisiopatologica conseguente a varie patologie cardiache con shunt artero-venoso. È fortunatamente presente solo in un esiguo numero di pazienti seguiti nei centri per cardiopatie congenite dell'adulto.

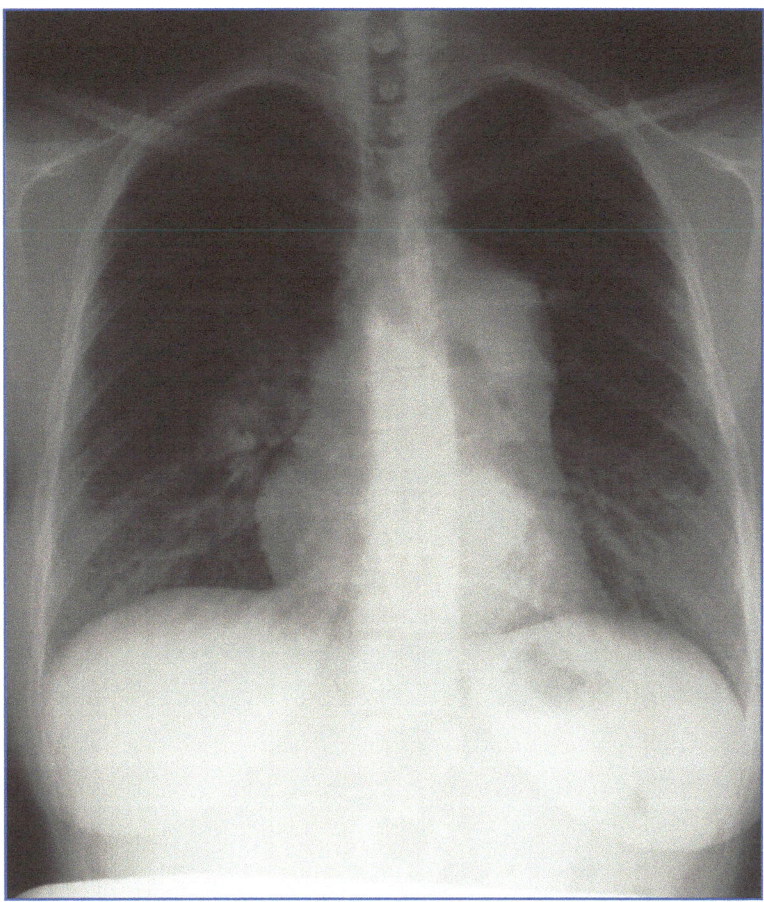

Figura 20.1 Radiografia del torace di un paziente con sindrome di Eisenmenger e grande DIV. Notare la moderata cardiomegalia, la marcata dilatazione atriale destra e delle arterie polmonari. Tipica radiografia di un giovane adulto con ipertrofia ventricolare destra compensata e funzione sistolica del ventricolo destro conservata. Sono assenti i segni periferici di "potatura" delle arterie polmonari (non sono una caratteristica della fisiologia di Eisenmenger, al contrario dei pazienti con ipertensione polmonare primitiva acquisita)

Presentazione e decorso in età pediatrica

I bambini possono essere asintomatici o avere solo moderati sintomi di dispnea. Ridotte capacità fisiche, dispnea e affaticamento si manifestano gradualmente alla riduzione del flusso polmonare con conseguente incremento della ipossia dovuto allo shunt bidirezionale. Nonostante la cianosi a riposo e la significativa riduzione delle capacità funzionali, la maggior parte dei bambini con sindrome di Eisenmenger denota buone condizioni cliniche. Un lento ma progressivo declino delle condizioni cliniche si manifesta al passaggio nell'età adulta.

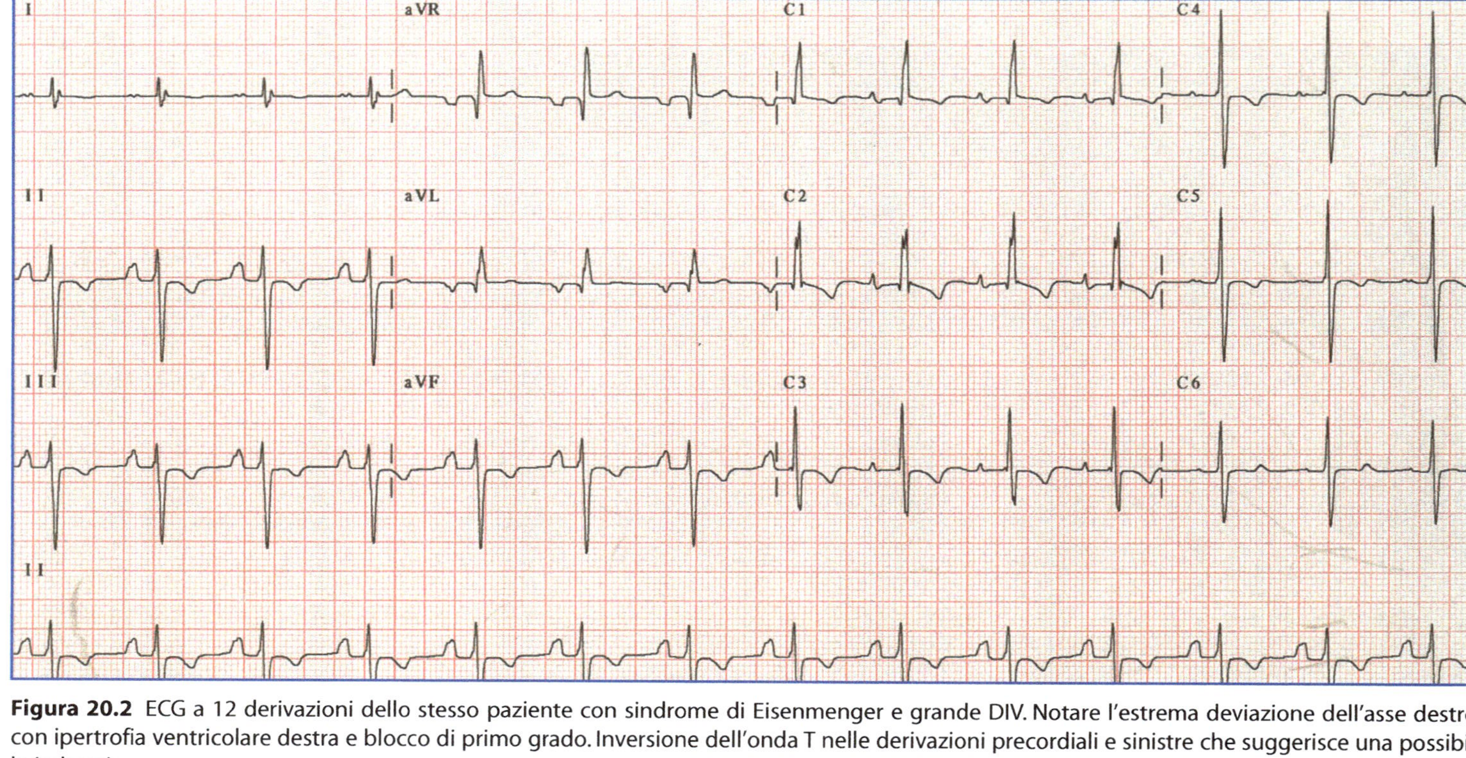

Figura 20.2 ECG a 12 derivazioni dello stesso paziente con sindrome di Eisenmenger e grande DIV. Notare l'estrema deviazione dell'asse destro con ipertrofia ventricolare destra e blocco di primo grado. Inversione dell'onda T nelle derivazioni precordiali e sinistre che suggerisce una possibile ischemia

Decorso in età adulta

La maggior parte dei pazienti con sindrome di Eisenmenger arriva all'età adulta con una sopravvivenza dell'80% a 10 anni, del 77% a 15 anni e del 42% a 25 anni dalla diagnosi. Le variabili che determinano una peggiore prognosi sono: sincope, pressione atriale destra elevata e un grado severo di ipossia a riposo (saturazione dell'ossigeno transcutanea inferiore all'80%). Il logoramento è progressivo e le cause di morte sono raggruppate di seguito.

- Morte improvvisa (30%).
- Scompenso cardio-congestizio (25%).
- Emottisi (15%).
- Altro (30%) con una lista parziale che include:
  - gravidanza;
  - chirurgia non cardiaca;
  - endocardite batterica;
  - ascesso cerebrale;
  - cause non cardiache.

Mentre i pazienti con sindrome di Eisenmenger possono rimanere relativamente stabili dal punto di vista clinico per lungo tempo, è essenziale ricordare come la loro emodinamica sia caratterizzata da un equilibrio estremamente delicato. Questo equilibrio può facilmente rompersi, spesso con risultati disastrosi.

Esame fisico

- Cianosi centrale con ippocratismo digitale.
- I pazienti con PDA possono avere un letto ungueale normale della mano destra e cianosi e ippocratismo delle unghie della mano sinistra e dei piedi (shunt con sangue venoso che attraverso il PDA entra nell'aorta distalmente all'origine della succlavia di destra).
- Ipossia e saturazione dell'ossigeno a riposo inferiore al 90%.
- Polmoni normalmente chiari.
- Pressione in arteria polmonare elevata: pulsatilità del ventricolo destro, fremito palpabile, soffio destro e occasionalmente click da eiezione polmonare.
- I soffi cardiaci che possono essere auscultati sono: soffio diastolico decrescente da insufficienza polmonare e soffio olosistolico da insufficienza tricuspidalica. Soffi correlati al difetto che collega le circolazioni sistemiche polmonari non sono usualmente auscultabili.

Indagini strumentali utili

Una valutazione per stabilire la diagnosi di sindrome di Eisenmenger deve includere:

- presenza di una cardiopatia congenita che possa essere causa di uno shunt importante tra la circolazione sistemica e quella polmonare;

- resistenze vascolari polmonari elevate (>800 dyne-sec cm^{-5} o >10 unità);
- shunt invertito o bidirezionale tra la circolazione sistemica e polmonare che generi ipossia;
- assenza di significativa riduzione delle RVP al test all'ossigeno o all'ossido nitrico.

L'ecografia transtoracica, l'ecografia transesofagea, la TC, la RM e il cateterismo cardiaco sono mezzi diagnostici che possono essere utilizzati per stabilire la diagnosi. Una biopsia polmonare è raramente eseguita per confermare la presenza di malattia vascolare polmonare ostruttiva, ma se necessario, dovrebbe essere eseguita solo in centri di comprovata esperienza in questa tecnica. È assolutamente importante essere certi della diagnosi di sindrome di Eisenmenger. Non bisogna mai desistere dal cercare di identificare pazienti che abbiano ancora una reversibilità della loro malattia vascolare polmonare e che possano pertanto essere sottoposti a trattamento chirurgico del difetto. Pertanto prima di stabilire una diagnosi definitiva, va eseguito un cateterismo cardiaco per stabilire l'entità delle RVP e l'eventuale mancata risposta alla somministrazione di ossigeno o ossido nitrico.

Gestione transcatetere e chirurgica

Una volta sviluppata la fisiologia di Eisenmenger, il trattamento transcatetere o quello chirurgico hanno un ruolo limitato. La chirurgia per correggere le sopracitate cardiopatie congenite non è raccomandata per due motivi: il rischio è estremamente alto e coloro che sopravvivono alla chirurgia hanno comunque una mortalità elevata. Il trapianto cuore-polmone può essere un'opzione, ma le lunghe liste di attesa (anni) per un eventuale trapianto rendono impervia questa strada terapeutica. In alcuni casi il trapianto polmonare con correzione del difetto intracardiaco può rappresentare un'opzione terapeutica. Il trapianto di polmone offre il vantaggio di una maggiore disponibilità di donatori, di un minor tempo di attesa e l'eliminazione dei problemi collegati al trapianto cardiaco (vasculopatia e rigetto). Le sovra esposte opzioni vengono prese in considerazione in caso di:

- progressivo peggioramento della classe funzionale;
- sincope ricorrente;
- scompenso cardiaco destro refrattario;
- tachiaritmie sopraventricolari;
- peggioramento della ipossia.

Complicanze

L'ipossia cronica ha un effetto deleterio su molti organi e sistemi.

- Sistema cardiaco:
  - scompenso cardiaco progressivo;
  - aritmie (fibrillazione/flutter atriale);
  - angina;
  - sincope;
  - embolia paradossa;
  - endocardite;
  - progressiva dilatazione dell'arteria polmonare.
- Sistema ematopoietico:
  - eritrocitosi;
  - sindrome da iperviscosità;
  - deficit di ferro;
  - neutropenia e trombocitopenia;
  - disordini emocoagulativi.
- Sistema polmonare:
  - emottisi;
  - sanguinamento intrapolmonare;
  - trombosi delle arterie polmonari.
- Sistema nervoso centrale:
  - infarto cerebrale/TIA;
  - ascesso cerebrale.
- Sistema renale:
  - proteinuria ed ematuria;
  - moderata elevazione della creatinina;
  - progressiva insufficienza renale.
- Sistema metabolico:
  - uricemia e gotta;
  - iperbilirubinemia e calcolosi;
  - calcoli renali.

Condizioni patologiche tipiche

Un certo numero di parametri è tipicamente alterato nella sindrome di Eisenmenger e deve essere fonte di preoccupazione solo quando si registrano modifiche significative rispetto al passato.

- La saturazione dell'ossigeno a riposo è generalmente attorno all'80%. Se controllata immediatamente dopo esercizio fisico (anche dopo una camminata nella stanza di visita) sarà molto più bassa (attorno al 70%). Il valore base di riferimento dovrebbe essere rilevato dopo alcuni minuti di assoluto riposo.
- L'ematocrito è normalmente elevato e può raggiungere valori anche del 70%.
- La conta piastrinica è bassa, normalmente tra 100000 e 150000 ma può raggiungere valori anche inferiori ai 100000.
- Il numero dei globuli bianchi può essere normale, al limite inferiore della norma o leggermente ridotto.
- INR e PTT sono moderatamente prolungati.
- L'acido urico e la bilirubina sono elevati.

- Normalmente è presente proteinuria con valori inferiori a 1 grammo nelle 24 ore. Questa è in origine glomerulare e correlata all'ipossia. Possono anche essere presenti un leggero aumento della creatinina serica e dell'ematuria. Queste anomalie della funzione renale generalmente non richiedono ulteriori accertamenti ma è importante evitare farmaci o procedure che possano aggravare ancor più la funzionalità renale.

Ipossia: mentre sembrerebbe ovvio che l'inalazione di ossigeno possa essere di aiuto, nessuno studio ha dimostrato modifiche della mortalità o della morbilità dopo somministrazione cronica di ossigeno. L'ossigeno può essere somministrato se il paziente percepisce beneficio (ridotta dispnea, ridotto affaticamento, miglioramento del sonno), tuttavia gli effetti deleteri della secchezza delle mucose, come il sanguinamento, e l'ingombrante equipaggiamento inducono molti pazienti a evitare l'uso cronico dell'ossigeno.

Sindrome da iperviscosità: questa sindrome induce l'insorgenza di una serie di sintomi classificati come lievi, moderati o severi che includono mal di testa, stato mentale alterato, disturbi visivi, tinnito, vertigini, parestesie, mialgie e affaticamento. La base per l'insorgenza di questa sindrome è l'aumentata viscosità del sangue, causa di una riduzione del flusso e della disponibilità di ossigeno per i tessuti. La viscosità è determinata dalla concentrazione dei globuli rossi e della loro deformabilità. Un isolato episodio di ematocrito elevato può non essere la sola causa di questi sintomi e non richiedere alcun trattamento. Infatti, un individuo può essere asintomatico con un ematocrito superiore al 70%. Se i sintomi di iperviscosità insorgono con un ematocrito inferiore al 65%, la viscosità del sangue aumenta in relazione alla ridotta deformabilità dei globuli rossi piuttosto che per una eccessiva eritrocitosi. La causa principale della ridotta deformabilità si pensa sia dovuta alla deficienza di ferro che determina un'alterazione della forma dei globuli rossi da disco biconcavo deformabile a microsfera rigida. Le perdite di sangue dovute a flebotomie, emottisi, epistassi e mestruazioni sono cause comuni di deficienza di ferro. Le seguenti considerazioni sono importanti nei pazienti con sintomi suggestivi per sindrome da iperviscosità.

- Un ematocrito elevato in assenza di sintomi non richiede salasso.
- Escludere la disidratazione come causa di elevazione dell'ematocrito.
- Escludere il deficit di ferro come causa dei sintomi. Se presente, trattare con basse dosi orali di ferro e monitorare l'eventuale variazione dell'ematocrito.
- Il salasso può essere appropriato se la sintomatologia è severa e se nessuno dei fattori elencati è applicabile. L'obiettivo del salasso è trattare i sintomi della sindrome da iperviscosità e non quello di ottenere uno specifico ematocrito. Un miglioramento della sintomatologia subito dopo il salasso conferma che la iperviscosità è la causa dei disturbi. Se la sintomatologia non migliora immediatamente, considerare altre possibili cause e non ripetere il salasso (in realtà è essenziale solo in rari casi). Se necessario, il protocollo per il salasso è il seguente.

- Togliere 200-500 ml di sangue in 30-45 min.
- Reintegrare lo stesso volume di liquidi utilizzando soluzioni saline isotoniche.
- Monitorare la frequenza cardiaca e la pressione arteriosa durante e dopo il salasso evitando ipotensione. Controllare la pressione ortostatica prima della dimissione del paziente.
- Prevenire il deficit di ferro tramite somministrazione di ferro orale.
- La durata del beneficio da salasso è variabile.

Sanguinamento: i pazienti sono a rischio di sanguinamenti per cause relativamente benigne come semplici contusioni fino a emorragie mortali intrapolmonari ed emottisi. Piccoli incrementi dell'INR e del PTT sono normalmente presenti a causa di ridotti livelli dei fattori V, VII, VIII e X, trombocitopenia, disfunzione delle piastrine e aumentata attività fibrinolitica. La maggior parte dei sanguinamenti comunque è di piccola entità, coinvolge i tessuti muco-cutanei e risponde facilmente alle terapie conservative. I farmaci antiaggreganti (Aspirina e farmaci non steroidei) dovrebbero essere evitati. I sanguinamenti più importanti possono essere trattati con vitamina K, plasma fresco congelato, piastrine o crioprecipitati. Un salasso può migliorare la funzione delle piastrine, aumentare la conta piastrinica e migliorare varie anomalie coagulative, ma il meccanismo di tale modalità è sconosciuto. Tale procedimento può essere preso in considerazione prima di una chirurgia elettiva per ridurre il rischio di sanguinamento.

Emottisi: nonostante la maggior parte degli episodi sia di lieve entità, l'emottisi può essere una complicanza mortale. Il sanguinamento può avvenire dall'arteria polmonare o bronchiale, da collaterali aorto-polmonari o da tessuti polmonari infartuati danneggiati. Il trattamento include:

- il riposo a letto e la possibile ospedalizzazione;
- radiografia del torace e TC per determinare l'estensione dell'emorragia;
- monitoraggio dell'ematocrito e della saturazione dell'ossigeno;
- normalmente non è indicata la broncoscopia;
- embolizzazione di eventuali vasi anonimi identificati all'angiografia polmonare.

Eventi cerebrovascolari ed eventi embolici: il paradosso della sindrome di Eisenmenger è che possono essere presenti sia fenomeni emorragici sia trombotici. Possono presentarsi anche eventi neurologici, generalmente di lieve entità. I meccanismi includono l'emorragia, l'embolia e l'infezione con formazione di ascessi cerebrali. I fattori di rischio per gli eventi embolici sono:

- deficit di ferro, il maggior fattore di rischio di eventi cerebrovascolari. Evitare i salassi e la correzione del deficit di ferro sono le due strategie terapeutiche essenziali per ridurre il rischio di embolia;
- fibrillazione atriale;
- ipertensione;
- lesioni venose delle gambe con embolie paradosse.

Decidere di iniziare una terapia anticoagulante per prevenire fenomeni embolici in pazienti con sindrome di Eisenmenger presenta obiettive difficoltà, poiché il sanguinamento è uno dei principali problemi. Ci devono essere pertanto forti indicazioni e il rapporto rischio-beneficio di una terapia con Aspirina o warfarin deve essere valutato per ogni singolo paziente. Per ulteriori discussioni su questo complesso argomento si rimanda al Capitolo 5.

Iperuricemia e gotta: nei pazienti adulti con cianosi l'iperuricemia è prevalentemente dovuta a un aumento dell'assorbimento dell'acido urico più che a un aumento dell'acido urico stesso. Si può presentare calcolosi da acido urico.

- L'iperuricemia asintomatica non richiede trattamento.
- L'iperuricemia sintomatica (gotta) può essere trattata con:
  - colchicina, steroidi, o entrambi negli episodi acuti;
  - probenecid, sulfinpirazone e allopurinolo, i quali riducono il livello di acido urico e possono essere somministrati a livello preventivo;
  - salsalato (un antinfiammatorio non acetilato analogo dell'Aspirina, con nessun effetto sulle piastrine) per il dolore. Cercare di evitare l'Aspirina e gli altri farmaci antinfiammatori non steroidei.

Artralgie: le artralgie possono essere causate da osteoartropatia ipertrofica dovuta a una locale proliferazione cellulare e a neo-formazioni ossee con periostiti. I megacariociti prodotti dal midollo osseo bypassano i polmoni attraverso lo shunt destro-sinistro e si infiltrano nei capillari ossei stimolando la produzione di fattori di crescita derivati dalle piastrine, che a loro volta stimolano la crescita neo-ossea. Le artralgie delle ginocchia e delle anche sono frequentemente riportate e sono trattate con salsalati.

Ipertensione polmonare: si è scoperto che gli agenti vasodilatatori polmonari quali gli analoghi delle prostacicline, gli antagonisti delle endoteline e gli inibitori delle fosfodiesterasi, possono ridurre le resistenze vascolari polmonari e migliorare la capacità funzionale nelle ipertensioni idiopatiche (primarie) o secondarie. Anche se la prognosi a lungo termine nei pazienti con sindrome di Eisenmenger è migliore rispetto ai pazienti con ipertensione polmonare primitiva, le caratteristiche istopatologiche della malattia vascolare polmonare sono simili nei due gruppi. Ciò ha introdotto all'utilizzo di questi vasodilatatori polmonari anche nella terapia della sindrome di Eisenmenger. Non sono disponibili trial di controllo con farmaci placebo e pertanto l'eventuale ruolo di questi agenti nel trattamento dei pazienti con un difetto non restrittivo e un potenziale shunt destro-sinistro non è noto. Tuttavia la possibilità di ridurre la mortalità e la morbilità dei pazienti con sindrome di Eisenmenger con tali farmaci è tecnicamente possibile. Alcuni dati, peraltro limitati, riferiscono di alcuni individui così reattivi a questi agenti da rendere possibile la chirurgia correttiva del difetto. In alternativa, nei pazienti con progressivo scompenso cardiaco questi farmaci possono essere usati come ponte verso il trapianto. Il Capitolo 22 fornisce ulteriori informazioni circa il trattamento dell'ipertensione polmonare.

Outcome a lungo termine

L'aspettativa di vita nei pazienti con sindrome di Eisenmenger è estremamente variabile. Le casistiche che comprendono anche pazienti pediatrici evidenziano un'aspettativa di vita dalla diagnosi di circa 25-35 anni. Nella popolazione adulta invece la sopravvivenza media è di 50-55 anni. Le variabili associate all'aumento della mortalità sono:

- insorgenza in età giovanile;
- aritmie sopraventricolari;
- bassa classe funzionale;
- ipertrofia ventricolare destra all'ECG e all'eco.

Raccomandazioni per il follow-up

Alcuni dei pazienti con sindrome di Eisenmenger sono particolarmente complessi da trattare e dovrebbero essere controllati ogni 6-12 mesi da un cardiologo esperto in questa particolare situazione fisiopatologica. Molti fattori hanno potenzialmente la facoltà di rompere il delicato equilibrio emodinamico, con possibili effetti disastrosi. Il follow-up di routine include:

- valutazione clinica, valutazione della saturazione arteriosa tramite ossimetro transcutaneo;
- valutazione della sindrome da iperviscosità;
- valutazione dell'ematocrito e dei livelli del ferro;
- valutazione dei problemi del sanguinamento, con particolare attenzione alle mestruazioni eccessive o prolungate;
- variazioni delle capacità funzionali;
- comparsa di aritmie;
- ricordare al paziente di evitare la disidratazione e l'esercizio fisico estremo;
- ricordare al paziente di evitare di fumare;
- ricordare alla paziente di evitare gravidanze e discutere la contraccezione;
- ricordare al paziente la profilassi dell'endocardite batterica;
- ricordare al paziente di parlare al medico circa l'utilizzo di qualsiasi nuovo farmaco;
- controllo annuale con esami di laboratorio (emocromo, ferritina, parametri coagulativi, esami metabolici), radiografia del torace ed ECG (Fig. 20.1). Nei pazienti stabili i controlli ecocardiografici sono necessari con minor frequenza.

Profilassi dell'endocardite

La profilassi dell'endocardite batterica è raccomandata nei pazienti ad alto rischio.

Attività fisica

Anche se le condizioni cliniche sono buone a riposo, le capacità funzionali sono severamente ridotte nei pazienti cianotici. Caratteristiche tipiche di questi pazienti sono:

- aumentato shunt destro-sinistro che è causa di un peggioramento dell'ipossia;
- ridotto flusso ematico ai polmoni con conseguente mancato incremento dell'ossigeno disponibile;
- ulteriore riduzione della saturazione del sangue venoso conseguente all'aumento dell'estrazione periferica di ossigeno. Ciò riduce ulteriormente la saturazione dell'ossigeno;
- sviluppo di acidosi respiratoria che aumenta lo shunt in quanto la CO_2 non è rimossa dal sangue "shuntato";
- aumento della ventilazione oltre i valori previsti con conseguente sensazione di dispnea.

I pazienti possono eseguire la maggior parte delle attività quotidiane ma si stancano facilmente. Devono essere comunque incoraggiati a eseguire esercizi fisici leggeri, se tollerati, evitando l'esercizio fisico estremo. L'attività fisica che causa dispnea, spossatezza o sincope deve essere evitata.

Risiedere o viaggiare ad altitudine superiore ai 1500 metri sul livello del mare determina un peggioramento dell'ipossia e un'ulteriore limitazione delle capacità funzionali. Di contro, i viaggi aerei sono normalmente ben tollerati (*vedi* la sezione viaggi nel Capitolo 6). L'ossigeno a bordo non è normalmente richiesto ma dovrebbe essere disponibile se il paziente lo richiede (avvisando la compagnia aerea).

Gravidanza e contraccezione

Le donne con sindrome di Eisenmenger dovrebbero evitare la gravidanza. Se una donna rimane incinta, si raccomanda la tempestiva interruzione della gravidanza, che rappresenta un rischio minore rispetto alla continuazione della stessa. La ragione di tale imperativo risiede nel fatto che nelle donne con cianosi e vasculopatia polmonare la gravidanza comporta un significativo incremento della mortalità e della morbilità sia del feto sia della madre. La mortalità materna raggiunge il 30-45%, con decessi che avvengono durante il parto o nelle settimane immediatamente successive. I decessi sono generalmente dovuti a:

- tromboembolismo (44%);
- ipovolemia (25%);
- pre-eclampsia (18%);
- peggioramento dello scompenso cardiaco;
- ipossia progressiva.

La prognosi è scarsa anche per il feto. I rischi includono:

- aborto spontaneo (20-40%);
- nascita prematura (50%);
- ritardo nella crescita intrauterina (30%).

Se la donna desidera portare a termine la gravidanza nonostante sia stata informata degli estremi rischi, è tassativo uno stretto controllo da parte di un gruppo di ostetrici, anestesisti e cardiologi di grande esperienza e familiarità con la sindrome di Eisenmenger. Un parto vaginale con adeguato controllo del dolore e un secondo stadio di travaglio ridotto sono altresì raccomandati. Questo approccio può essere meno rischioso di un parto cesareo, che può tuttavia essere preso in considerazione su indicazione ostetrica. Alcuni suggeriscono un ricovero alla 25ª-30ª settimana con stretto monitoraggio fino al parto spontaneo o selettivamente indotto. Poiché la morte può avvenire frequentemente nel periodo *post-partum*, si raccomanda una stretta osservazione in ospedale di queste pazienti per 1-3 settimane (*vedi* Capitolo 3).

Un altro argomento oggetto di grande discussione è l'anticoagulazione durante la gravidanza: riduce effettivamente il rischio di morte per tromboembolismo? Alcuni consigliano l'uso routinario di eparina sottocutanea dalla 20ª settimana con un aPTT 6 ore dopo l'iniezione >2 volte il tempo di controllo. L'eparina si interrompe parecchie ore prima del parto. Altri raccomandano una totale anticoagulazione con warfarin per 1-2 mesi dopo il parto. Sfortunatamente non esistono dati disponibili a favore o contro questi approcci terapeutici.

La contraccezione dovrebbe essere praticata dalle donne in età fertile.

- La sterilizzazione è la via più sicura in assoluto per la prevenzione della gravidanza. Questa può essere eseguita con tecniche laparoscopiche con basso rischio, o con nuove tecniche transvaginali di ostruzione delle tube con rischi ancor minori.
- La contraccezione orale presenta rischi di tromboembolismo e può peggiorare lo scompenso cardiaco a causa della ritenzione dei fluidi. Questi rischi sono importanti da considerare ma al tempo stesso minori rispetto a una gravidanza.
- I metodi di barriera (profilattico, diaframmi) sono poco consigliati in quanto meno sicuri (*vedi* Capitolo 3).

La chirurgia non cardiaca in pazienti con sindrome di Eisenmenger determina un significativo aumento del rischio di mortalità e morbilità (incremento del 19%): la chirurgia dovrebbe essere evitata quando possibile, ma può presentarsi con una certa frequenza per calcolosi acuta (calcoli di bilirubina per iperbilirubinemia). Gli interventi chirurgici dovrebbero essere eseguiti in centri che abbiano familiarità con pazienti ad alto rischio e con esperienza di esecuzione in questa particolare tipologia di pazienti.

Mortalità e morbilità perioperatoria

La mortalità e la morbilità sono in correlazione a:

- improvvisa caduta delle RVS con conseguente peggioramento dell'ipossia dovuta a un incremento dello shunt destro-sinistro;
- ipovolemia e disidratazione, che sono scarsamente tollerate e causa di peggioramento dello shunt destro-sinistro;
- sanguinamenti massivi;
- aritmie perioperatorie;
- tromboflebiti/trombosi venose profonde/embolie paradosse.

Tecniche di riduzione dei rischi

- La chirurgia dovrebbe essere eseguita in centri con grande esperienza di cardiopatie congenite.
- Un cardioanestesista con esperienza dovrebbe essere presente durante l'intervento.
- Evitare digiuni prolungati senza infusione di fluidi prima della chirurgia.
- Filtri di aria in tutte le linee intravenose.
- Evitare cateteri centrali in arteria polmonare, ma posizionare una buona linea venosa periferica e una linea venosa centrale.
- Attenzione meticolosa al sanguinamento e alla perdita di sangue.
- Monitoraggio post-operatorio in unità intensiva.
- Le ipotensioni arteriose e sistemiche dovrebbero essere trattate prontamente e in maniera aggressiva con infusione di fluidi, trasfusioni ematiche o agenti alfa-adrenergici.
- Estubazione precoce al fine di ridurre il rischio di embolie da trombosi venosa profonda.

Elementi clinici chiave

- La sopravvivenza dei pazienti con sindrome di Eisenmenger fino all'età adulta è frequente.
- Le caratteristiche mediche di questi pazienti sono complesse e dovrebbero essere gestite da cardiologi con profonda conoscenza di questa fisiologia e delle peculiarità mediche a essa collegate.
- Questi pazienti presentano un equilibrio delicato che può essere facilmente alterato con risultati disastrosi. Rischi importanti da evitare sono:
  - gravidanza (controindicata);
  - chirurgia non cardiaca (rischio di mortalità e morbilità);
  - disidratazione;
  - sanguinamenti o emorragie, specialmente intrapolmonari;
  - farmaci antiaggreganti piastrinici che aumentano il rischio di sanguinamento;
  - farmaci che riducono le resistenze vascolari sistemiche (aumentano lo shunt);
  - anemia e deficit di ferro;
  - embolia gassosa attraverso linee intravenose;
  - cateterismo cardiaco;
  - infezioni polmonari.
- Il ruolo degli agenti vasodilatatori che possono ridurre le resistenze vascolari polmonari nei pazienti con sindrome di Eisenmenger è ancora in corso di valutazione. Anche se non ancora adeguatamente studiati, essi hanno la potenzialità di ridurre significativamente la mortalità e la morbilità di questi pazienti e migliorare la classe funzionale.

Letture consigliate

Amish N & Warnes CA (1996) Cerebrovascular events in adult patients with cyanotic congenital heart disease. Journal of the American College of Cardiology, 28, 768-772

Ammash NM, Connolly HM, Abel M & Warnes CA. Noncardiac surgery in Eisenmenger syndrome. Journal of the American College of Cardiology, 33, 222-227

Cantor WJ, Harrison DA, Moussadji JS et al (1999) Determinants of survival and length of survival in adults with Eisenmenger syndrome. American Journal of Cardiology, 84, 677-681

Daliento L, Somerville J, Presbitero P et al (1998) Eisenmenger syndrome. Factors relating to deterioration and death. European Heart Journal, 19, 1845-1855

Eisenmenger V (1897) Die angeborenen Defekte der Kammerscheidewand des Herzen. (Congenital defects of the ventricular septum). Zeitschrift fur Klinische Medizin, 32 (Suppl), 1-28

Niwa K, Perloff JK, Kaplan S, Child JS & Miner PD (1999) Eisenmenger syndrome in adults: Ventricular septal defect, truncus arteriosus, univentricular heart. Journal of the American College of Cardiology, 34, 223-232

Perloff JK, Marelli AJ & Miner PD (1993) Risk of stroke in adults with cyanotic congenital heart disease. Circulation, 98, 1954-1959

Vongpatanasin W, Brickner E, Hillis D & Lange RA (1998) The Eisenmenger syndrome in adults. Annals of Internal Medicine, 128, 745-755

Wood P (1958) The Eisenmenger syndrome or pulmonary hypertension with reversed central shunt. British Medical Journal, 2, 701-709 and 755-762

Capitolo 21

Altre patologie

Tronco arterioso comune

Definizione e storia naturale

Il tronco arterioso comune, anche conosciuto come *truncus arteriosus* è una rara patologia caratterizzata da un'unica grossa arteria (tronco arterioso) che origina dai ventricoli. C'è sempre un grosso difetto interventricolare (DIV). Le arterie polmonari si dipartono dall'aorta ascendente con una origine comune o indipendente (Fig. 21.1). Non esiste comunque comunicazione diretta tra le arterie polmonari e il ventricolo destro. La

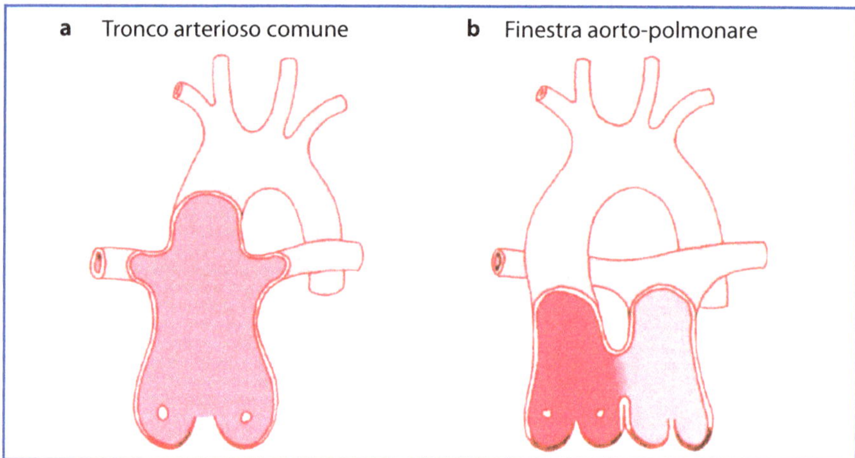

Figura 21.1 **a** Tronco arterioso comune. Notare la singola uscita dal cuore attraverso una valvola arteriosa comune e il tronco, che dà a sua volta origine alle arterie polmonari destra e sinistra (dall'aorta ascendente). Alternativamente le arterie polmonari possono originare con un tronco comune dall'aorta ascendente per poi dividersi in destra e sinistra o, molto raramente, una delle arterie polmonari può originare al di fuori dell'aorta ascendente. La valvola truncale può avere più di tre cuspidi, è spesso displasica, causa di stenosi o insufficienza e rappresenta uno dei fattori di maggior influenza sulla prognosi. **b** Finestra aorto-polmonare. Notare le due uscite dal cuore con normali valvole aortica e polmonare e una grande comunicazione non restrittiva tra le due grosse arterie (finestra) abbastanza in prossimità delle valvole semilunari. I pazienti richiedono un precoce trattamento chirurgico al fine di evitare la malattia vascolare polmonare

valvola truncale è spesso displasica con tre o più cuspidi e può essere insufficiente e/o stenotica. Il grado di degenerazione della valvola truncale è fondamentale per la prognosi.

La terapia è chirurgica, e comporta la chiusura del DIV e l'interposizione di un condotto tra il ventricolo destro e le arterie polmonari (le quali a loro volta necessitano di procedure di unifocalizzazione). Se non operata durante il primo anno di vita, la maggior parte dei pazienti svilupperà una malattia vascolare polmonare irreversibile determinando la inoperabilità futura. Circa un terzo dei pazienti con *truncus arteriosus* hanno la sindrome di DiGeorge. La sindrome di DiGeorge va identificata e comunicata al paziente e alla famiglia e ha importanti implicazioni genetiche. Nella maggioranza dei casi tale sindrome è sporadica ma il rischio di ricorrenza è del 50%; questi pazienti sono anche a rischio di sviluppare precocemente malattie psichiatriche. Con l'aumentare dell'età i pazienti richiedono ulteriori procedure chirurgiche per sostituire il condotto tra il ventricolo destro e l'arteria polmonare.

Complicanze tardive

- Stenosi o insufficienza del condotto tra ventricolo destro e arteria polmonare.
- Stenosi periferiche dei rami polmonari.
- DIV residuo.
- Stenosi o insufficienza della valvola truncale, o disfunzione della protesi valvolare se la valvola truncale è stata sostituita.
- Ischemia miocardica dovuta ad anomalie delle arterie coronarie.
- Dilatazione progressiva dell'anello aortico che può essere causa d'insufficienza aortica.
- Disfunzione ventricolare che può essere conseguente a interventi chirurgici multipli, disfunzione del condotto e/o ischemia miocardia.
- Malattia vascolare polmonare progressiva.
- Aritmie e morte improvvisa.

Gravidanza

La gravidanza e il parto sono possibili nelle pazienti con *truncus arteriosus* sottoposto a correzione. Vista l'alta incidenza della delezione del cromosoma 22q11 (sindrome di DiGeorge), un'analisi cromosomica utilizzando il test FISH dovrebbe essere proposta a tutte le donne con *truncus arteriosus* in periodo di fertilità. Tutte le pazienti dovrebbero avere un counseling pre-gravidanza e una stretta sorveglianza da parte di specialisti cardiologi durante tutta la gestazione.

Endocardite

Tutti i pazienti dovrebbero praticare la profilassi dell'endocardite batterica per tutta la vita.

Attività fisica

Le eventuali limitazioni riguardo all'attività fisica dipendono dalle condizioni cliniche post-correzione, dalla severità di eventuali lesioni residue (stenosi del condotto, funzione della valvola truncale, ecc.), dalla funzione ventricolare e dalla presenza o meno di ipertensione polmonare.

Finestra aorto-polmonare

Definizione e storia naturale

La finestra aorto-polmonare è una rara patologia che può mimare la pervietà del dotto arterioso (Fig. 21.1b). È una comunicazione diretta tra l'aorta ascendente e l'arteria polmonare conseguente a una incompleta divisione del tronco arterioso comune embriologico. Normalmente il difetto è ampio ed è causa di ipertensione polmonare nei pazienti adulti, a meno che la chiusura non sia stata eseguita in età pediatrica. Circa il 10% delle finestre aorto-polmonari sono piccole e pertanto non in grado di stimolare lo sviluppo dell'ipertensione polmonare precoce. Le finestre aorto-polmonari sono spesso associate ad altre cardiopatie congenite, come il DIV, la tetralogia di Fallot, la stenosi sotto aortica, il difetto interatriale e il dotto arterioso pervio.

I pazienti con finestra aorto-polmonare si presentano sia con scompenso cardio-congestizio precoce o, se l'ipertensione polmonare è presente, con cianosi. Quando la finestra aorto-polmonare è relativamente piccola, i pazienti presentano un soffio continuo e segni di dilatazione del cuore sinistro a causa del sovraccarico di volume. Prima che la malattia vascolare polmonare irreversibile si sia sviluppata, i pazienti dovrebbero essere sottoposti a trattamento chirurgico correttivo. Anche la chiusura transcatetere con dispositivo è stata descritta.

Esame fisico

- Valutare l'assenza di comunicazione aorto-polmonare residua.
- Identificare le cardiopatie associate, se presenti.
- Identificare le dimensioni e la funzionalità del ventricolo sinistro.
- Escludere l'ipertensione polmonare.
- Escludere stenosi polmonari sopravalvolari importanti, quando sia stato eseguito un intervento chirurgico tipo "tunnel".

Gravidanza, endocardite e attività fisica

Si applicano gli stessi principi del tronco arterioso comune. Tuttavia il rischio della sindrome di DiGeorge, e quindi di ricorrenza della cardiopatia, è minore. Gravidanza e attività fisica sono largamente dipendenti dall'eventuale sviluppo dell'ipertensione polmonare. La maggior parte dei pazienti è sottoposta a profilassi dell'endocardite batterica per tutta la vita anche in ragione delle frequenti patologie associate.

Aneurismi del seno di Valsalva

Definizione e storia naturale

L'aneurisma del seno di Valsalva è definito come la dilatazione o ingrandimento di uno dei seni aortici tra l'anello valvolare aortico e la giunzione sino-tubolare (Fig. 21.2). La morfologia dell'aneurisma del seno di Valsalva può variare da una piccola isolata dilatazione del seno aortico (generalmente il seno destro) fino a un'estesa protrusione digitiforme dal corpo o dall'apice del seno. Questa protrusione tubolare può estendersi all'interno delle strutture adiacenti causando una varietà di sequele cliniche. Il seno coronarico destro è quello più frequentemente colpito da aneurisma (65-85%). Un'associazione con i DIV è molto frequente.

La diagnosi si ottiene tramite l'ecocardiografia.

La rottura degli aneurismi del seno di Valsalva può occasionalmente presentarsi in maniera drammatica con collasso cardiocircolatorio improvviso, oppure in forma cronica, in relazione alle dimensioni e alla sede della rottura.

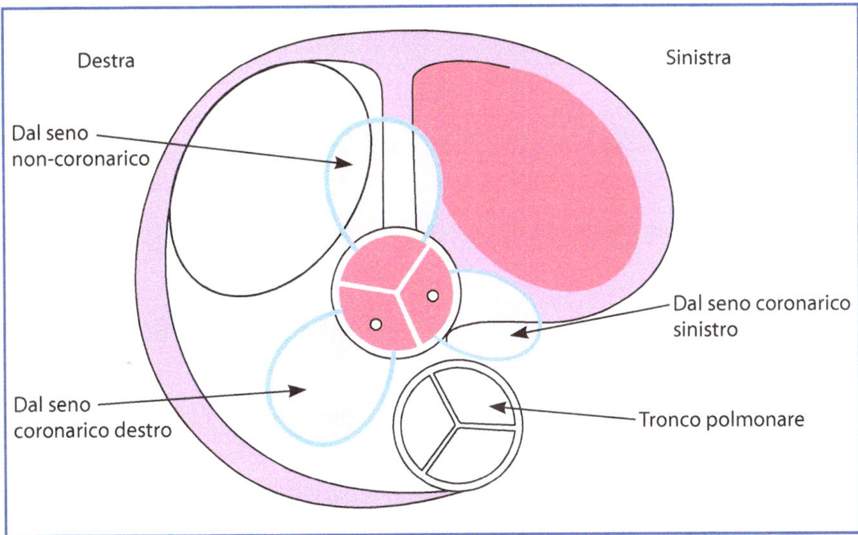

Figura 21.2 Aneurismi del seno di Valsalva. Varie origini e posizioni degli aneurismi di Valsalva (quando la base del cuore è vista da sopra)

Le camere "riceventi" più comuni sono:
- ventricolo destro (90%);
- atrio destro (10%);
- atrio sinistro (2-3%).

La perforazione libera all'interno del pericardio è generalmente associata a tamponamento cardiaco fatale, ma risulta essere estremamente rara.

L'arresto cardiaco e la morte improvvisa possono sopravvenire se la rottura causa una lesione acuta di un ostio coronarico. Una rottura con distorsione acuta della cuspide aortica può provocare insufficienza valvolare aortica e alterazione della funzione miocardica. Dolore toracico, tosse e mancanza d'aria sono spesso i primi sintomi riportati, associati al soffio contino "va e vieni" dovuto alla fistola. Le rotture degli aneurismi del seno di Valsalva vanno trattate chirurgicamente in modo tempestivo.

Gravidanza, endocardite e attività fisiche

Così come nella sindrome di Marfan, alle pazienti con aneurismi noti del seno di Valsalva dovrebbe essere sconsigliato l'intraprendere una gravidanza. In effetti la gravidanza potrebbe essere il fattore decisivo per accelerare l'intervento chirurgico. L'attività fisica dovrebbe essere regolata in base allo stato emodinamico del paziente; l'attività fisica estrema di tipo isometrico dovrebbe essere a ogni modo evitata. Tutti i pazienti vanno sottoposti a profilassi dell'endocardite batterica per tutta la vita.

Complicanze tardive degli aneurismi del seno di Valsava

Aneurismi non rotti	Aneurismi rotti
Compressive • Ostruzione del tratto di efflusso del ventricolo destro • Ostruzioni degli osti coronarici: ischemia, aritmia • Ostruzione del tratto di efflusso del ventricolo sinistro (rara) • Aritmia: tachicardia ventricolare • Blocco atrioventricolare *Emboliche* • Embolia periferica • TIA *Endocardite batterica*	• Tamponamento cardiaco • Shunt sinistro-destro • Scompenso cardiaco acuto • Insufficienza valvolare acuta (aortica, tricuspidalica) • Lesione acuta dell'arteria coronarica • Massa settale • Aritmia • Endocardite batterica

Riprodotta da Swan L (2003) Capitolo sugli aneurismi del seno di Valsalva. In: Diagnosis and Management of Adult Congenital Heart Diseases (ed. Gatzuolis, Webb e Daubeney) pp 239-243; Elsevier, Philadelphia, PA

Cor triatriatum

Il *cor triatriatum* è una rara cardiopatia congenita in cui la camera venosa polmonare comune è separata dal vero atrio sinistro da un setto fibromuscolare (Fig. 21.3). Circa il 70-80% dei casi di *cor triatriatum* è associato ad altre cardiopatie congenite, la più frequente delle quali è il difetto interatriale.

L'età di insorgenza e le manifestazioni cliniche sono in relazione diretta con il grado di ostruzione venosa polmonare. I pazienti con membrane severamente restrittive in genere presentano precocemente i segni dell'ipertensione polmonare. Un secondo gruppo di pazienti può presentarsi in età adulta con fibrillazione atriale e/o eventi tromboembolici come TIA o infarti. Questi pazienti hanno una porzione prossimale dell'atrio sinistro dilatata con vene polmonari dilatate che rappresentano la sorgente della fibrillazione atriale e della formazione dei trombi. Infine c'è un terzo gruppo di pazienti con minima o assente ostruzione del flusso a livello del *cor triatriatum*, la cui diagnosi può essere occasionale in corso di ecocardiografia. Con l'eccezione di questo ultimo gruppo, i pazienti dovrebbero essere sottoposti a trattamento chirurgico elettivo di escissione della membrana e di correzione delle cardiopatie associate con prognosi ottime.

La dilatazione della membrana sia intraoperatoria sia durante cateterismo cardiaco è stata descritta ma non garantisce una risoluzione definitiva dei sintomi.

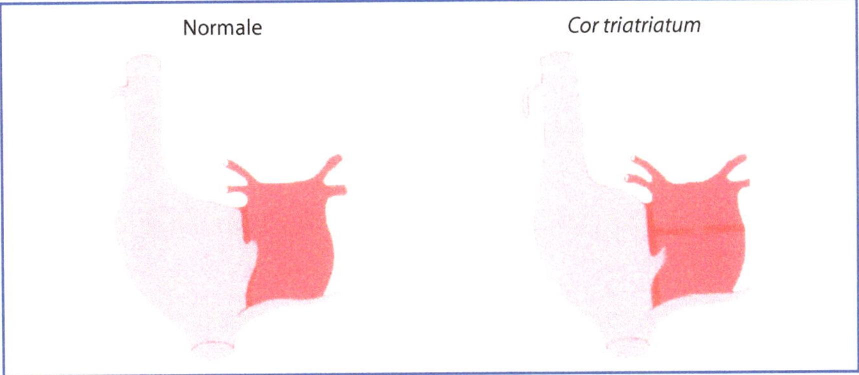

Figura 21.3 *Cor triatriatum*. Nel pannello di destra, è rappresentato come una membrana che divide l'atrio sinistro in camera prossimale (venoso-polmonare) e distale, paragonato al cuore normale (pannello di sinistra). Da notare il difetto interatriale di solito coesistente, che in questo caso si apre nella camera atriale distale sinistra

Gravidanza, endocardite e attività fisica

Dopo trattamento chirurgico correttivo del *cor triatriatum* e in assenza di ipertensione polmonare residua, non ci dovrebbero essere controindicazioni alla gravidanza (che può essere intrapresa con basso rischio). L'attività fisica non deve essere scoraggiata e fatta eccezione per i pazienti con lesioni emodinamiche residue non c'è alcuna necessità di profilassi dell'endocardite batterica.

Isomerismo atriale (eterotassia)

Il termine isomerismo, destro o sinistro, significa parti uguali e si riferisce alla duplicazione o alla predominanza a livello toracico e addominale degli organi che di norma sono rispettivamente di tipo destro o sinistro. È pertanto applicabile agli atri, ai bronchi, ai polmoni, alla milza ecc. (Fig. 21.4).

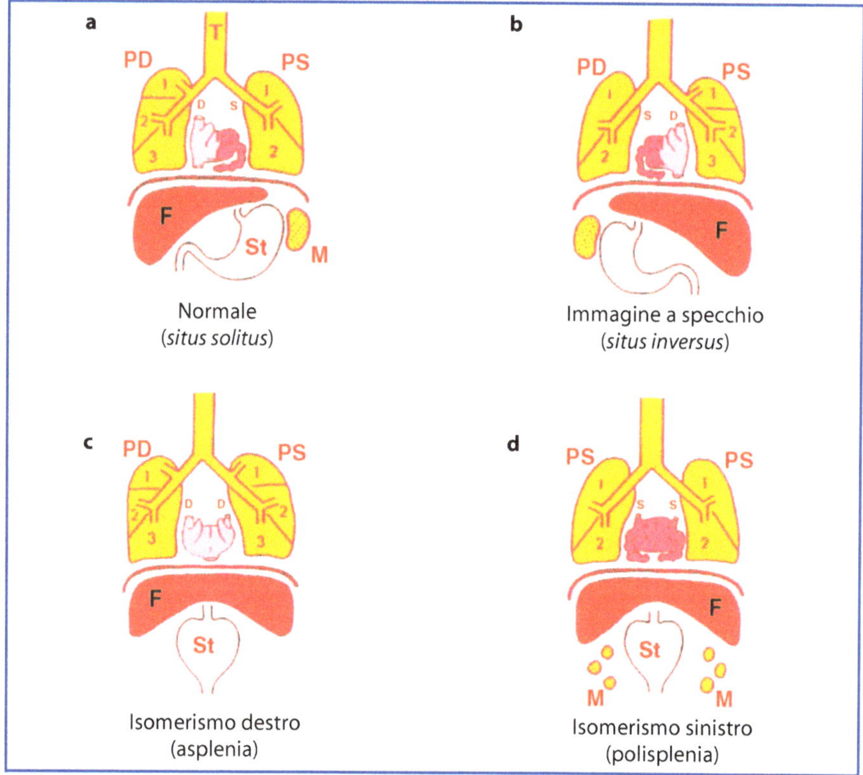

Figura 21.4 Isomerismo atriale destro e sinistro (rispettivamente sindrome asplenica e polisplenica). Presentazione atriale, bronchiale e addominale. Normale o *situs solitus* (**a**), immagine a specchio o *situs inversus* (**b**), isomerismo atriale destro o sindrome asplenica (**c**) e isomerismo atriale sinistro o sindrome polisplenica (**d**). *D*, atrio morfologicamente destro; *S*, atrio morfologicamente sinistro; *T*, trachea; *PD*, polmone destro; *PS*, polmone sinistro; *St*, stomaco; *F*, fegato; *M*, milza

L'isomerismo atriale sinistro (anche chiamato polisplenia) è associato a milze multiple. L'isomerismo atriale destro (sindrome asplenica) è associato a milze piccole o poco funzionanti, essendo queste ultime un organo di tipo sinistro. I pazienti con isomerismo atriale sinistro o destro, al di là della presenza di due atri morfologicamente sinistri o destri, presentano difetti intracardiaci associati nella quasi totalità dei casi.

Nei pazienti con isomerismo atriale destro sono spesso presenti anatomie cardiache complesse con fisiologia di ventricolo singolo. Per questi pazienti l'intervento di Fontan è l'unica via chirurgica percorribile.

Negli isomerismi atriali sono frequenti anche anomalie della conduzione che contribuiscono a incrementare la mortalità e la morbilità. Esistono poi altre importanti alterazioni non cardiache che possono modificare la prognosi di questi pazienti; i medici devono esserne informati affinché possano adottare misure appropriate. Un tipico esempio è rappresentato dall'asplenia funzionale nei pazienti con isomerismo atriale destro, con conseguente predisposizione alle infezioni da pneumococco. Questi pazienti traggono beneficio dalla terapia cronica orale con penicillina e da una periodica immunizzazione.

In generale, tutti i pazienti con isomerismo dovrebbero essere gestiti in centri per cardiopatici congeniti adulti di terzo livello.

Isomerismo atriale destro	Isomerismo atriale sinistro
Lesioni cardiache comuni	*Lesioni cardiache comuni*
Ritorno venoso polmonare anomalo totale	Interruzione della vena cava inferiore (con continuazione dell'azygos)
Difetto settale atrioventricolare	Ritorno venoso polmonare anomalo parziale
Trasposizione delle grosse arterie o ventricolo destro a doppia uscita	Difetto interatriale e/o difetto interventricolare
Stenosi o atresia polmonare	Ventricolo destro a doppia uscita
Morfologia delle vie aeree	*Morfologia delle vie aeree*
Polmoni a tre lobi, bilateralmente	Polmoni a due lobi, bilateralmente
Bronchi principali corti	Bronchi principali lunghi
Altro	*Altro*
Asplenia funzionale con immunodeficienza	Polisplenia
Malrotazione dell'intestino	Malrotazione dell'intestino
Corpi di Howell-Jolly nel sangue	Atresia biliare
Doppio nodo del seno o nodo atrioventricolare	Assenza del nodo del seno (con nodo atriale ectopico o pacemaker migrante) e/o blocco cardiaco completo.

Letture consigliate

Anderson RH, Devine W & Uemura H (1995) Diagnosis of heterotaxy syndrome. Circulation, 91, 906-908

Bertolini A, Dalmonte P, Bava GL, Moretti R, Cervo G & Marasini M (1994) Aortopulmonary septal defects. A review of the literature and report of ten cases. Journal of Cardiovascular Surgery, 35(3), 207-213

Gilljam T, McCrindle BW, Smallhorn JF, Williams WG & Freedom RM (2000) Outcomes of left atrial isomerism over a 28-year period at a single institution. Journal of the American College of Cardiology, 36, 908-916.

Hashmi A, Abu-Sulaiman R, McCrindle BW, Smallhorn JF, Williams WG & Freedom RM (1998) Management and outcome of right atrial isomerism: a 26 year experience. Journal of the American College of Cardiology, 31, 1120-1126

Kirklin JW & Barrett-Boyes BG (1993) Truncus arteriosus. In: Cardiac Surgery, 2nd edn, p 1140. Churchill Livingstone

Marcelletti C, McGoon DC & Mair DD (1976) The natural history of truncus arteriosus. Circulation, 54, 108

Takach TJ, Reul GJ, Duncan JM et al (1999) Sinus of Valsalva aneurysm or fistula: management and outcome. Annals of Thoracic Surgery, 68, 1573-1577

Tulloh RM & Rigby ML (1997) Transcatheter umbrella closure of aorto-pulmonary window. Heart, 77, 479-480

Van Son JA, Danielson GK, Schaff HV et al (1993) Cor triatriatum: diagnosis, operative approach, and late results. Mayo Clinic Proceedings, 68, 854-859

Williams JM, De Leeuw M, Black MD, Freedom RF, Williams WG & McCrindle BW (1999) Factors associated with outcomes of persistent truncus arteriosus. Journal of the American College of Cardiology, 34, 545-553

Capitolo 22

Ipertensione polmonare

Con il termine di ipertensione polmonare si intende un aumento della pressione arteriosa polmonare media superiore ai 25 mmHg a riposo o ai 30 mmHg durante attività fisica. Questo può essere dovuto o a un incremento del flusso attraverso il letto vascolare polmonare, come tipicamente avviene nelle cardiopatie congenite, o a una riduzione del calibro delle arteriole polmonari, come conseguenza di differenti possibili meccanismi.

Cause di ipertensione polmonare

Ipertensione polmonare arteriosa

- Ipertensione polmonare primaria (detta anche idiopatica, senza una causa specifica)
- Malattia vascolare del collagene
- Cardiopatie congenite (inclusa la fisiologia di Eisenmenger)
- Ipertensione portale
- Infezione HIV
- Droghe/tossine
- Farmaci inibitori dell'appetito

Ipertensione venosa polmonare

- Malattie valvolari cardiache delle sezioni sinistre
- Cardiomiopatia ipertrofica, restrittiva e/o dilatativa
- Mixoma atriale sinistro
- Compressione estrinseca delle vene polmonari
- Malattia occlusiva delle vene polmonari

Ipertensione polmonare associata a disordini respiratori

- Malattia polmonare cronica ostruttiva
- Malattia interstiziale dei polmoni
- Apnea notturna
- Disordini ipoventilatori alveolari
- Esposizione cronica all'altitudine
- Malattia neonatale dei polmoni

Ipertensione polmonare conseguente a malattia cronica embolica e/o trombotica

- Ostruzione trombo-embolica delle arterie polmonari prossimali
- Ostruzione distale delle arterie polmonari dovuta a:
  - embolia polmonare (trombi, tumore, parassiti, corpi estranei);
  - trombosi in situ;
  - anemia falciforme.

Ipertensione polmonare dovuta a disordini che colpiscono direttamente la vascolarizzazione polmonare

- Cause infiammatorie dovute a:
  - schistosomiasi;
  - sarcoidosi;
  - angiomatosi capillare polmonare.

Si pensa sia responsabile dell'ipertensione polmonare una serie di fattori scatenanti (Fig. 22.1), e in alcuni casi sembra essere presente una predisposizione genetica allo sviluppo dell'ipertensione polmonare.

Infine, l'ipertensione polmonare cronica (IPC) è associata a un ispessimento dell'intima delle arterie polmonari e a un'ipertrofia della media delle arterie più grandi (Fig. 22.2). I vasi possono essere totalmente occlusi dalla proliferazione endoteliale e/o secondaria alla trombosi intravascolare.

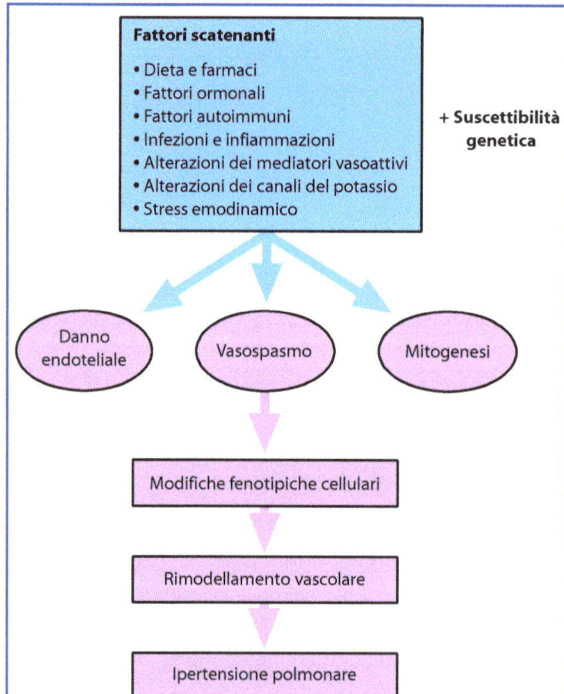

Figura 22.1 Diagramma dell'eziologia e della fisiopatologia dell'ipertensione polmonare. Riprodotta da Mikhail GW & Yacoub MH (2003) in Gatzoulis, Webb & Daubeney (ed.), Diagnosis and Management of Adult Congenital Heart Disease, Elsevier, Philadelphia, PA

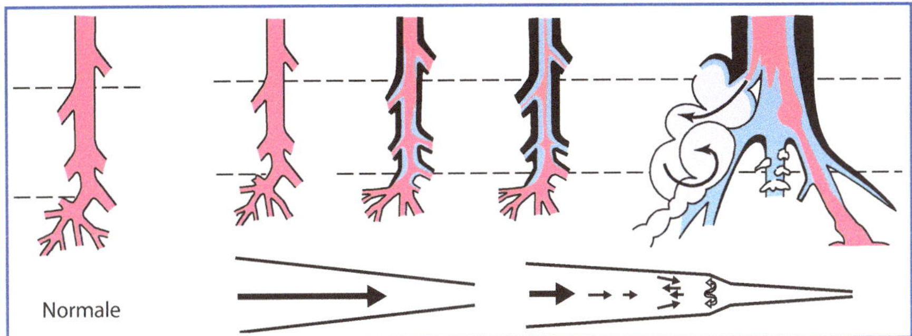

Figura 22.2 Evoluzione della malattia vascolare polmonare nel giovane che evidenzia una precoce riduzione nel numero delle arterie, l'incremento della muscolarità e lo sviluppo di proliferazione intimale. Il modello di flusso ematico cambia da laminare a turbolento col progredire della malattia. Riprodotta da Haworth SG (2002) Heart, 88, 658-664

Ipertensione polmonare primitiva

È una malattia rara con un'incidenza annuale approssimativa di 1 ogni 200000-1000000 di persone. È più comune nelle giovani donne. Una disfunzione endoteliale è stata identificata nell'ipertensione polmonare primitiva (IPP), sia come causa sia come effetto. Biopsie polmonari hanno dimostrato una ridotta espressione di ossido nitrico sintetasi, ridotti livelli di PGI2 e un aumento di endotelina-1, tutti fenomeni, questi, che contribuiscono all'ipertrofia e alla formazione di trombi nella microvascolatura polmonare. Anche i vasi polmonari più grandi possono contenere grandi trombi.

I fattori clinici implicati comprendono:

- piccoli emboli polmonari cronici;
- malattia vascolare del collagene (in associazione con il morbo di Raynaud);
- sclerodermia.

Sintomi e segni clinici

L'insieme dei sintomi della IPP è generalmente subdolo, con una diagnosi che generalmente viene fatta dopo molti anni. Sono comuni i seguenti sintomi.

- *Dispnea ingravescente*: i pazienti con ipertensione polmonare tendono a iperventilare per compensare l'ipossia arteriosa, con conseguente alterazione del rapporto ventilazione/perfusione nei polmoni e ridotta portata cardiaca.
- La *sincope* è comune: i pazienti con ipertensione polmonare presentano ridotta portata cardiaca e funzionalità ventricolare sinistra compromessa. In queste condizioni anche una tachicardia normalmente benigna può scatenare ipotensione sistemica e sincope emodinamica.
- *Angina*: i pazienti possono avere ischemia ventricolare destra.
- *Morte cardiaca improvvisa*: generalmente di tipo aritmico. Anche la rottura delle arterie polmonari è stata riportata.

I segni fisici in pazienti con ipertensione polmonare sono generalmente presenti in uno stadio avanzato della malattia e includono:
- cianosi centrale;
- una prominente onda "a" alla pressione venosa giugulare;
- ipertrofia ventricolare destra;
- pulsazione arteriosa polmonare palpabile;
- componente polmonare del secondo tono accentuata (spesso palpabile);
- terzo e quarto tono cardiaco negli stadi più avanzati;
- soffio diastolico da insufficienza polmonare (Graham Steell)/soffio pansistolico da insufficienza tricuspidalica;
- epatomegalia pulsatile, ascite ed edemi declivi periferici (stadi terminali).

Indagini strumentali utili

I pazienti con un sospetto diagnostico di IPP dovrebbero essere inviati senza esitazione a un centro specializzato, dove la diagnosi possa essere confermata e possa essere iniziata una terapia precoce al fine di ottenere i migliori benefici. È pertanto tassativo uno screening appropriato per i pazienti con sospetta ipertensione polmonare per avere una diagnosi precoce e iniziare il trattamento.
- ECG: ipertensione ventricolare destra severa (inversione dell'onda T in V_1-V_3), deviazione assiale destra e blocco di branca destra completo o incompleto. In genere, presenza di ritmo sinusale con evidenza di sovraccarico atriale destro. Intervallo PR sovente allungato (chiaro segno di dilatazione atriale destra).
- **Radiografia del torace** (Fig. 22.3): dimensioni cardiache normali (stadio precoce) con dilatazione del tronco dell'arteria polmonare e dei rami principali, ma scarsa immagine delle arterie periferiche. I campi polmonari perifericamente appaiono scuri e ipoperfusi.
- **Ecocardiografia:** conferma l'ipertensione polmonare e l'ipertrofia ventricolare destra. L'insufficienza tricuspidalica e polmonare sono fre-

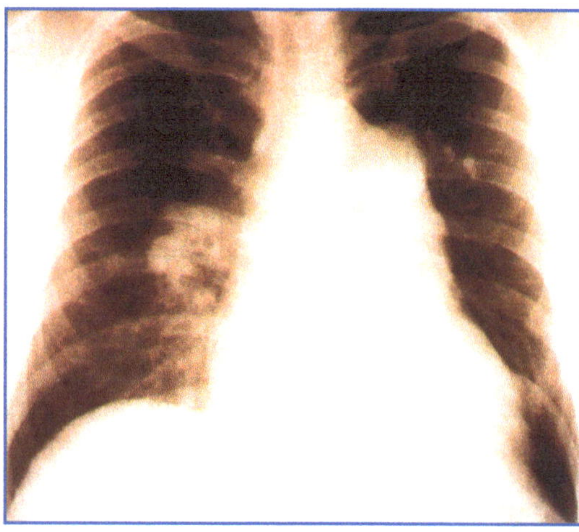

Figura 22.3 Radiografia del torace di un paziente con ipertensione polmonare arteriosa primitiva. Si evidenziano una cardiomegalia di grado tra moderato e severo e una marcata dilatazione delle arterie polmonari centrali. È presente un'immagine "potata" delle arterie polmonari periferiche in contrasto con l'immagine radiografica dei pazienti con fisiologia di Eisenmenger (*vedi* Fig. 20.1a)

quentemente presenti. Fornisce informazioni sulla pressione ventricolare destra attraverso il gradiente pressorio Doppler dell'insufficienza tricuspidalica. Esclude cause occulte del cuore sinistro come possibile ragione dell'ipertensione polmonare, quali malattia valvolare aortica o mitralica, mixoma atriale, *cor triatriatum*, ecc.

- **Cateterismo cardiaco:** rimane l'esame fondamentale per stabilire la diagnosi di ipertensione polmonare primitiva. L'ipertensione polmonare è definita come un aumento della pressione arteriosa polmonare media >25 mmHg a riposo o >30 mmHg durante attività fisica. Durante il cateterismo cardiaco vengono eseguite misurazioni emodinamiche della pressione delle sezioni cardiache destre, della portata cardiaca, della saturazione del sangue venoso misto e delle resistenze vascolari polmonari (*vedi* Appendice per la formula di calcolo dello shunt e delle resistenze vascolari polmonari) vengono anche eseguiti test di risposta ai vasodilatatori (reversibilità dell'ipertensione). Il cateterismo cardiaco in questi pazienti non è esente da rischi.
- **Test del cammino per 6 minuti:** è utile per valutare la severità dei sintomi in pazienti con ipertensione polmonare e per monitorare i singoli pazienti e la loro risposta alla terapia.

Trattamento

L'ipertensione polmonare *primitiva* rimane purtroppo una malattia progressiva e fatale con una media di sopravvivenza dal momento della diagnosi da due a tre anni. Tuttavia nuove modalità terapeutiche e la possibilità di stabilire una diagnosi sempre più precoce danno maggiori speranze ai pazienti in questa condizione.

Le terapie maggiormente in uso sono elencate sotto.

- *Anticoagulazione*: di routine. È dimostrato che aumenta la sopravvivenza.
- *Calcio-antagonisti*: si richiedono alti dosaggi di farmaci ad azione prolungata ma solo il 20% circa dei pazienti risponde positivamente a questa terapia. Un eventuale graduale incremento del dosaggio è possibile sotto stretto monitoraggio. Dosaggi tipici: nifedipina 180-240 mg al giorno o diltiazem 720 mg al giorno. Si possono presentare complicanze come ipotensione sistemica. I pazienti che rispondono positivamente a questa terapia hanno una miglior prognosi.
- *Ossigeno domiciliare*: può aiutare i pazienti che possono essere trattati a casa.
- *Prostaciclina intravenosa* (epoprostenol): infusione attraverso una linea venosa centrale. È dimostrato che migliora i sintomi, l'emodinamica e la sopravvivenza. È generalmente riservata ai casi più severi o con maggior deterioramento clinico e può essere utilizzata in attesa del trapianto. Il dosaggio infusionale è determinato con un cateterismo del cuore destro. Iniziare con 2 ng/Kg/min e aumentare di 2 ng/Kg/min ogni 15 min. L'aumento del dosaggio si interrompe quando la pressione arteriosa si riduce del 40%, o la frequenza cardiaca aumenta del 40%, o quando il paziente presenta sintomi di intolleranza (nausea, vomito, cefalea, ecc.).
- *Prostacicline sottocutanee*: questa forma di prostaciclina migliora le capacità funzionali e l'emodinamica polmonare. Esistono tuttavia problematiche legate al dolore da iniezione, che possono limitarne l'utilizzo.

- *Beraprost*: è un analogo della prostaciclina orale che è stato dimostrato avere un effetto vasodilatatore e anti-aggregante piastrinico simile alla prostaciclina, efficace per via orale.
- *Ossido nitrico inalatorio*: è un vasodilatatore polmonare selettivo, frequentemente utilizzato in ospedale per ridurre drasticamente la pressione arteriosa polmonare in pazienti con ipertensione polmonare primitiva. Può essere usato per donne in gravidanza con ipertensione polmonare arteriosa.
- *Bosentan*: è un antagonista dei recettori dell'endotelina orale, il cui effetto dimostrato è un beneficio sull'ipertensione polmonare. Recenti studi hanno evidenziato un miglioramento dell'emodinamica polmonare, delle capacità funzionali e della classe funzionale. Il bosentan è facile da somministrare ed è a basso rischio.
- *Sildenafil*: è un inibitore del fattore 5 fosfodiesterasi del GMP ciclico, capace di ridurre la degradazione della guanosina monofosfato ciclica (GMPc). Determina un rilascio locale di ossido nitrico e vasodilatazione.
- *Trattamento chirurgico*
  - *Septostomia atriale*: è dimostrato un effetto benefico nei pazienti con frequenti episodi di sincope. Creando uno shunt destro-sinistro a livello atriale, è possibile decomprimere il ventricolo destro e migliorare il riempimento ventricolare sinistro al fine di mantenere un'adeguata portata cardiaca. Esiste comunque il rischio di una desaturazione di ossigeno eccessiva e la procedura di per sé è ad alto rischio.
  - *Tromboendoarterectomia*: rimozione chirurgica di materiale trombotico praticata nei pazienti con ipertensione polmonare cronica di tipo tromboembolico a scarsa prognosi. La mortalità operatoria è generalmente inferiore al 10% nei centri migliori; offre buoni risultati a lungo termine, caduta delle resistenze vascolari polmonari e miglioramento della funzione ventricolare destra.
  - *Trapianto cuore polmoni*: riservato ai pazienti con progressivo deterioramento clinico non rispondente alla terapia medica. Attualmente, grazie al continuo miglioramento delle tecniche chirurgiche e della terapia immunosoppressiva, la sopravvivenza a un anno per questo gruppo di pazienti ad altissimo rischio raggiunge il 65-70%. La bronchiolite ostruttiva, tuttavia, rimane la complicanza maggiore a lungo termine.

Letture consigliate

Abenhaim L, Moride Y, Brenot F et al (1996) Appetite-suppressant drugs and the risk of primary pulmonary hypertension. International Primary Pulmonary Hypertension Study Group. New England Journal of Medicine, 335(9), 609-616

Barst RJ, Rubin LJ, Long WA et al (1996) A comparison of continuous intravenous epoprostenol (prostacyclin) with conventional therapy for primary pulmonary hypertension. The Primary Pulmonary Hypertension Study Group. New England Journal of Medicine, 334(5), 296-302

Channick RN, Simonneau G, Sitbon O et al (2001) Effects of the dual endothelin-receptor antagonist bosentan in patients with pulmonary hypertension: a randomised placebo-controlled study. Lancet, 358, 1119-1123

Gibbs JSR (2001) Recommendations on the management of pulmonary hypertension in clinical practice. Heart, 86 (Suppl) i11-i13

McLaughlin VA, Genthner DE, Panella MM & Rich S (1998) Reduction in pulmonary vascular resistance with long-term epoprostenol (prostacyclin) therapy in primary pulmonary hypertension. New England Journal of Medicine, 338, 273-277
Mikhail G, Gibbs JSR, Richardson M et al (1997) An evaluation of nebulized prostacyclin in primary and secondary pulmonary hypertension. European Heart Journal, 18, 1499-504
Nagaya N, Uematsu M, Okano Y et al (1999) Effect of orally active prostacyclin analogue on survival of outpatients with primary pulmonary hypertension. Journal of the American College of Cardiology, 34, 1188-1192
Prasad S, Wilkinson J & Gatzoulis MA (2000) Sildenafil in primary pulmonary hypertension. New England Journal of Medicine, 343, 1342-1343
Rich S, Dantzker DR, Ayres SM et al (1987) Primary pulmonary hypertension. A national prospective study. Annals of Internal Medicine, 107(2), 216-223
Rubin LJ, Badesch DB & Barst RJ (2002) Bosentan therapy for pulmonary arterial hypertension New England Journal of Medicine, 346, 896-903
Wilkins H, Guth A, Konig J et al (2001) Effect of inhaled iloprost plus oral sildenafil in patients with primary pulmonary hypertension. Circulation, 104, 1218-1222

Parte 3

Emergenze e situazioni cliniche particolari

Capitolo 23

Aritmie e sincopi

L'aritmia è parte della storia "naturale" di molte cardiopatie congenite e del loro trattamento chirurgico. La perdita del ritmo sinusale è una delle cause più frequenti di ospedalizzazione. Sfortunatamente in questo gruppo di pazienti le aritmie sono spesso difficili da identificare (una aritmia atriale lenta da rientro può superficialmente apparire come un ritmo sinusale) e sono associate a una significativa morbilità, resistenza alla terapia e difficoltà al trattamento in elettrofisiologia. Si aggiunga poi che il sintomo delle palpitazioni può trasformare un giovane adulto nel pieno della propria attività lavorativa in qualcuno incapace di portare avanti il proprio lavoro o di rendersi funzionalmente indipendente all'interno di una comunità.

I disturbi del ritmo sopraventricolari rappresentano le aritmie più comuni in questo gruppo di pazienti. In un cuore funzionalmente compromesso un'aritmia sopraventricolare rapida può avere effetti devastanti quanto una tachicardia ventricolare. In particolare, un flutter atriale può essere condotto 1:1 e può essere causa di collasso cardiovascolare in questa popolazione relativamente giovane di pazienti. In termini pratici, è assolutamente fondamentale che tutti i soggetti ad alto rischio siano con regolarità sottoposti a un ECG a 12 derivazioni al fine di identificare precocemente i flutter atriali lenti non sintomatici.

Invece di citare la miriade di aritmie che possono essere riscontrate in questa popolazione di pazienti, ci focalizzeremo dal punto di vista pratico sul trattamento di alcune tra le forme più frequenti (*vedi* Tabella 23.1).

Flutter atipico (tachicardia intra-atriale da rientro)

Il flutter atipico o più comunemente tachicardia intra-atriale da rientro è una causa comune di aritmia e palpitazioni nei pazienti precedentemente sottoposti a chirurgia atriale. Precedenti interventi chirurgici e stiramenti dell'atrio sono il substrato per lo sviluppo di circuiti multipli attorno alle barriere elettriche delle linee di sutura e delle cicatrici. Queste palpitazioni sono frequenti e sono spesso causa di numerosi ricoveri ospedalieri. In fase acuta la cardioversione farmacologica è raramente coronata da successo e spesso questi pazienti richiedono la cardioversione elettrica.

L'amiodarone e i beta-bloccanti sono i farmaci più frequentemente utilizzati. Altre forme di terapia preventiva come il pacing atriale o il defi-

Tabella 23.1

Ritmo	Anatomia tipica	Commenti
Flutter atriale atipico (rientro intra-atriale)	Mustard, Senning, Fontan (vecchie tecniche) Chirurgia del difetto interatriale (DIA)	Spesso ricorrente e richiede ripetute cardioversioni elettriche Limitate opzioni farmacologiche se associate con ridotta funzionalità ventricolare Frequenti circuiti multipli quando mappati in elettrofisiologia (esistenza di flutter atriali tipici istmo-dipendenti) Un flutter refrattario può costituire un'indicazione per ripetere l'intervento di Fontan
Vie accessorie	Tipicamente nell'anomalia di Ebstein della valvola tricuspide	Possono terminare con la somministrazione intravenosa di adenosina in pronto soccorso L'ablazione transcatetere è il trattamento di scelta
Fibrillazione atriale	DIA specialmente nei pazienti più anziani	Può persistere o svilupparsi nonostante la correzione del DIA, specialmente nei pazienti sottoposti a trattamento chirurgico dopo i 40 anni Può presentare altre comorbilità: ipertensione, disfunzione ventricolare sinistra
Tachicardia ventricolare	Disfunzione miocardia Scompenso del ventricolo sistemico Tetralogia di Fallot Correzione del difetto interventricolare	Nella tetralogia di Fallot un QRS >180 ms è fattore di rischio Identificare eventuali difetti emodinamici residui Considerare l'eventuale impianto di un defibrillatore intracardiaco Considerare l'eventuale ablazione Si può presentare come morte improvvisa

brillatore atriale possono ridurre il numero degli episodi acuti ma raramente eliminano del tutto il problema. A differenza delle forme tradizionali di flutter, queste onde flutter possono essere lente e disomogenee. Talvolta sono difficili da identificare, in particolare quando il ritmo atriale è lento. Alcuni circuiti da rientro intra-atriale possono non essere istmo-dipendenti e possono richiedere alcune tra le più moderne tecniche di mappaggio per guidare l'ablazione.

Tachicardia ventricolare

La tachicardia ventricolare (TV) colpisce in prevalenza pazienti precedentemente sottoposti a ventricolotomia (correzione di difetto interventricolare e/o tetralogia di Fallot con tecniche chirurgiche ora in disuso), pazienti con tetralogia di Fallot accompagnata da insufficienza polmonare severa e insufficienza ventricolare destra, e pazienti con disfunzione del ventricolo sistemico (pazienti con cuore univentricolare, Fontan e ventricolo destro sistemico). La stratificazione del rischio è estremamente difficile in questo gruppo di pazienti ma una durata del QRS prolungata è stata dimostrata essere un marker di rischio per improvvisa TV e morte cardiaca improvvisa, almeno nel gruppo dei pazienti con tetralogia di Fallot. Il significato di una TV non persistente all'Holter o durante test da sforzo è meno chiara. Una precisa identificazione del quadro emodinamico di questi pazienti è parte integrante del trattamento delle aritmie e della modificazione del rischio. Indipendentemente da tutto, comunque, le aritmie possono ricomparire a distanza. Il defibrillatore automatico intracardiaco ha un ruolo importante in questi pazienti. Le indicazioni per l'impianto del defibrillatore intracardiaco tuttavia non sono ancora chiare ma tale terapia è da considerarsi comunque salva vita per molti di questi pazienti. La programmazione di queste apparecchiature richiede una cura estrema in quanto in questi pazienti si possono spesso associare aritmie sopraventricolari. Questi pazienti devono essere gestiti da elettrofisiologi con conoscenze di cardiopatie congenite.

Aritmie atriali e difetto interatriale

Il flutter atriale e la fibrillazione atriale sono comunemente associati ai difetti interatriali (DIA). La correzione precoce (prima dei 40 anni di vita) riduce il rischio di palpitazioni ma non lo elimina completamente. Lo stiramento della parete atriale, la fibrosi atriale destra e il tessuto delle vene polmonari rappresentano dei substrati aritmogenici. A breve termine, circa i due terzi dei pazienti con flutter atriale parossistico o fibrillazione prima della chiusura del difetto interatriale miglioreranno clinicamente al trattamento chirurgico. Tuttavia le aritmie possono ripresentarsi dopo lungo tempo, specialmente nei pazienti più anziani. L'approccio corrente è quello di combinare la chiusura chirurgica del DIA con una procedura MAZE. In corso di chiusura transcatetere del DIA invece, l'ablazione delle vene polmonari può diventare parte della terapia standard. In questa ottica, è importante che il problema venga accuratamente valutato prima della chiusura del difetto, prima cioè di interrompere l'accesso diretto all'atrio sinistro per l'elettrofisiologo.

I pazienti congeniti con un'aritmia: terapia d'emergenza

1. Identificare le compromissioni emodinamiche: eseguire manovre rianimatorie se necessario. Se continua l'ipotensione considerare una cardioversione elettrica urgente.
2. Valutare l'aritmia nel contesto della lesione e delle precedenti terapie. Una complessa tachicardia spesso non è ventricolare in questa situazione. **Consultare tempestivamente lo specialista di riferimento.** L'aritmia può essere un problema ricorrente ben conosciuto dal cardiologo del paziente.

3. Valutare la terapia anticoagulante e la sua efficacia (controllare un recente INR).
4. I pazienti ad alto rischio non dovrebbero rimanere per lungo tempo in aritmia. I pazienti con fisiologia di Fontan e quelli con una sofferenza ventricolare dovrebbero essere immediatamente sottoposti a cardioversione. Una ecografia transesofagea può rendersi utile al fine di valutare la presenza di trombi intracardiaci se l'INR è <2,5 (evitare una ventilazione a pressione positiva in pazienti con Fontan in quanto possibile causa di effetti deleteri su tale particolare circolazione).
5. Cercare di evitare i farmaci antiaritmici che siano anche isotropi negativi in pazienti con scarsa emodinamica. Evitare l'utilizzo contemporaneo di più farmaci. Valutare l'intervallo QT e cercare di evitare farmaci pro-aritmici.
6. Nel predisporre il trattamento con farmaci anti-aritmici o la cardioversione elettrica formulare un piano di azione nell'eventualità che il paziente diventi bradicardico. Valutare se: il pacing transvenoso è possibile/necessario; esiste un accesso venoso sicuro, ecc.
7. **Consultare tempestivamente lo specialista di riferimento.** Per portare un esempio, se è noto che il paziente è soggetto a frequenti episodi di aritmia si potrà valutare la possibilità di un'immediata ablazione transcatetere.
8. Valutare la prevenzione: substrato anatomico, chirurgia emodinamica, farmaci, ablazione, dispositivi.
9. Ponderare bene se trasferire un paziente con grave tachicardia a un'altra unità. Spesso è preferibile trattare questi pazienti con un consulto attraverso telefono/fax, per poi trasferirli una volta che la stabilità emodinamica sia stata raggiunta.

Flutter atriale atipico in medicina d'urgenza

- La cardioversione farmacologica è *raramente efficace*.
- Valutare una cardioversione elettrica precoce (stesso giorno) per i soggetti ad alto rischio.
- I farmaci di uso più frequente sono l'amiodarone, il beta-bloccante per via endovenosa e il diltiazem per via endovenosa.
- Ricordarsi dell'anticoagulazione.
- Ecocardiografia transesofagea al fine di valutare i trombi.

Prevenzione

Reintervento

Un esempio tipico è rappresentato da un paziente con un circuito di Fontan ostruito e un atrio destro del diametro di 11 cm. Nessun tipo di trattamento farmacologico o di intervento transcatetere garantirà il ritorno e il mantenimento del ritmo sinusale. Se c'è indicazione al trattamento chirurgico per lesioni emodinamiche residue, valutare un intervento elettrofisiologico nel caso in cui siano associate palpitazioni (procedura MAZE chirurgica).

Perché cercare di mantenere il ritmo sinusale in questi pazienti?

- Controllo dei sintomi (ottimizzando l'emodinamica).
- Miglioramento della funzione cardiaca e dell'attività fisica.

- Ridotto rischio tromboembolico (in particolar modo nei soggetti con Fontan).
- Miglioramento emodinamico; i pazienti possono essere dipendenti dal riempimento atriale e dalla sincronicità atrioventricolare (es.: cardiomiopatia ipertrofica ostruttiva).
- Il controllo della frequenza cardiaca è spesso difficile in questi giovani pazienti.
- La conversione al ritmo sinusale è spesso più facile da ottenere se ricercata precocemente.
- Potenziali benefici nella sopravvivenza (es.: pazienti con Mustard).

Terapia farmacologica

Prescrivere farmaci anti-aritmici può essere difficile in questo gruppo di pazienti. Questo è particolarmente vero nei pazienti più compromessi e con la peggiore funzionalità ventricolare. Oltre a ciò, la terapia farmacologia potrebbe protrarsi per svariate decadi con possibili complicanze, come i disordini della tiroide nella terapia a lungo termine con amiodarone. I risultati terapeutici dell'utilizzo del dofetalide non sono ancora stati identificati in questo gruppo di pazienti.

Fattori da considerare prima della prescrizione di farmaci anti-aritmici

- La terapia può essere necessaria per lungo tempo.
- Questi pazienti possono essere a rischio per una disfunzione del seno e del nodo atrioventricolare.
- I pazienti possono avere difetti di conduzione e prolungati intervalli QRS e QT, con possibili effetti pro-aritmici.
- I farmaci inotropici negativi sono scarsamente tollerati nei casi di ventricoli unici.
- La gravidanza va tenuta in considerazione nei pazienti di sesso femminile.
- In realtà i farmaci più comunemente utilizzati in questa popolazione di pazienti sono l'amiodarone e i beta-bloccanti, incluso il sotalolo.

Tecniche ablative

Le tecnologie ablative migliorano costantemente. Le nuove tecniche di mappatura (es.: sistema CARTO) e i nuovi cateteri che consentono bruciature più profonde e più precise rappresentano i due progressi più importanti per questi pazienti, che tuttavia rimangono pazienti difficili per i problemi di accesso, i circuiti multipli e le pareti atriali particolarmente spesse. Nondimeno per la maggior parte dei pazienti un'ablazione riuscita ha sicuramente un enorme impatto sulla qualità della vita e dovrebbe essere sempre presa in considerazione.

Dispositivi per il pacing

I dispositivi per il pacing esercitano un ruolo crescente nei pazienti con cardiopatia congenita. Vanno ovviamente maneggiati da esperti del settore. Accessi difficoltosi, shunt residui (con rischio di embolia paradossa) e connessioni atrio-polmonari possono rappresentare un'indicazione per il pacing epicardico. Defibrillatori atriali, defibrillatori ventricolari e sistemi di pacing biventricolari sono tutti esempi di nuove modalità di crescente e importante impatto nel trattamento di questi pazienti. Restano da definire le indicazioni relative, il timing e i risultati a lungo termine.

Sincope

La sincope è un sintomo preoccupante in questo gruppo di pazienti, in particolare nei pazienti cianotici e nei pazienti con ipertensione polmonare. Nei pazienti giovani possono comunque presentarsi forme benigne, come le sincopi vasovagali posturali o le sincopi gestazionali precoci in corso di gravidanza. In ogni caso, la sincope merita sempre grande attenzione.

Cause cardiovascolari di sincopi in pazienti con cardiopatia congenita

- Tachiaritmia (i sintomi dipendono dalla frequenza cardiaca e dal substrato emodinamico).
- Malattia del nodo del seno o del nodo atrioventricolare.
- Malattia tromboembolica polmonare.
- Ridotta portata cardiaca da lesione ostruttiva (es.: condotto).
- Cianosi severa.
- Ostruzione acuta di una protesi valvolare (trombosi).
- Dissezione, rottura dell'aorta.
- Ischemia.
- Ipotensione farmaco-dipendente, soprattutto di tipo posturale.
- Stimolo vasovagale.
- Benigna.

Per identificare le anomalie anatomiche o elettriche è necessario sottoporre i pazienti a una serie di esami di base (ecocardiografia, ECG 12 derivazioni e Holter 24 ore).

Nota: nell'ambito di un sospetto di tromboembolia polmonare, esistono molte insidie interpretative nell'angio-TC e nello studio del rapporto ventilazione perfusione, in special modo per i pazienti con shunt e anastomosi sistemico-polmonare.

È una buona norma, e dovrebbe sempre essere ricordato ai pazienti adulti con cardiopatia congenita, conservare una copia di un ECG a riposo nella cartella dei documenti medici personali.

Capitolo 24

Sospetto di endocardite infettiva

Nonostante l'introduzione di nuovi e sempre più specifici test diagnostici e l'avvento di antibiotici di nuova generazione e tecniche chirurgiche migliori, l'endocardite rimane una potenziale complicanza letale. È una causa comune di ospedalizzazione urgente tra gli adulti con cardiopatia congenita. Vengono qui di seguito dati alcuni consigli pratici. Per maggiori informazioni si rimanda al Capitolo 4.

Prevenzione

Il primo obiettivo per chiunque si occupi di pazienti con cardiopatia congenita rimane la prevenzione. In senso lato: non basta assicurarsi che il paziente sappia di dover prendere gli antibiotici al momento di andare dal dentista.

I seguenti punti risultano essere estremamente importanti:

1. Capire perché gli antibiotici vengono prescritti in maniera profilattica.
2. Conoscere le procedure non dentistiche che possono richiedere la profilassi.
3. Conoscere le nozioni di base per la prevenzione infettiva delle ferite.
4. Ricevere istruzioni su come agire in caso di attacchi febbrili.
5. In particolare, i pazienti dovrebbero essere incoraggiati a richiedere colture ematiche e batteriologiche (urine, escreato, ecc.) prima di iniziare una terapia antibiotica alla cieca.
6. Informare i pazienti circa le manifestazioni subacute dell'endocardite, come una inspiegabile perdita di peso o l'anoressia.

La diagnosi di endocardite non dovrebbe essere mai mancata. Occorre anche ricordare che la maggior parte dei pazienti con cardiopatia congenita e febbre, generalmente non ha un'endocardite infettiva. Tuttavia i medici che hanno in cura un gran numero di pazienti con cardiopatia congenita dovrebbero sempre e comunque dedicare del tempo al fine di escludere la diagnosi di endocardite in tali pazienti (*vedi di seguito*).

Il paziente con cardiopatia congenita e febbre

Anamnesi

Punti chiave della diagnosi con particolare riguardo alla stratificazione del rischio

- Anamnesi degli eventi predisponenti.
- Sintomi di scompenso emodinamico.
- Sintomi di complicanze.

Esame fisico
- Segni classici spesso assenti.
- Esame accurato della pelle: rush, punti di entrata.
- Nuovi soffi cardiaci (richiede una precedente descrizione/documentazione).
- Esclusione di altre possibili cause di febbre.
- Peggioramento emodinamico: tachicardia, scompenso cardiaco.

Test ematici indispensabili
- Emocolture.
- Emocromo e formula leucocitaria.
- Funzione renale.
- Funzione epatica e protidogramma.
- Immunoglobuline, autoanticorpi: se la diagnosi non è chiara.
- Proteina C reattiva.

Prelievi
- Urine: analisi delle urine e analisi colturale.
- Escreato.
- Altri prelievi microbiologici secondo indicazioni.

Elettrocardiogramma
- Modifiche, in special modo nuovi difetti di conduzione.

Diagnostica per immagini
- Radiografia del torace: modifiche dell'indice cardiotoracico, modifiche del parenchima in caso di eventi embolici.
- Ecocardiografia: inizialmente transtoracica ma poi transesofagea in particolare se sono presenti lesioni complesse (si ricordi che l'assenza di vegetazioni non esclude l'endocardite).
- TC/RM: per le complicanze quali emboli infettivi e infarti cerebrali e della milza.

L'endocardite può presentarsi anche nel caso in cui vengano attuate le migliori cure preventive. Spesso la sorgente dell'infezione rimane sconosciuta, infatti solo il 40% dei casi è riconducibile a una chiara causa predisponente (es.: chirurgia cardiaca o dentaria).

Le sedi più frequenti dell'endocardite negli adulti con cardiopatia congenita sono rappresentate dai piccoli difetti interventricolari, dalla stenosi del tratto di efflusso del ventricolo sinistro o da un condotto ostruito delle sezioni destre. La presenza di un qualsiasi materiale cardiaco protesico (patch, valvole, condotti) è un altro fattore di rischio per le infezioni. Gli agenti patogeni più comunemente responsabili sono lo streptococco, l'enterococco, lo stafilococco e i germi del gruppo HACEK (*Haemophilus*, *Actinobacillus*, *Cardiobacterium*, *Eikenella*, *Kingella*).

Diagnosi

La diagnosi di endocardite infettiva risulta essere quasi sempre difficoltosa. Questo è particolarmente vero per i pazienti con cardiopatia congenita che abbiano subito una chirurgia complessa o che presentino materiale

Tabella 24.1 Endocardite infettiva

Criteri patologici
Evidenza patologica e microbiologica di vegetazioni o ascessi intracardiaci

Criteri clinici
2 maggiori o 1 maggiore e 3 minori o 5 minori

Criteri MAGGIORI:
Emocolture: 2 emocolture separate positive con identificazione di un organismo atipico
Colture positive persistenti con un organismo compatibile con endocardite infettiva.
Coinvolgimento dell'endocardio
Immagine positiva ecocardiografica di vegetazione classica o ascesso o parziale distacco di una valvola protesica
Nuova insufficienza valvolare

Criteri MINORI:
Condizione cardiaca predisponente
Temperatura >38°C
Manifestazioni vascolari
Fenomeni immunologici
Evidenza microbiologica (non sufficiente per essere considerata criterio maggiore)
Caratteristiche ecocardiografiche (suggestivo ma non sufficiente per essere un criterio maggiore)

protesico intracardiaco intravascolare. In questo gruppo di pazienti i classici segni di endocardite sono spesso assenti: evidenza di una infezione su una valvola, emboli periferici e fenomeni vascolari immunologici. Questo è soprattutto vero per le endocarditi acute delle sezioni destre.

La maggior parte dei medici utilizza i criteri diagnostici di Duke ma occorre ricordare che questi dovrebbero essere utilizzati da clinici esperti in cardiopatie congenite dell'adulto (Tabella 24.1). L'anamnesi, gli esami culturali e le immagini radiografiche rappresentano comunque ancora la base della diagnosi.

Ecocardiografia

Anche con le più moderne tecniche diagnostiche (in particolare l'ecocardiografia), la diagnosi di endocardite non è semplice e può essere tardiva. Tuttavia l'ecocardiografia rimane la tecnica diagnostica più importante. L'ecocardiografia transtoracica ha una bassa sensibilità per la diagnosi delle vegetazioni (<60%). I pazienti con lesioni cardiache complesse, condotti, valvole, e lesioni delle sezioni destre sono particolarmente difficili da valutare. In questi gruppi l'indicazione a eseguire un'ecocardiografia transesofagea dovrebbe essere posta con rapidità e precocemente.

Uno studio transesofageo con esito negativo non esclude l'endocardite infettiva e quindi le altre informazioni diagnostiche (riferite al paziente) dovrebbero essere riviste approfonditamente. In generale un'ecocardiografia transtoracica e transesofagea entrambe negative hanno un valore predittivo negativo del 95%. Il valore corrispettivo per i pazienti con cardiopatia congenita non è noto. Pertanto in presenza di sospetto clinico marcato è opportuno ripetere esami e analisi.

L'ecocardiografia serve altresì per monitorare la risposta alla terapia, la valutazione delle dimensioni delle vegetazioni o l'evoluzione delle complicanze emodinamiche. Alcune di queste complicanze, per esempio gli ascessi dell'anello aortico, possono essere ben valutate e identificate con l'ecocardiografia transesofagea.

Germi rari

Le cause delle endocarditi con colture negative sono ben conosciute e ampiamente descritte nelle linee guida ACC/AHA. I pazienti con cardiopatie cianotiche possono essere immunocompromessi e pertanto maggiormente vulnerabili alle infezioni da germi rari (febbre Q o infezioni da funghi).

La presenza di grosse vegetazioni, di infezioni metastatiche e di invasioni perivalvolari è suggestiva di endocardite da funghi. La prognosi in questi pazienti è critica.

Trattamento

Una stretta collaborazione e comunicazione con il microbiologo e/o l'infettivologo è fondamentale nel trattamento delle endocarditi infettive. Una terapia antibiotica prolungata e l'identificazione di accessi intravenosi possono essere problematiche nei pazienti con cardiopatia congenita che hanno precedentemente avuto numerose linee di infusione e procedure. Un catetere venoso centrale posizionato perifericamente può essere un'opzione meno traumatica di una linea di Hickmann o di altre linee venose centrali.

Chirurgia

Il team cardiochirurgico dovrebbe sempre essere informato in presenza di un paziente con cardiopatia congenita che abbia sviluppato endocardite. Le eventuali opzioni in caso di mancata efficacia della terapia medica o dell'insorgenza di complicanze dovrebbero essere precocemente discusse e pianificate con il cardiochirurgo. Vengono ora descritte alcune "situazioni di preallarme" per il cardiochirurgo.

Anche se talora l'intervento cardiochirurgico viene eseguito in urgenza, è imperativo che venga eseguito da un team cardiochirurgico con grande esperienza di cardiopatie congenite ogni qual volta è possibile. La mortalità perioperatoria per questo gruppo di pazienti rimane alta.

Possibili indicazioni all'intervento cardiochirurgico

- Preesistente indicazione alla chirurgia.
- Incremento delle vegetazioni nonostante una terapia antibiotica appropriata.
- Eventi embolici nonostante la terapia antibiotica.
- Peggioramento della malattia valvolare: incremento dell'insufficienza.
- Rottura/perforazione di una cuspide valvolare.
- Scompenso cardiaco.
- Estensione perivalvolare, es. ascesso dell'anello aortico, nuovi difetti di conduzione.
- Infezione da stafilococco aureo, specialmente in presenza di materiali protesici.

Elementi clinici chiave

- Basso indice di sospetto in pazienti ad alto rischio, specialmente con anamnesi di precedenti endocarditi infettive.
- Attenzione alle endocarditi da stafilococco aureo: è questo un organismo particolarmente virulento e aggressivo, soprattutto in presenza di materiali protesici.
- Attenzione alle endocarditi della valvola aortica: i pazienti dovrebbero essere monitorati per il ritmo cardiaco; un blocco cardiaco è suggestivo dell'ascesso dell'anello; comunicare con il cardiochirurgo.
- Attenzione ai pazienti con endocardite aortica e severa insufficienza aortica. Attenzione alla bassa pressione diastolica (ischemia coronarica) e al rapido sviluppo di insufficienza ventricolare sinistra e di insufficienza renale.
- Non va dimenticata la possibilità di un coinvolgimento del sistema nervoso centrale: considerare aneurismi micotici o ascessi cerebrali in caso dello sviluppo di sintomatologia neurologica, ridotto livello di coscienza o cambi comportamentali.

Capitolo 25

Trattamento perioperatorio

Negli adulti con cardiopatia congenita la necessità di un intervento chirurgico non cardiaco (es.: odontoiatrico o ostetrico) è comune. Molti di questi pazienti, anche se precocemente trattati dal punto di vista chirurgico, possono presentare importanti lesioni residue o associate di forte influenza sul periodo perioperatorio.

Il punto chiave nella gestione di questi pazienti con cardiopatia congenita è ovviamente prevenire e porre rimedio ai problemi tramite il coinvolgimento di specialisti. Non esistono studi che documentino la stratificazione del rischio in pazienti con cardiopatia congenita da sottoporre a chirurgia non cardiaca, ma è possibile identificare quelli che più facilmente possono andare incontro a problemi.

Nei pazienti con una cardiopatia complessa o fattori di rischio quali una classe funzionale elevata, l'ipertensione polmonare, lo scompenso cardiocongestizio o la cianosi, l'esecuzione di chirurgia non cardiaca complessa è possibile ma la valutazione e la chirurgia dovrebbero essere eseguite in centri specializzati per adulti con cardiopatia congenita.

Stratificazione del rischio preoperatorio

Fattori cardiaci

- Shunt residui sistemico-polmonari.
- Shunt residui di tipo destro sinistro: rischio di embolia paradossa.
- Cianosi (con associate complicazioni – es.: renali o ematologiche).
- Ipertensione polmonare.
- Ridotta funzione ventricolare.
- Aritmie.
- Valvole protesiche: funzionalmente ostruttive, anticoagulazione.
- Circolazione di Fontan.

Fattori di co-morbilità

- Ipertensione, diabete, disfunzione renale.
- Disordini emocoagulativi, specialmente in pazienti cianotici.
- Malattie polmonari (es.: fisiologia restrittiva da scoliosi).

Fattori chirurgici

- Rischio chirurgico alto (es.: sanguinamenti eccessivi, alterazioni metaboliche).

Gestione perioperatoria

Lesioni a basso rischio

- Istruzioni perioperatorie scritte da parte di un cardiologo con esperienza in cardiopatie congenite possono essere di aiuto per minimizzare una eccessiva preoccupazione e il rischio di un eccessivo trattamento.

Lesioni ad alto rischio

- Pianificazione della gestione perioperatoria tra il cardioanestesista, il chirurgo e il cardiologo specialista in cardiopatie congenite.

Riflettere su:

- dove la chirurgia dovrebbe essere eseguita;
- dove il paziente dovrebbe essere gestito nel post-operatorio;
- necessità di monitoraggio invasivo;
- necessità della presenza di uno specialista;
- necessità di specifici presidi terapeutici come ad esempio ossido nitrico o pacemaker.

Il cardiologo specialista in cardiopatie congenite dovrebbe chiarire e specificare la diagnosi, la fisiopatologia, eventuali difetti residui e le strategie terapeutiche. Un cardioanestesista con esperienza dovrebbe essere consultato riguardo ad accessi invasivi, monitoraggio ed eventuali modalità di ventilazione.

Tutte queste informazioni possono essere di enorme aiuto per coloro che più direttamente saranno coinvolti nella gestione continua del paziente nella fase perioperatoria.

Il paziente dovrebbe essere nelle migliori condizioni cliniche possibili per essere sottoposto a procedure di tipo elettivo.

- Ottimizzare la terapia dello scompenso cardiaco.
- Trattare l'ipertensione.
- Valutare il trattamento di eventuali lesioni ostruttive significative prima delle procedure elettive.
- Considerare il beta-blocco per il rischio perioperatorio di ischemia e aritmia.
- Controllare la funzione tiroidea (sindrome di Down; pazienti in terapia con amiodarone).
- Considerare l'autotrasfusione.
- Valutare se somministrare o meno diuretici e vasodilatatori il giorno della chirurgia.

Argomenti di particolare interesse nel preoperatorio

Anticoagulazione

L'anticoagulazione è un' importante causa di morbilità preoperatoria e di prolungato ricovero. Una speciale attenzione dovrebbe essere data ai pazienti in ritmo non sinusale, con precedenti eventi trombotici, sottoposti a sostituzione valvolare mitralica o a intervento di Fontan.

Cianosi

La cianosi è associata a un aumentato rischio di sanguinamento (anomalia della funzione delle piastrine e dei fattori della coagulazione, aumentata vascolarizzazione tissutale e presenza di collaterali). Un salasso preoperatorio può migliorare la funzione emostatica (aumento della conta piastrinica). La disidratazione causa un incremento della sintomatologia da iperviscosità e va pertanto evitata. L'anticoagulazione è un fattore di rischio alto poiché in questi pazienti sono comuni gli errori di laboratorio nel tempo di protrombina (PT) e nel tempo di attivazione parziale della tromboplastina (PTT).

Ipertensione polmonare

La presenza di ipertensione polmonare severa trasforma anche le procedure a minor rischio in procedure a rischio potenzialmente elevato. C'è una minima possibilità di incrementare il flusso polmonare e di modificare la portata cardiaca. Il rischio è quello di cercare di incrementare la portata cardiaca e contemporaneamente incrementare la quota di shunt (accentuazione della cianosi).

Disfunzione ventricolare

Il rischio è correlato al grado di disfunzione ventricolare. Questo è vero sia nei casi di ventricolo sinistro sistemico che di ventricolo destro sistemico o di ventricolo unico. Il trattamento dello scompenso cardiaco dovrebbe essere ottimizzato prima della chirurgia, mentre gli inotropi negativi devono essere evitati.

Ostruzione al tratto di efflusso ventricolare

Il sovraccarico di volume in questi pazienti può determinare edema polmonare o scompenso cardiaco destro. L'ipovolemia è a sua volta scarsamente tollerata in quanto causa di compromissione della portata cardiaca.

Anomalie del ritmo

Le aritmie possono essere presenti per numerose cause quali la cardiopatia di per se stessa, una emodinamica non ottimale, terapia medica, anomalie metaboliche e malattie polmonari. I pazienti con blocco atrioventricolare possono necessitare di un pacing preoperatorio da pianificare elettivamente tenendo conto delle possibili tipologie di pacing e dell'eventuale disponibilità di accessi (es.: pazienti sottoposti a intervento di Fontan). Nei pazienti precedentemente sottoposti a impianto di pacemaker o defibrillatore è necessaria una valutazione preoperatoria dei dispositivi. Va ricordato che i defibrillatori possono essere attivati dall'elettrobisturi.

Profilassi dell'endocardite

Nei casi in cui si teme lo sviluppo di una batteriemia.

Tecniche di anestesia

Scelta degli agenti anestetici specifici

I farmaci come i narcotici e gli agenti inalatori a bassa dose sono causa di minima alterazione del letto vascolare sistemico. Nel primo periodo postoperatorio possono rendersi necessari vasodilatatori, diuretici e ossido nitrico.

Non va dimenticato che non sempre le tecniche anestetiche locali sono le più sicure (es.: l'anestesia spinale può abbassare le resistenze vascolari sistemiche e causare ipotensione). L'anestesia epidurale è da preferirsi in quanto il dosaggio può essere meglio adattato al singolo paziente.

Accessi vascolari

Da pianificare: anatomia, necessità di un chirurgo, valutazione di precedenti difficoltà agli accessi venosi e arteriosi.

Embolia gassosa ed embolia paradossa: i filtri nelle vie venose non risultano essere totalmente privi di rischi quando si somministrano farmaci particolarmente viscosi come il propofol o i prodotti ematici.

Nel pianificare una procedura chirurgica e il trattamento postoperatorio, il monitoraggio intraoperatorio dovrebbe essere impostato in base alle condizioni cardiache del singolo paziente e alla procedura chirurgica da eseguire.

- Monitoraggio non invasivo della pressione: si ricordi che i pazienti precedentemente sottoposti a BT shunt o a correzione della coartazione possono avere polsi asimmetrici o assenti.
- Saturazione in ossigeno transcutanea o intra-arteriosa.
- Monitoraggio dei polsi.
- Monitoraggio della pressione arteriosa invasiva intra-arteriosa: risulta essere particolarmente importante se si temono cambi della volemia o delle resistenze.
- Monitoraggio della pressione arteriosa polmonare: è particolarmente rischioso in questi pazienti (es.: in quelli con ipertensione polmonare e shunt intra-atriale) e dovrebbe essere eseguito solo in quei pazienti in cui i benefici superano i rischi. Si ricordi l'anatomia dei pazienti precedentemente sottoposti a intervento di Glenn e Fontan!
- Ecocardiografia transesofagea intraoperatoria per la valutazione della funzione ventricolare: va eseguita da un operatore con esperienza in ecocardiografia delle cardiopatie congenite.

Circolazione di Fontan

I pazienti con circolazione di Fontan necessitano una trattazione specifica.

Desaturazione

I pazienti precedentemente sottoposti a intervento di Fontan dovrebbero avere una saturazione generalmente normale se non coesistono fenestrazioni ampie, drenaggi anomali nel seno coronarico, collaterali venovenose drenanti nell'atrio sistemico e malformazioni arterovenose polmonari.

Flusso polmonare

Il flusso polmonare è dipendente dalla correttezza delle pressioni di riempimento e delle resistenze polmonari. Qualsiasi fattore influenzi la pressione polmonare può alterare la portata cardiaca (atelectasie post-operatorie, embolie polmonari o pneumotorace. Molti fattori possono ridurre il precarico, come le emorragie, i vasodilatatori, l'eccessiva terapia difterica e l'aumento della pressione intratoracica (es.: pressione positiva da ventilazione meccanica). Tali cambi possono avere effetti disastrosi in un paziente precedentemente sottoposto a intervento di Fontan.

Accessi vascolari

L'anatomia di questi pazienti dovrebbe essere sempre tenuta in considerazione, soprattutto nei casi in cui si cerchi urgentemente di ottenere un pacing transvenoso o un monitoraggio della pressione arteriosa polmonare!

Considerazioni postoperatorie

I pazienti cardiaci ad alto rischio o i pazienti sottoposti a procedura chirurgica ad alto rischio dovrebbero sempre essere trattati in area critica, come una unità di terapia intensiva o un'unità di terapia coronaria. Le possibili complicanze (sanguinamento, infezioni, febbre, trombosi, embolie, sovraccarico di volume, disidratazione) devono essere trattate tempestivamente e aggressivamente. Un controllo ottimale del dolore postoperatorio è di grande aiuto in quanto riduce lo stress catecolaminico. È sconsigliata la dimissione precoce.

Chirurgia di emergenza in unità di terapia non specialistica

A volte la necessità urgente di intervento non lascia il tempo per una completa valutazione preoperatoria. La totale collaborazione del paziente e della famiglia nel fornire informazioni e una completa documentazione della storia cardiaca del paziente è di inestimabile valore. I pazienti più complessi dovrebbero valutare l'utilizzo di un braccialetto informatizzato. Inoltre va ricercato al più presto – e tassativamente nella gestione postoperatoria – l'aiuto di un esperto.

Capitolo 26

Scompenso cardiaco: trattamento acuto

Il trattamento dei pazienti che si presentano acutamente richiede un'assoluta conoscenza dell'anatomia cardiaca e della fisiologia del paziente stesso. Per portare un esempio, il tentativo d'incrementare la diuresi di un paziente con Fontan sulla base della pressione giugulare interna (che è frequentemente elevata a causa della connessione arteriosa atrio-polmonare) può avere conseguenze devastanti. Molti di questi pazienti presentano un bilancio emodinamico estremamente precario e un uso aggressivo dei vasodilatatori può essere pericoloso.

L'esordio acuto con i classici segni dello scompenso cardiaco sinistro con edema polmonare è relativamente insolito in questi pazienti. In generale i segni cronici di una ridotta portata cardiaca e dello scompenso destro sono molto più comuni.

In qualsiasi paziente con un esordio acuto di disfunzione ventricolare occorre ricercare una causa. La causa più comune è di solito di tipo aritmico. In aggiunta dovrebbero essere tenuti in considerazione un nuovo substrato anatomico, eventi infettivi o un'ischemia.

Lesioni che si possono presentare con sintomi da "scompenso sinistro"

- Malattia valvolare mitralica (la stenosi mitralica può mimare l'insufficienza ventricolare sinistra).
- Insufficienza aortica acuta severa.
- Stenosi aortica (l'insorgenza acuta è rara nel giovane).
- Coartazione non trattata con disfunzione ventricolare (raro).
- Pazienti con Mustard con scompenso del ventricolo destro sistemico.
- Trasposizione congenitamente corretta delle grosse arterie con scompenso del ventricolo destro sistemico.
- Disfunzione ventricolare sinistra (es.: pazienti anziani con tetralogia di Fallot):
- Ostruzione delle vene polmonari: può mimare l'edema polmonare (raro).
- Malattie del miocardio.

Lo scompenso ventricolare destro è il problema più comune. Questo tuttavia si presenta generalmente in maniera subacuta. I sintomi possono progredire in maniera insidiosa con distensione addominale, anoressia, perdita di peso e progressiva disfunzione epatica, dolori fino a un edema franco e ascite. La cachessia è un sintomo estremamente pericoloso e può aumentare notevolmente la morbilità perioperatoria e anche la mortalità.

Lesioni che si possono presentare con i sintomi dello "scompenso destro"

- Fontan (aumento della pressione atriale destra, aritmia, enteropatia proteino-disperdente).
- Ipertensione polmonare (cause multiple).
- Difetti interatriali grandi (specialmente nei pazienti più anziani).
- Malattia della valvola tricuspide (stenosi o insufficienza, ma rara nell'Ebstein).
- Stenosi di un condotto tra il ventricolo destro e l'arteria polmonare (es.: Rastelli).
- Mustard con ostruzione del tunnel.
- Severa insufficienza polmonare con dilatazione del ventricolo destro.
- (Non si dimentichi una nuova o cronica malattia tromboembolica polmonare).

Trattamento dello scompenso destro e sinistro

Il trattamento dovrebbe essere mirato alle specifiche cause: i diuretici chiaramente non curano l'ostruzione severa di un condotto! La prima regola di una terapia farmacologia è quella di non nuocere. La terapia farmacologica va utilizzata con cautela ma può essere di grande efficacia. Esistono sfortunatamente pochi dati a favore dell'utilizzo dei più comuni farmaci dello scompenso cardiaco in questa popolazione di pazienti. Tuttavia studi recenti suggeriscono che possono essere coinvolti meccanismi simili. Per esempio si ha prova dell'attivazione neuro-ormonale in molti di questi pazienti.

Va data particolare attenzione a questa popolazione di pazienti a causa dell'elevata incidenza di alterazioni della funzione renale che potrebbero limitare severamente l'utilizzo della terapia farmacologia.

Nelle fasi più avanzate di insufficienza cardiaca il controllo della sintomatologia è fondamentale. In tali situazioni l'utilizzo di farmaci inotropi e il posizionamento di cateteri venosi centrali modifica di poco il risultato e può risultare inappropriato.

Terapia con device

Esistono pochi dati circa l'utilità della contropulsazione aortica al di fuori del periodo perioperatorio. L'assistenza meccanica – contropulsazione aortica o altri tipi di ausilio – può tuttavia risultare utile in questo gruppo di pazienti, in special modo se esistono speranze di recupero.

Pazienti con Fontan

I pazienti precedentemente sottoposti a intervento di Fontan che si presentino in stato di edema necessitano del trattamento da parte di specialisti (Tabella 26.1). La prognosi è aggravata in presenza di enteropatia proteino-disperdente con edemi resistenti. In questi pazienti dovrebbe essere inoltre esclusa l'eventuale presenza di ritmo non sinusale o di un'ostruzione della Fontan.

Tabella 26.1 Terapia farmacologia nei pazienti con cardiopatia congenita

	Vantaggi	Svantaggi
Diuretici dell'ansa	Molto efficaci nel controllo dei sintomi	Attenzione se dipendenza dal pre-carico Attenzione alla funzione renale L'assorbimento potrebbe essere alterato nei pazienti edematosi
Spironolattone	Molto efficace nel controllo dei sintomi da scompenso destro	Benefici sulla mortalità?
ACE-inibitori	Usati nel trattamento dell'ipertensione e dello scompenso ventricolare	Benefici sulla mortalità? Scarse prove a favore dell'uso Attenzione se dipendenza dal precarico Attenzione alla funzione renale Attenzione a presenti lesioni Ostruttive
Beta-bloccanti	Anti-aritmici Validi per il controllo della frequenza cardiaca (es.: nella stenosi mitralica)	Attenzione nei disturbi della conduzione
Digitale	Controllo della frequenza nella fibrillazione atriale persistente Uso come terapia aggiuntiva antiaritmica	Spesso prescrizione eccessiva Benefici per l'insufficienza renale
Nitrati		Raramente utilizzati in questo gruppo di pazienti. Pazienti spesso al limite dell'ipotensione
Oppiacei	Utilizzabili nelle cure palliative terminali o nello scompenso estremo non reversibile	

Farmaci dello scompenso nelle cardiopatie congenite

Paziente che si presenta con scompenso

1. Rianimazione base se appropriata.
2. Qual è l'anatomia e quali sono le sue caratteristiche?
3. Esiste un'alterazione emodinamica che richiede intervento urgente (es.: rottura di corde mitraliche)?
4. Il paziente è in ritmo sinusale? Se no considerare la cardioversione.
5. C'è evidenza di endocardite infettiva o d'infezione sistemica?

6. Il paziente è stato sottoposto a intervento di Fontan?
7. Qual è la sede del problema: ventricolo sinistro? Ventricolo destro? Entrambi?
8. Qual è il problema principale: ridotta portata cardiaca, edemi periferici, edema polmonare?
9. Quali sono i rischi nel somministrare farmaci di tipo A per la portata cardiaca, la pressione di riempimento, i reni, ecc.?
10. Dove andrà a finire la punta di un catetere venoso centrale che si sta cercando di posizionare (particolarmente vero per pazienti con Fontan e Glenn e pazienti con vena cava superiore sinistra persistente)?

Occorre ancora una volta enfatizzare che questi pazienti sono molto difficili da trattare. I classici segni dell'incremento della pressione venosa giugulare – crepitii di base, edema – possono essere mascherati dalla patologia preesistente. *Il sostegno di un cardiologo esperto va ricercato con tempestività.*

Capitolo 27

Trattamento del paziente cianotico

Il presente capitolo offre una panoramica del trattamento di questo particolare gruppo che accomuna pazienti con diverse patologie. Per maggiori informazioni circa le lesioni specifiche e la loro terapia si rimanda ai Capitoli relativi della Parte 2.

La cianosi (colorito blu della pelle) è dovuta a un aumento della quantità di emoglobina ridotta (non ossigenata). Nei pazienti con cardiopatia congenita è solitamente la manifestazione di:

1. *miscelamento tra sangue ossigenato e non ossigenato*
   - shunt destro-sinistro
   - cuore univentricolare

oppure

2. *insufficiente flusso polmonare*
   - iposviluppo della vascolarizzazione polmonare
   - progressiva ipertensione polmonare.

Pertanto la cianosi può essere associata a una grande varietà di lesioni cardiache e non va vista come sinonimo di reazione di Eisenmenger. Per esempio un grande difetto interatriale può essere associato con cianosi secondaria a un mixing tra l'atrio destro e l'atrio sinistro piuttosto che a una ipertensione polmonare irreversibile e a shunt inverso.

Cause più comuni di cianosi nel paziente adulto

Shunt semplici con fisiologia di Eisenmenger

- Difetto interventricolare
- Difetto interatriale (raro nell'*ostium secundum*)
- Pervietà del dotto arterioso
- Finestra aortopolmonare

Lesioni complesse senza fisiologia di Eisenmenger

- Trasposizione delle grosse arterie *
- *Truncus arteriosus* *
- Tetralogia di Fallot/stenosi polmonare con difetto interventricolare
- Tetralogia di Fallot con atresia polmonare *

- Cuore univentricolare *
- Atresia della tricuspide
- Anomalia di Ebstein con difetto interatriale
- Canale atrioventricolare completo*
- Pazienti sottoposti a shunt di Glenn classico con malformazioni arterovenose polmonari

* Possibile concomitanza di ipertensione polmonare.

La presenza di un ridotto livello di ossigeno stimola lo sviluppo di numerosi meccanismi compensatori secondari:
1. tentativi di aumentare il contenuto di ossigeno.
2. Incremento dell'emoglobina.
3. Spostamento verso destra della curva di dissociazione dell'emoglobina.
4. Aumento della portata cardiaca.

Impatto multi-organico delle cardiopatie cianotiche

Esistono numerose modifiche adattive e patologiche associate alla cianosi cronica e spesso è difficile distinguere le une dalle altre. Nel Capitolo 20 sono ampiamente documentate le modifiche secondarie alla cianosi cronica.

Trattamento

Il trattamento della cianosi è condizionato dalla lesione cardiaca che ne è causa e dalla sua curabilità. Nei pazienti in cui non è possibile attuare alcuna misura terapeutica chirurgica transcatetere o sostitutiva alcune limitate misure possono attenuare la sintomatologia.

Ossigeno terapia

L'ossigeno terapia notturna può essere utile per migliorare il benessere di alcuni pazienti. In aggiunta un'eventuale somministrazione a richiesta può anch'essa migliorare i sintomi.

Salasso

Nel passato il salasso è stato utilizzato in maniera inappropriata nel tentativo di normalizzare i livelli di emoglobina per contrastare un rischio percepito di trombosi. Attualmente non è più una pratica di largo utilizzo. Il salasso dovrebbe essere eseguito sono nei casi di:
1. sintomi indiscutibili di iperviscosità (in assenza di disidratazione o sideropenia grave);
2. preoperativamente, per ematocrito >65% (specialmente in presenza di trombocitopenia).

Il salasso va eseguito togliendo solo un'unità di sangue alla volta e il volume sottratto dovrebbe essere rimpiazzato da normale soluzione salina e con attento monitoraggio.

Il deficit di ferro dovrebbe essere trattato con basse dosi di ferro al fine di evitare eccessivi rebound. I livelli di emoglobina di per sé non dovrebbero essere utilizzati come indicazione al salasso. In generale l'emoglobina è inversamente proporzionale alla saturazione dell'ossigeno del paziente.

Educazione del paziente

È importante che il paziente sia accuratamente informato della propria condizione e dei propri livelli di ossigeno al fine di eliminare i rischi di somministrazione non necessaria di ossigeno, l'eccessivo utilizzo di esami diagnostici o intubazioni inappropriate.

Gravidanza

Il rischio materno associato alla cianosi in gravidanza è dipendente dalla causa della cianosi. Una paziente con atresia polmonare e uno shunt tollererà molto meglio la gravidanza rispetto a una paziente cianotica per vasculopatia polmonare. La gravidanza nelle pazienti con Eisenmenger registra una mortalità attorno al 50%. Oltretutto la cianosi (<85%) è anche un significativo fattore di rischio per il nascituro. La gravidanza pertanto dovrebbe essere sconsigliata illustrando i rischi sia materni sia neonatali. La cianosi è anche poco tollerata dal feto. Aborto, prematurità e basso peso alla nascita sono frequenti e direttamente proporzionali al grado di cianosi. Il riposo forzato a letto e l'ossigenoterapia sono stati sporadicamente riportati come fattori positivi sulla crescita del feto e sul futuro neonato, ma non possono essere accettati come linea guida.

Ruolo degli anticoagulanti

Non esiste un ruolo intrinseco degli anticoagulanti o degli antiaggreganti piastrinici nei pazienti con cianosi. Tuttavia nei pazienti con fisiologia di Eisenmenger o ipertensione polmonare gli anticoagulanti possono avere un ruolo nella prevenzione della trombosi. In pazienti trattati con anticoagulanti per altre motivazioni (es.: fibrillazione atriale, valvola meccanica), il controllo dell'INR può essere difficoltoso. La presenza di una eritrocitosi marcata può interferire con le valutazioni di laboratorio dell'INR. È importante coinvolgere un team locale di ematologi nel controllo e nel trattamento di questi pazienti.

Complicanze comuni

- Sanguinamento secondario a bassi livelli di piastrine e alterazioni dei fattori di coagulazione.
- Infezioni, specialmente toraciche.
- Emottisi (specie nei casi con vasculopatia polmonare).

- Trombosi polmonare (in special modo nei casi con vasculopatia polmonare).
- Sideropenia (accentuata dal salasso).
- Disfunzione renale.

Embolia paradossa

I pazienti con shunt intracardiaci sono a rischio di embolia paradossa. Questo è particolarmente vero in caso di pacing intravenoso e in presenza di linee intravenose. Nei pazienti a rischio dovrebbero essere utilizzati dei filtri.

Opzioni terapeutiche

Le opzioni terapeutiche includono la chiusura percutanea di shunt intracardiaci, gli interventi chirurgici palliativi che mirano ad alterare e modificare il flusso polmonare, e gli interventi correttivi di tipo fisiologico.

Gli shunt sistemici polmonari sono utilizzati per aumentare il flusso polmonare. Le complicanze a lungo termine di questi interventi includono: ipertensione polmonare da eccessivo flusso polmonare, distorsione delle arterie polmonari e sovraccarico di volume del ventricolo sistemico. Il ruolo delle procedure palliative tardive negli adulti è dubbio. Esistono numerose procedure transcatetere che possono aumentare il flusso polmonare, come la dilatazione o il posizionamento di stent in shunt o in collaterali sistemico-polmonari. Sono comunque procedure difficili e la loro esecuzione dovrebbe aver luogo solo dopo una discussione multidisciplinare.

Nei pazienti cianotici sono stati eseguiti trapianti di cuore, trapianti di uno o due polmoni con correzione chirurgica e trapianti cuore-polmoni. La malattia vascolare polmonare preclude il trapianto cardiaco isolato.

I pazienti più a rischio per le procedure sostitutive sono quelli con atresia polmonare e collaterali sistemico-polmonari a causa dell'alto rischio di sanguinamento e i pazienti precedentemente sottoposti a toracotomie multiple.

Punti chiave

- Cianosi non equivale a Eisenmenger e può essere la conseguenza di differenti situazioni cardiache dal punto di vista morfologico e fisiologico.
- I pazienti cianotici hanno spesso un delicato equilibrio emodinamico e dovrebbero sempre e comunque essere trattati da specialisti in cardiopatie congenite.

Bibliografia

Diagnosis and Management of Adult Congenital Heart Disease by Michael A. Gatzoulis, Gary D. Webb, Piers Daubeney. Churchill Livingstone; 2003
Questa guida pratica fornisce informazioni essenziali circa le caratteristiche anatomiche, la presentazione clinica, la diagnosi e il trattamento clinico degli adulti con cardiopatia congenita. Ogni capitolo basato sulla patologia è consistentemente strutturato e discute l'incidenza, la genetica la morfologia, la presentazione, le procedure diagnostiche, il trattamento e gli interventi. Precise illustrazioni comprensive di disegni, elettrocardiogrammi, radiografie ed ecocardiogrammi, illustrano in modo chiaro le manifestazioni cliniche dei difetti congeniti.

Congenital Heart Disease in Adults by Joseph K. Perloff, John S. Child. W B Saunders; 2nd edition 1998
Punto di riferimento clinico per i cardiologi. Il libro di Perloff e Child fornisce informazioni cliniche eccellenti circa le necessità per coloro che si fanno carico della cura degli adulti con cardiopatia congenita. È stato il primo testo su questo argomento.

Congenital Heart Disease Adult by Welton M. Gersony, Marlon, S. Rosenbaum, Myron L. Weisfeldt. McGraw-Hill Professional; 2001
È una guida che tratta l'ampio spettro delle cardiopatie congenite e pertanto può essere di aiuto nella cura dei pazienti adulti.

Congenital Heart Disease in Adult: A Practical Guide by Andrew Redington, Darryl Shore, Paul Oldershaw. W B Saunders; 1997
Testo conciso per cardiologi e medici di base sugli speciali aspetti del management delle cardiopatie congenite negli adulti. L'approccio si basa sul concetto che questi adulti non possono essere trattati come bambini grandi con cardiopatia congenita.

Cardiac Surgery by Nicholas Kouchoukos, Eugene Blackstone, Donald Doty, Frank Hanley, Robert Karp. W B Saunders; 3rd edition 2003
Testo essenziale sia per la cardiochirurgia pediatrica che dell'adulto con gli ultimi aggiornamenti della terza edizione. Copre approfonditamente l'ampio spettro delle nuove e classiche tecniche chirurgiche e presenta i pareri più aggiornati degli specialisti al fine di facilitare le possibili decisioni terapeutiche.

Moss and Adams' Heart Disease in Infants, Children, and Adoloscents: Including the Fetus and Young Adult by Hugh D. Allen, Howard P. Gutgesell, Edward B. Clark, David J. Driscoll. Lippincott William & Wilkins; 6th edition 2000
Profondamente aggiornata, la sesta edizione del Moss and Adams si conferma il testo di riferimento cardiologico per coloro che si interessano di bambini, adolescenti, giovani adulti e feti con cardiopatia congenita. È un testo ampio che copre dalle teorie della scienza di base alla pratica clinica delle malattie cardiovascolari nel giovane. Questa edizione include una speciale sezione sui giovani adulti e un'altra sezione approfondita sulla genetica.

Color Atlas of Congenital Heart Disease: Morphologic and Clinical Correlation by Sew Yen Ho, E.J. Backer, M.L. Rigby, R.H. Anderson. Mosby; 1994
Una correlazione tra la clinica e le caratteristiche patologiche delle cardiopatie congenite comprendenti anatomia, imaging e patologia. Questo testo copre tutti gli aspetti dei difetti cardiaci e dei grossi vasi che originano durante lo sviluppo fetale come anche le condizioni viste nei neonati e nell'adolescente. Fornisce una estesa revisione dell'incidenza e dell'attualità delle varie cardiopatie, delle caratteristiche specifiche attraverso un ampio range di tecniche diagnostiche e dettagliate discussioni delle caratteristiche anatomo-patologiche.

Paediatric Cardiology by Robert Anderson, E. Baker, M. Rigby, E. Shinebourne, M. Tynan. Churchill Livingstone; 2nd edition 2003
Testo esaustivo e approfondito degli aspetti clinici e anatomo patologici delle cardiopatie congenite nell'infanzia e nell'età pediatrica. Gli autori sono esperti stimati dell'argomento e sono ampiamente conosciuti per le numerose pubblicazioni in cardiologia pediatrica. Fornisce aggiornamenti sulle malattie cardiovascolari pediatriche dall'embriologia alla morfologia alla fisiopatologia, alle specifiche condizioni cliniche, trattamento e aspetti psico-sociali dei pazienti con cardiopatia congenita.

Cardiac Arrhythmias after Surgery for Congenital Heart Disease by S. Balaji, P.C. Gillette, C.L. Case. Hodder Arnold; 2001
Questo testo esteso tratta tutti gli aspetti delle aritmie cardiache atriali e ventricolari nei pazienti precedentemente sottoposti a cardiochirurgia per cardiopatia congenita. È questa un'area di sempre maggiore interesse, a causa del crescente numero di pazienti affetti da tali problematiche. Il numero e la tipologia dei problemi trattati e analizzati attraverso le tecniche di ablazione invasiva sono aumentate drammaticamente dalla metà degli anni '80 e questo testo mira a raggruppare assieme tutti gli aspetti di tali condizioni. Un appropriato trattamento di questi pazienti dipende strettamente dalle conoscenze del tipo di chirurgia, dai tipi di aritmie e dalle possibilità terapeutiche che possono essere utilizzate nella loro gestione.

'Congenital Heart Disease in Adults' by Judith Therrien and Gary D. Webb. In *Heart Disease: A Textbook of Cardiovascular Medicine*, 6th edition. Eugen Braunwald, Douglas P. Zipes, Peter Libby (Eds.). Saunders; 2001
È un testo essenziale della medicina cardiovascolare con tutti gli aggiornamenti del settore. Novantotto autorità mondiali sintetizzano tutti gli aspetti della medicina cardiovascolare con le ultime novità nel campo della biologia molecolare della genetica, dell'imaging, delle procedure interventistiche e terapeutiche. I due autori della parte dedicata alle cardiopatie congenite nell'adulto, i dottori Therrien e Webb in questa ultima edizione, presentano tutte le novità essenziali del settore.

Task Force on the Management of Cardiovascular Diseases During Pregnancy of the European Society of Cardiology
Consensus di esperti sulla gestione delle malattie cardiovascolari durante la gravidanza. *European Heart Journal*, 2003, 24, 761-781

Canadian Cardiovascular Society Consensus Conference 2001 update Can J Cardiol 2001 Sep; 17: 940-59; *Can J Cardiol* 2001 Oct; 17: 1029-50; *Can J Cardiol* 2001 Nov; 17: 1135-1158

Task Force on the Management of Grown Up Congenital Heart Disease of the European Society of Cardiology
Eur Heart J 2003, 24, 1035-1084

Glossario

Questo glossario è stato stilato per la CCS Consensus Conference 2001: Raccomandazioni per il trattamento degli adulti con cardiopatia congenita, pubblicato in *Canadian Journal of Cardiology* 2001; 17(9); 943ff. e accessibile online al sito: www.ccs.ca/society/conferences/archives/2001/glossary.cfm e www.achd-library.com

Stilato da Jack M. Colman MD, FRCPC, FACC, Erwin Oechslin MD, FESC, e Dylan Taylor MD, FRCPC, FACC.

Da *The ACHD Textbook: Diagnosis and Management of Adult Congenital Heart Disease* (eds. MA Gatzoulis, GD Webb & P Daubeney) Philadelphia, PA: Churchill Livingstone, 2003.

Corrispondenza:
Jack M: Colman MD
Toronto Congenital Cardiac Centre of Adults
at the Toronto General Hospital/UHN
1603-600 University Avenue
Toronto ON M5G 1X5

L'obiettivo di questo glossario è quello di aiutare i lettori e i ricercatori o comunque coloro che si interessano di adulti con cardiopatia congenita. L'idea è quella di avere un documento vivo, costantemente sotto revisione, miglioramento e correzione. A tale scopo chiunque non trovasse un termine che pensa dovrebbe essere in questo glossario, o non sia in accordo con alcune definizioni, o desideri suggerire un miglioramento è invitato a segnalarlo via e-mail. Terremo in grande considerazione ogni suggerimento e cercheremo di migliorare e revisionare il glossario sul sito web. Speriamo che questo glossario possa esservi di aiuto.

Jack Colman: j.colman@utoronto.ca
Erwin Oechslin: erwuin.oechslin@usz.ch
Dylan Taylor: dtaylor@cha.ab.ca

Ringraziamenti: accogliamo con estrema gratitudine il contributo del dr. Robert Freedom, il quale ha generosamente rivisto e migliorato il lavoro. Lo ringraziamo per il suo sostegno e incoraggiamento.

ACHD
Adult Congenital Heart Disease, adulto con cardiopatia congenita.

ALCAPA
Arteria coronaria sinistra originante dall'arteria polmonare. *Vedi* sindrome di Bland-White-Garland.

Ambiguo
Riferito al sito cardiaco cioè non destro o non sinistro (indeterminato). *Vedi* sito.

anastomosi cavopolmonare bidirezionale
Vedi shunt di Glenn o Glenn bidirezionale.

anello sopravalvolare mitralico
Anomalia trovata nell'atrio sinistro che determina stenosi congenita della mitrale. *Vedi anche cor triatriatum. Vedi anche* complesso di Shone.

anello vascolare
Ampio spettro di anomalie dell'arco aortico comprendente il doppio arco aortico e altre strutture vascolari che circondano la trachea e l'esofago determinandone la loro compressione. Le strutture vascolari possono essere o no pervie. Gli anelli vascolari possono essere isolati (in 1-2% delle cardiopatie congenite) o associati ad altre cardiopatie congenite come la tetralogia di Fallot. *Vedi anche* anomalie dell'arco aortico.

anomalia di Ebstein
Anomalia della valvola tricuspide in cui l'attacco basale del lembo settale e posteriore della valvola sono spiazzati verso l'apice all'interno del ventricolo destro. Uno spiazzamento apicale del lembo settale della tricuspide >8 mm/m^2 è diagnostico (l'estensione dello spiazzamento apicale dovrebbe essere correlato alla superficie corporea). Anomalie di tutti e tre i lembi della tricuspide sono possibili, con il lembo anteriore tipicamente ampio con anomalo attaccamento alla parete del ventricolo destro. Lo spettro patologico e clinico è ampio e include non solo le anomalie della valvola ma anche anomalie strutturali del miocardio di tutti e due i ventricoli. L'insufficienza tricuspidalica è frequente, mentre la stenosi tricuspidalica si ha più raramente, e uno shunt destro-sinistro attraverso un forame ovale pervio o un difetto interatriale è estremamente frequente anche se non la regola. Altre lesioni associate cardiache possibili sono il DIV, la stenosi polmonare, e la presenza di fasci anomali della via di conduzione.

anomalia di Taussig-Bing
Una forma di ventricolo destro a doppia uscita in cui le grosse arterie originano lato a lato con l'aorta a destra dell'arteria polmonare e il difetto del setto interventricolare in posizione sottopolmonare. Poiché il ventricolo

sinistro si svuota attraverso il DIV preferenzialmente all'interno della polmonare, la fisiologia simula la trasposizione completa delle grosse arterie con DIV.

anomalia di Uhl
Malformazione congenita consistente nella quasi totale assenza del miocardio ventricolare destro, e che si presenta con un atrio destro e un ventricolo destro severamente dilatati e conseguente insufficienza tricuspidalica. La cardiomiopatia ventricolare destra aritmogenica può rappresentare un estremo dello spettro e l'anomalia di Uhl l'altro estremo.

anomalie cono-truncali
La migrazione delle cellule della cresta neurale è fondamentale per la settazione cono-truncale e per lo sviluppo sia dell'arteria polmonare che del tratto di efflusso aortico. Se avviene un errore della migrazione delle cellule della cresta neurale si possono sviluppare anomalie cono-truncali. Le più comuni malformazioni cono-truncali sono il *truncus arteriosus* e l'arco aortico interrotto. Altri difetti possono includere: tetralogia di Fallot, atresia polmonare con difetto interventricolare, assenza della valvola polmonare e di malposizione delle grosse arterie con il ventricolo destro a doppia uscita, ventricolo unico o atresia della tricuspide. Anomalie della migrazione delle cellule della cresta neurale possono essere associate con entità cliniche complesse come il CATCH 22.

anomalie dell'arco aortico
Anomalie dell'arco aortico e dei suoi rami. Si ricordi che l'arco aortico sinistro o destro è definito dal bronco principale che è scavalcato dall'aorta toracica discendente e non è dato dalla posizione con cui discende l'aorta rispetto alla linea mediana. Nell'arco aortico sinistro (normale assetto anatomico) l'aorta discendente toracica scavalca il bronco principale di sinistra; l'arteria innominata o brachiocefalica che poi si divide in arteria carotide comune di destra e arteria succlavia di destra è il primo ramo, l'arteria carotide comune di sinistra il secondo e l'arteria succlavia di sinistra il terzo. Normalmente, il primo ramo arterioso che dà origine all'arteria carotide comune è opposto al verso dell'arco aortico (es.: arteria carotide destra nell'arco aortico di sinistra e arteria carotide sinistra nell'arco aortico destro). Le più importanti anomalie sono:

- *anomalie dell'arco aortico sinistro*
  - arco aortico sinistro con anomalie dei rami minori;
  - arco aortico sinistro con arteria succlavia destra retroesofagea.
- *Arco aortico destro.* Nell'arco aortico destro l'arteria toracica discendente scavalca il bronco principale di destra. È spesso associata alla tetralogia di Fallot, all'atresia polmonare al *truncus arteriosus* e ad altre anomalie di tipo cono-truncale. Differenti tipi di arco aortico destro e rami includono:
  - rami tipo mirror image (arteria innominata sinistra, arteria carotide comune di destra, arteria succlavia destra);

- arteria succlavia sinistra aberrante o retroesofagea di normale calibro. Sequenza dei rami: arteria carotide comune di sinistra, arteria carotide comune destra, arteria succlavia destra, e quindi arteria succlavia sinistra;
- diverticolo di Kommerell retroesofageo. *Vedi anche* diverticolo di Kommerell;
- arco aortico destro con arteria discendente sinistra (es.: segmento di arco aortico destro retroesofageo). L'aorta discendente scavalca la linea mediana verso sinistra ma con una strada retroesofagea;
- basi dell'arco controlaterale isolati: un vaso dell'arco aortico origina dall'arteria polmonare attraverso un dotto arterioso senza connessione con l'aorta. Questa anomalia è molto rara. Un'arteria succlavia sinistra isolata è la forma più comune.

• *Arco aortico cervicale.* L'arco è localizzato al di sopra del livello delle clavicole.
• *Doppio arco aortico.* Sono presenti sia l'arco aortico destro che sinistro (es.: l'aorta ascendente si divide in due rami che circondano la trachea e l'esofago). Questi due archi si riuniscono a formare a loro volta una singola aorta discendente. Ne esistono differenti forme sia con arco destro e sinistro pervi che con ipoplasia o atresia di uno degli archi (generalmente il sinistro). Questa anomalia è generalmente associata alla pervietà del dotto arterioso. Il doppio arco aortico crea un anello vascolare attorno alla trachea e all'esofago. *Vedi anche* anello vascolare.
• *Persistenza del 5° arco aortico.* Arco aortico a doppio lume con i due lumi dalla stessa parte della trachea. Il grado di pervietà del lume varia dalla completa pervietà di ambedue alla presenza di una completa atresia di uno di essi. È visto in alcuni pazienti con la coartazione dell'aorta o interruzione dell'arco aortico.
• *Arco aortico interrotto.* Completa discontinuità tra l'aorta ascendente e l'aorta toracica discendente.
  - Tipo A: interruzione distale all'arteria succlavia che è ipsilaterale alla seconda arteria carotide.
  - Tipo B: interruzione tra la seconda arteria carotide e la succlavia ipsilaterale.
  - Tipo C: interruzione tra le due carotidi.

arco aortico destro
Vedi anomalie dell'arco aortico

arteria innominata aberrante o lusoria
Rara anomalia associata all'arco aortico destro con una sequenza di arterie che originano dall'arco in questa successione: arteria carotide di destra, arteria succlavia di destra, e quindi arteria innominata (sinistra). Quest'ultima passa dietro l'esofago. Ciò è in contrasto con la regola generale che vuole che la prima arteria che origina dall'arco dia origine anche

alla carotide controlaterale alla direzione dell'arco aortico (es.: arteria carotide destra in arco aortico sinistro e arteria carotide sinistra in arco aortico destro). *Sinonimo* arteria innominata retroesofagea o lusoria.

arteria succlavia aberrante o lusoria
L'arteria destra origina dall'aorta distalmente all'arteria succlavia sinistra. L'arco aortico sinistro con un'arteria succlavia aberrante (o retroesofagea) rappresenta la forma più comune di anomalia dell'arco aortico, con un'incidenza dello 0,5% nella popolazione generale; è stata descritta per la prima volta nel 1735 da Hunaud.

assenza della valvola polmonare
Il tessuto della valvola polmonare è assente con conseguente insufficienza polmonare. Questa rara anomalia ancor più raramente può risultare isolata; più spesso è associata al difetto interventricolare, un anello polmonare ostruito ed enorme dilatazione e distorsione delle arterie polmonari. L'assenza della valvola polmonare può anche associarsi ad altre cardiopatie congenite semplici o complesse.

associazione CHARGE
Questa anomalia è caratterizzata dalla presenza di coloboma o atresia delle coane e da tre dei seguenti difetti: cardiopatia congenita, anomalia del sistema nervoso o ritardo mentale, anomalie genitali, anomalie dell'orecchio o sordità. Se il coloboma e l'atresia delle coane sono ambedue presenti, solo due degli addizionali (minori) difetti sono necessari alla diagnosi. Cardiopatie congenite viste nelle CHARGE sono: tetralogia di Fallot con o senza altri difetti cardiaci, difetti settali atrioventricolari, ventricolo destro a doppia uscita, ventricolo sinistro a doppia entrata, trasposizione delle grosse arterie, interruzione dell'arco aortico e altri.

associazione VACTERL
Descrive uno spettro di difetti che comprende anomalie vertebrali, atresia anale, fistola tracheoesofagea, displasia radiale, anomalie del rene e cardiopatie congenite (difetto settale atriale ventricolare, tetralogia di Fallot, *truncus arteriosus*, coartazione aortica, pervietà del dotto arterioso, ecc.).

atresia, atresico
Non perforato, in relazione a un orifizio, una valvola o un vaso.

atresia della tricuspide
Malformazione congenita in cui non esiste una connessione morfologica e fisiologica tra l'atrio destro e il ventricolo destro e c'è un difetto interatriale che permette il mixing del ritorno venoso polmonare sistemico a livello atriale. C'è un vario grado di iposviluppo e ipoplasia del ventricolo destro. Il ventricolo sinistro e la mitrale sono normali.

atresia polmonare
Presenza di una valvola polmonare imperforata. Quando associata con un DIV (variante della tetralogia di Fallot), il flusso polmonare è dato da collaterali sistemico-polmonari, e il ritorno venoso sistemico esce dal cuore destro attraverso il DIV. Quando associata con setto interventricolare intatto, il flusso polmonare è dato da un dotto arterioso pervio e il ritorno venoso sistemico esce dal cuore destro attraverso un difetto interatriale sempre presente.

atrio comune
Grande atrio caratterizzato da una comunicazione non restrittiva tra i due atri dovuta all'assenza della maggior parte del setto atriale. Frequentemente associata con cardiopatie congenite come isomerismo, difetto settale atrioventricolale. *Vedi anche* singolo (atrio).

autograft
Tessuto o organo trapiantato in un individuo e proveniente dallo stesso individuo.

baffle
Struttura creata chirurgicamente al fine di indirizzare il flusso ematico. Ad esempio nello switch atriale per la trasposizione completa delle grosse arterie, un baffle intra-atriale è creato al fine di dirigere i ritorni venosi sistemici attraverso la valvola mitrale, e quindi al ventricolo sinistro e all'arteria polmonare, e dirigere i ritorni venosi polmonari attraverso la valvola tricuspide, e quindi al ventricolo destro e all'aorta. *Vedi anche* intervento di Mustard. *Vedi anche* intervento di Senning.

banda moderatrice
Struttura muscolare preminente che attraversa il ventricolo destro dalla base del muscolo papillare anteriore al setto a livello dell'apice.

bilanciato
Ad esempio "circolazione bilanciata" nel quadro di DIV e stenosi polmonare. La stenosi polmonare è tale che non esiste un iper afflusso polmonare (che può determinare ipertensione polmonare) ma non esiste neanche insufficiente flusso polmonare (che può essere causa di cianosi marcata). *Vedi anche* sbilanciamento ventricolare.

bendaggio dell'arteria polmonare
Stenosi del tronco dell'arteria polmonare, creata chirurgicamente, che si esegue come un intervento palliativo al fine di proteggere i polmoni da un eccessivo flusso ematico e da un'eccessiva pressione quando una correzione definitiva della patologia non fosse immediatamente possibile, come nel caso di un DIV non restrittivo.

CACH (Canadian Adult Congenital Heart) Network
Associazione nazionale dei cardiologi canadesi, cardiochirurghi e altri, la maggioranza dei quali è localizzata nei centri di riferimento regionale per le malattie cardiache congenite dell'adulto, con l'intento di migliorare la cura dei pazienti adulti con cardiopatia congenita. Per ulteriori informazioni, visitare il sito http://www.cachnet.org.

canale AV sbilanciato
Vedi sbilanciamento ventricolare.

cardiopatia congenita (CHD)
Anomalia del cuore originatasi durante la vita fetale. Le manifestazioni tuttavia possono rendersi evidenti dilazionate nel periodo neonatale o dopo, e possono cambiare con il tempo in ragione delle modificazioni fisiologiche e anatomiche postnatali.

Cardio Seal® device
Un dispositivo rilasciato transcatetere per la chiusura dei DIA e dei PFO.

CATCH 22
Sindrome dovuta alla microdelezione del cromosoma 22q11 e caratterizzata da un ampio spettro clinico. CATCH sta per *Cardiac defect, Abnormal facies, Thymic hypoplasia, Cleft palate, and Hypocalcemia.* I difetti cardiaci includono malformazioni tronco-conali come l'interruzione dell'arco aortico, tetralogia di Fallot, *truncus arteriosus*, e ventricolo destro a doppia uscita. *Vedi anche* sindrome di DiGeorge, sindrome velo-cardio-facciale.

centro di riferimento interregionale
Un centro completo per la cura e il trattamento degli adulti con cardiopatia congenita con la presenza di specialisti, cardiologi con specifico training ed esperienza, disponibilità di altri su specialità cardiologiche e altro personale medico e paramedico con training ed esperienza nello specifico problema delle cardiopatie congenite nell'adulto e a sua volta possibile sede di training, ricerca e formazione nel settore. *Sinonimo* centro nazionale di riferimento.

centro di riferimento regionale
Un centro per la cura degli adulti con cardiopatia congenita avente come minimo uno staff cardiologico con particolari conoscenze, training ed esperienza nel trattamento di questi pazienti e un ecocardiografista di grande esperienza.

centro nazionale di riferimento
Vedi centro di riferimento interregionale.

cianosi
Colorazione buastra dovuta alla presenza di un'aumentata quantità di emoglobina non saturata nei tessuti. Nelle cardiopatie congenite la cianosi

è generalmente dovuta a uno shunt destro-sinistro attraverso il difetto cardiaco congenito che in questo modo bypassa gli alveoli polmonari, o è dovuta a shunt intrapolmonari acquisiti (cianosi centrale). La cianosi può anche essere la conseguenza di un'aumentata estrazione periferica di ossigeno dovuta a un'improvvisa riduzione del flusso cutaneo (cianosi periferica).

classificazione di Heath-Edwards
Classificazione istopatologica per la valutazione della potenzialità e della reversibilità della malattia vascolare polmonare. (Heath D, Edwards JE. The pathology of hypertensive pulmonary vascular disease: a description of six grades of structural changes in the pulmonary arteries with special reference to congenital cardiac septal defects. Circulation 1958, 18, 533-547.)

- Grado I – ipertrofia della media delle piccole arterie muscolari e delle arteriole.
- Grado II – proliferazione intimale cellulare in aggiunta alla ipertrofia della media.
- Grado III – avanzato ispessimento della media con ipertrofia e ipoplasia, comprensivo di proliferazione intimale progressiva e fibrosi concentrica. Il risultato è un'obliterazione delle arteriose e delle piccole arterie.
- Grado IV – lesioni plessiformi delle arterie polmonari muscolari e delle arteriose con rete plessiforme dei canali capillari all'interno di segmenti dilatati.
- Grado V – lesioni plessiformi complesse, angiomatosi, lesioni cavernose, ialinizzazione e fibrosi intimale.
- Grado VI – arterite necrotizzante.

cleft della valvola AV
Vedi valvola atrioventricolare; *vedi anche* difetto interatriale. *Vedi anche* DIA tipo *ostium primum.*

coartazione dell'aorta
Stenosi della porzione prossimale dell'aorta discendente variabile in anatomia, fisiologia e presentazione clinica. Può essere presente con una stenosi discreta o a lungo segmento, è spesso associata a un'ipoplasia dell'arco aortico distale e alla valvola aortica bicuspide e può essere parte del complesso di Shone.

collaterale aorto-polmonare
Vaso arterioso anomalo che prende origine dall'aorta, per il flusso ematico alle arterie polmonari. Può essere singolo o multiplo, piccolo o grande (*vedi anche* MAPCA). Può essere associato alla tetralogia di Fallot, all'atresia polmonare o altre cardiopatie congenite complesse cianogene.

complesso (o sindrome) di Shone
Associazione di ostruzioni multiple a livello dell'entrata e dell'uscita del ventricolo sinistro (ostruzione valvolare e sottovalvolare, coartazione del-

l'aorta e stenosi mitralica – valvola mitrale a paracadute e ring sopramitrale). (Shone JD et al. The developmental complex of 'parachute mitral valve', supravalvular ring of left atrium, subaortic stenosis and coartation of aorta. American Journal of Cardiology 1963, 11, 714-725.)

comune (es.: valvola AV *comune*, atrio *comune*, ventricolo *comune*, ecc.)
Implica strutture bilaterali con assente settazione. In contrasto con il termine "singolo" che implica un'assenza della struttura corrispondente controlaterale. *Vedi anche* singolo.

concordanza atrioventricolare
Vedi connessioni atrioventricolari concordanti.

concordanza atrioventricolare con discordanza ventricolo-arteriosa
Una anomalia in cui l'aorta origina dal ventricolo destro e l'arteria polmonare origina dal ventricolo sinistro. Il ventricolo destro supporta la circolazione sistemica.

concordanza ventricolo-arteriosa
Vedi connessioni ventricolo-arteriose concordanti.

condotto
Una struttura che connette parti non adiacenti del sistema cardiovascolare permettendo flusso ematico tra le stesse. Generalmente preparato con materiali protesici. Può includere una valvola.

connessione
Comunicazione anatomica tra due strutture (es.: veno-atriale, atrioventricolare, ventricolo-arteriosa).

connessione anomala venosa polmonare
Ritorno venoso polmonare al cuore destro, che può essere totale o parziale.

- Ritorno venoso polmonare anomalo totale (RVPAT). Tutte le vene polmonari sono connesse alla parte destra del cuore, o direttamente o attraverso una vena tributaria. La connessione può essere sopracardiaca, generalmente attraverso una vena verticale che sbocca nella vena innominata o nella vena cava superiore (VCS). La connessione può anche essere intradiaframmatica attraverso una vena discendente nella vena porta, nella vena cava inferiore (VCI) o in una delle sue tributarie. L'ostruzione delle vene polmonari è frequente nella connessione sopradiaframmatica, e praticamente sempre presente nelle connessioni infradiaframmatiche.
- Ritorno venoso polmonare anomalo parziale (RVPAP). Una o più – ma non tutte – delle vene polmonari sono connesse all'atrio destro direttamente, o attraverso una vena cava. Questa anomalia è frequentemente associata con il difetto interatriale tipo seno venoso. *Vedi anche* sindrome della scimitarra.

connessione (drenaggio, ritorno) venosa anomala polmonare totale
Vedi connessione anomala venosa polmonare.

connessione univentricolare
Ambedue gli atri sono connessi a un solo ventricolo. La connessione è univentricolare ma il cuore generalmente è biventricolare.

connessioni atrioventricolari concordanti
Connessione appropriata dell'atrio destro morfologico con il ventricolo destro morfologico e atrio sinistro morfologico con il corrispondente morfologico ventricolo sinistro. *Sinonimo* concordanza atrioventricolare.

connessioni atrioventricolari discordanti
Anomala connessione degli atri e dei ventricoli così che l'atrio morfologicamente destro si connette attraverso una mitrale al ventricolo morfologicamente sinistro, mentre l'atrio morfologicamente sinistro si connette attraverso una tricuspide al ventricolo morfologicamente destro.

connessioni ventricolo-arteriose concordanti
Appropriata origine del tronco polmonare dal ventricolo morfologicamente destro e dell'aorta dal ventricolo morfologicamente sinistro. *Sinonimo* concordanza ventricolo-arteriosa.

connessioni ventricolo-arteriose discordanti
Anomala connessione delle grosse arterie e dei ventricoli così che l'arteria polmonare origina dal ventricolo sinistro e l'aorta origina dal ventricolo destro.

cono
Vedi infundibulo.

continuazione azygos della vena cava inferiore
Anomalia delle connessioni venose sistemiche nella quale la vena cava inferiore (VCI) è interrotta distalmente al suo passaggio attraverso il fegato, e il flusso attraverso la VCI raggiunge l'atrio destro attraverso una vena azygos dilatata che connette la VCI alla vena cava superiore. Generalmente solo il flusso delle vene epatiche raggiunge l'atrio destro direttamente da sotto. *Vedi anche* isomerismo.

conversione con switch di trasposizione
Intervento eseguito in pazienti con una trasposizione geneticamente corretta delle grosse arterie o in pazienti che siano stati precedentemente sottoposti a intervento di Mustard o Senning per trasposizione completa delle grosse arterie per far sì che il ventricolo sinistro prenda la funzione di ventricolo sistemico. Il primo stadio può comprendere un

bendaggio dell'arteria polmonare al fine di indurre una ipertrofia della massa del ventricolo sinistro. Il secondo stadio comprende invece un intervento di switch arterioso in ambedue i gruppi e una Mustard o Senning nei pazienti con trasposizione congenitamente corretta delle grosse arterie, o lo smontaggio del baffle atriale della Mustard e della Senning e ricostruzione del setto interatriale in pazienti con trasposizione completa delle grosse arterie. *Vedi anche* intervento di doppio switch.

correzione ventricolare
- correzione a un ventricolo. *Vedi* intervento di Fontan.
- Correzione a un ventricolo e mezzo (one and one-half ventricle repair). Un termine usato per descrivere interventi per cardiopatie congenite cianogene e utilizzato quando il ventricolo polmonare sia insufficientemente sviluppato a gestire il ritorno venoso sistemico totale. Una connessione cavo-polmonare bidirezionale viene aggiunta al fine di deviare il sangue della vena cava superiore direttamente ai polmoni, mentre il flusso della vena cava inferiore è diretto ai polmoni attraverso un piccolo, ma funzionante ventricolo polmonare.
- Correzione su due ventricoli. Un termine utilizzato per descrivere interventi per cardiopatie congenite cianogene con un ventricolo comune dove invece un ventricolo con funzione sistemica e un ventricolo polmonare vengono creati chirurgicamente attraverso una settazione.

cor triatriatum **di tipo destro**
Anomala settazione dell'atrio destro dovuta a una mancanza di regressione della valvola destra del seno venoso. Questo determina la formazione di una camera accessoria posteromediale (origine embriologica del seno venoso) che riceve le vene cave e generalmente il seno coronario e la porzione trabecolata anterolaterale della camera atriale (origine embriologica del lato destro primitivo) che comprende l'auricola destra ed è in relazione con la valvola tricuspide. Generalmente c'è una comunicazione libera tra questi due compartimenti ma una possibile ostruzione al ritorno venoso sistemico può essere presente e quindi può associarsi a un mancato e completo sviluppo delle porzioni del cuore destro (es.: ipoplasia della valvola tricuspide, atresia della tricuspide, stasi polmonare o atresia polmonare). Un forame ovale pervio o un difetto interatriale sono spesso presenti in relazione alla camera posteromediale. *Vedi* seno venoso.

cor triatriatum **di tipo sinistro**
Una membrana divide l'atrio sinistro in una camera di accesso venoso polmonare e una camera atriale sinistra in continuità con la valvola mitrale. Le vene polmonari entrano nella camera accessoria. La connessione tra la camera accessoria e il vero atrio sinistro può variare in dimensioni e può produrre ostruzioni al ritorno venoso polmonare.

cresta sopraventricolare
Cresta muscolare a forma di sella del tratto di efflusso del ventricolo destro, localizzata tra la valvola tricuspide e la valvola polmonare, caratterizzata da una componente settale e una parietale, che demarca la giunzione tra la porzione di efflusso del setto e l'infundibolo polmonare. Occasionalmente, ma meno accuratamente, può essere chiamata cresta ventricolare.

cresta terminale
Residuo embriologico della valvola destra del seno venoso localizzato alla giunzione tra l'auricola atriale destra trabecolata e la porzione liscia dell'atrio destro che riceve la vena cava inferiore, la vena cava superiore e il seno coronarico. È una caratteristica tipica dell'anatomia interna dell'atrio destro. *Sinonimo* cresta terminale.

cresta ventricolare
Vedi cresta sopraventricolare.

criteri di Ghent
Insieme di criteri per la diagnosi della sindrome di Marfan che richiede il coinvolgimento di tre sistemi differenti (un sistema deve avere un "coinvolgimento maggiore"), o due sistemi e una storia familiare positiva. (DePaepe A, Deitz HC, Devereux RB et al. Revised diagnostic criteria for the Marfan sindrome. American Journal of Medical Genetics 1996, 62, 417-426)

cuore criss-cross
Sinonimo connessione atrioventricolare criss-cross. Una anomalia di rotazione della massa ventricolare attorno al proprio asse che determina una relazione delle camere ventricolari non anticipata dalle connessioni atrioventricolari. Se i ventricoli ruotati sono in relazione supero-inferiore, il cuore può essere anche descritto come cuore supero-inferiore o sopra-sotto. Ci possono essere una concordanza o una discordanza ventricolo-arteriosa.

cuore sopra-sotto
Vedi cuore supero-inferiore.

cuore supero-inferiore
Termine utilizzato per i cuori in cui i ventricoli siano tra loro in relazione di tipo supero-inferiore a causa di un anomalo spiazzamento delle masse ventricolari lungo il piano orizzontale del proprio asse. Spesso coesiste con la relazione atrioventricolare tipo criss-cross. *Vedi anche* cuore criss-cross. *Sinonimo* ventricoli sopra-sotto.

Dacron®
Materiale sintetico spesso usato per costruire condotti o altri dispositivi protesici per la correzione chirurgica o la palliazione delle cardiopatie congenite.

dextrocardia
Apice cardiaco diretto a destra della linea mediana. *Vedi* posizione cardiaca.

dextroposizione
Spostamento verso destra del cuore *Vedi* posizione cardiaca.

dextroversione
Vecchio termine per definire la dextrocardia. *Vedi* posizione cardiaca.

DIA tipo *ostium primum*
Vedi difetto interatriale.

difetto congenito del pericardio
Difetto del pericardio dovuto alla formazione di una membrana pleuropericardia del setto traverso. Il deficit di pericardio può essere variabile: parziale o totale. La diagnosi clinica è difficile. I difetti della porzione sinistra sono più comuni. L'assenza totale del pericardio può essere associata con altri difetti come cisti broncogeniche, sequestro polmonare, ipoplasia polmonare, e altre cardiopatie congenite.

difetto dei cuscinetti endocardici
Vedi difetto settale atrioventricolare. Il termine difetto dei cuscinetti endocardici è ora in disuso in quanto implica dei concetti datati di morfogenesi del setto atrioventricolare.

difetto interatriale (DIA)
Una comunicazione interatriale la cui classificazione si basa sul rapporto anatomico con la fossa ovale:

- DIA tipo seno coronarico. Localizzazione inferiore e anteriore del difetto in prossimità dell'orifizio del seno coronarico. Può essere parte di un'anomalia più complessa che include l'assenza del seno coronarico e la persistenza della vena cava superiore sinistra.
- DIA tipo *ostium primum*. Fa parte dello spettro del difetto settale atrioventricolare. Localizzato anteriormente e inferiormente alla fossa ovale con conseguente assenza di tessuto settale atriale tra la parte più bassa del difetto e le valvole atrioventricolari che sono localizzate sullo stesso piano; quasi sempre associata con il cleft del lembo anteriore mitralica. Questo cleft è la separazione tra porzione sinistra e i primitivi lembi antero-superiore e postero-inferiore. *Vedi anche* difetto settale atrioventricolare.
- DIA tipo *ostium secundum*. Localizzato a livello della fossa ovale.
- DIA tipo seno venoso. *Vedi* difetto tipo seno venoso.

difetto interventricolare (DIV)
Difetto del setto ventricolare in cui esiste una diretta comunicazione tra i due ventricoli:

- DIV a doppia connessione. Un difetto del setto dell'efflusso tale da dare una continuità fibrosa tra la valvola aortica e polmonare con il DIV situato appena al di sotto delle valvole semilunari.
- DIV dell'inlet. Un difetto altamente trabecolato della porzione inlet del setto interventricolare muscolare tipicamente visto come parte di un difetto settale atrioventricolare.
- DIV muscolare. Un difetto interamente circondato da setto interventricolare muscolare.
- DIV non restrittivo. Un difetto interventricolare in cui, a causa delle sue dimensioni, non esiste una differenza pressoria o un gradiente tra i ventricoli. In questo caso l'arteria polmonare è esposta alla pressione sistemica, a meno che non sia presente una ostruzione al tratto di efflusso del ventricolo destro.
- DIV dell'outlet. Un difetto nella porzione di outlet non trabecolata del setto interventricolare muscolare al di sopra della cresta sopraventricolare. *Sinonimo* DIV sopracristale. A volte anche descritto come sottopolmonare, sottoarterioso o DIV sottoarterioso a doppia connessione.
- DIV perimembranoso. Un DIV localizzato nella porzione membranosa del setto interventricolare di variabile estensione all'interno della contigua porzione di inlet, trabecolata o outlet del setto muscolare ma senza coinvolgere il setto atrioventricolare. *Sinonimo* DIV membranoso; DIV infracristale.
- DIV restrittivo. Un difetto interventricolare sufficientemente piccolo da determinare un gradiente pressorio tra i ventricoli così che il ventricolo polmonare (e anche la vascolarizzazione polmonare) sono protette dalla pressione sistemica del ventricolo controlaterale.
- DIV trabecolare. Un difetto della porzione centrale fortemente trabecolata del setto interventricolare muscolare. Può essere multiplo.

difetto settale aorto-polmonare
Vedi finestra aorto-polmonare.

difetto settale atrioventricolare parziale
Vedi difetto settale atrioventricolare.

difetto settale atrioventricolare (CAV)
Un gruppo di patologie caratterizzate dal deficit del setto atrioventricolare e che hanno in comune: 1) una giunzione atrioventricolare comune con un comune anello fibroso e un'unica valvola atrioventricolare a 5 lembi; 2) incuneamento dell'aorta che è più profondamente posizionata tra le valvole mitrali e tricuspide; 3) un tratto di efflusso sottoartico ristretto; 4) sproporzione tra le porzioni di inlet e outlet del setto ventricolare. La valutazione ecocardiografica è agevolata dall'osservazione che le valvole atrioventricolari destre e sinistre sono localizzate sullo stesso piano anatomico. Possono essere incluse in questo gruppo di patologie alcune anomalie già precedentemente viste come (e spesso definite tali) DIA tipo *ostium pri-*

mum (CAV parziale), cleft mitralico anteriore e/o del lembo settale della valvola tricuspide, DIV dell'inlet, e CAV completo (canale atrioventricolare completo). Un vecchio e ormai obsoleto termine descrive questa condizione come difetto dei cuscinetti endocardici. *Vedi anche* difetto dei cuscinetti endocardici.

difetto settale AV (DSAV)
Vedi difetto settale atrioventricolare.

difetto tipo Gerbode
Una variante non frequente del difetto settale atrioventricolare, dove il difetto è nella porzione superiore del setto atrioventricolare sopra l'inserzione del lembo settale della valvola tricuspide, risultante in una comunicazione diretta e uno shunt tra il ventricolo sinistro e l'atrio destro. *Vedi anche* setto atrioventricolare.

difetto tipo seno venoso
Una comunicazione localizzata postero superiormente (o più raramente postero inferiormente) alla fossa ovale generalmente associata con un ritorno venoso polmonare anomalo parziale (frequentemente la vena superiore polmonare destra) ed è funzionalmente identico a un difetto del setto interatriale ma propriamente denominato difetto tipo seno venoso in quanto avviene per un anomalo sviluppo del seno venoso in relazione alle vene polmonari e pertanto non è da considerarsi un difetto del setto interatriale. *Vedi anche* difetto interatriale.

difetto ventricolo sinistro-aorta (tunnel)
Connessione vascolare tra l'aorta e il ventricolo sinistro risultante in un sovraccarico di volume del ventricolo sinistro a causa dell'insufficienza tra l'aorta e il ventricolo sinistro attraverso il tunnel.

discordanza atrioventricolare
Vedi connessioni atrioventricolari discordanti.

discordanza ventricolo-arteriosa
Vedi connessione ventricolo-arteriosa discordante.

displasia del ventricolo destro
Vedi anomalia di Uhl.

displasia arterioepatica
Sindrome multisistemica autosomica dominante caratterizzata da colestasi intraepatica, *facies* caratteristica, anomalie vertebrali e vari gradi di stenosi periferiche delle arterie polmonari o diffusa ipoplasia delle arterie polmonari e dei suoi rami. Si associa con la microdelezione del cromosoma 20. *Sinonimo* sindrome di Alagille.

dispositivo di Amplatzer®
Meccanismo rilasciato da un catetere per via percutanea per la chiusura di un difetto interatriale, un forame ovale pervio o un dotto arterioso pervio.

DIV a doppia connessione
Vedi difetto interventricolare.

DIV dell'inlet
Vedi difetto interventricolare.

DIV dell'outlet
Vedi difetto interventricolare.

diverticolo di Kommerell
Origine dilatata dell'arteria succlavia di sinistra associata a un arco aortico destro. Il suo diametro può essere uguale a quello dell'aorta discendente per poi assottigliarsi fino alle dimensioni della succlavia di sinistra. È generalmente ritrovato all'origine di una succlavia sinistra aberrante o retroesofagea, quarto ramo dell'arco aortico destro.

DIV muscolare
Vedi difetto interventricolare.

DIV non restrittivo
Vedi difetto interventricolare.

DIV perimembranoso
Vedi difetto interventricolare.

DIV restrittivo
Vedi difetto interventricolare.

DIV trabecolato
Vedi difetto interventricolare

doppio arco aortico
Vedi anomalie dell'arco aortico.

doppia discordanza
Vedi trasposizione congenitamente corretta delle grosse arterie.

doppio orifizio mitralico
L'orifizio della valvola mitralica è parzialmente o completamente diviso in due parti da un ponte fibroso. Entrambi gli orifizi sono in connessione con il ventricolo sinistro. l'insufficienza mitralica e/o la stenosi mitralica possono essere presenti. I difetti cardiaci più comunemente associati sono la coartazione aortica e il difetto settale atrioventricolare.

drenaggio venoso polmonare anomalo totale
Termine talvolta utilizzato al posto di connessione venosa polmonare anomala totale. *Vedi* connessione anomala venosa polmonare.

ectasia durale
Espansione del sacco durale nella regione lombosacrale, vista con la TAC o la RM. È uno dei criteri utilizzati per confermare la diagnosi di sindrome di Marfan. (Pyeritz RE et al. Dural estasia is a common feature of the Marfan syndrome American Journal of Human Genetics 1988, 43, 726-732. Fattori R et al. Importance of dural ectasia in phenotypic assessment of Marfan's syndrome. Lancet 1999, 354, 910-913.)

emi-Fontan
La prima parte di una Fontan a stadi, spesso utilizzata per ridurre la morbilità e la mortalità che può aversi eseguendo una Fontan completa in un unico intervento. La emi-Fontan include una anastomosi cavo-polmonare bidirezionale e l'obliterazione degli shunt centrali. Il secondo passo per il completamento della Fontan può essere posticipato.

emi-*truncus*
Presenza di un ramo polmonare arterioso anomalo che origina dall'aorta ascendente in presenza di un'arteria polmonare principale che origina normalmente dal ventricolo destro e supporta l'altro polmone.

enteropatia proteino-disperdente
Possibile complicazione dopo intervento di Fontan in cui le proteine sono disperse nel tratto digerente con conseguente ascite, edema periferico, versamenti pleurici e pericarditi. La causa è sconosciuta ma si pensa sia in correlazione con l'incremento della pressione venosa sistemica. Se le proteine seriche e l'albumina sono basse, un incremento della alpha-1 antitripsina nelle feci è di aiuto per la diagnosi.

eritrocitosi
Aumento della concentrazione dei globuli rossi del sangue secondario a una ipossia cronica come nelle cardiopatie congenite cianogene e nella malattia vascolare polmonare cronica. È il risultato di una risposta fisiologica indotta dalla ipossia che determina un incremento dell'eritropoietina e colpisce solamente i globuli rossi. È anche detta eritrocitosi secondaria. Il termine "policitemia" non è accurato in questo contesto in quanto non vengono colpite altre linee di cellule ematiche. *Vedi anche* policitemia vera. L'eritrocitosi può causare sintomi da iperviscosità. *Vedi anche* iperviscosità.

eritrocitosi secondaria
Vedi eritrocitosi. *Vedi anche* policitemia vera.

eterotassia
Posizionamento anomalo (*taxo* in greco) dei visceri differente dal posizionamento visto sia nel *situs solitus* che nel *situs inversus.* Spesso descritto come eterotassia viscerale.

eterotopico
Localizzato in posizione anatomica anomala, spesso in relazione al trapianto di un organo.

finestra aorto-polmonare
Connessione congenita tra l'aorta ascendente e il tronco dell'arteria polmonare che può essere in stretta vicinanza alle valvole semi-lunari o, meno spesso, separata da esse. Ha la stessa fisiopatologia di un grosso dotto arterioso pervio, ma richiede un trattamento chirurgico più complesso. *Sinonimo* difetto settale aorto-polmonare.

fenestrazione
Apertura o "finestra" (generalmente piccola) tra due strutture, che può essere spontanea, traumatica o creata chirurgicamente.

fibrillina
La fibrillina è una grossa glicoproteina, fortemente coinvolta assieme al collagene nella struttura del tessuto connettivo. Una mutazione nel gene della fibrillina sul cromosoma 15 è responsabile di tutte le manifestazioni della sindrome di Marfan. *Vedi anche* sindrome di Marfan.

fisiologia ventricolare destra di tipo restrittivo
Comportamento fisiologico dei ventricoli di alcuni pazienti, ad esempio dopo correzione di tetralogia di Fallot. Può essere identificato dall'ecocardiografia come un flusso anterogrado in arteria polmonare in tarda diastole (onda-a) durante tutte le fasi della respirazione. Le registrazioni pulsate sono ottenute con un volume campione nel punto centrale tra le cuspidi della valvola polmonare o le sue rimanenze e la biforcazione delle arterie polmonari. (Redington AN et al. Antegrade diastolic pulmonary artery flow as a marker of right ventricular restriction after complete repair of pulmonary atresia with intact ventricular septum and critical pulmonary valve stenosis. Cardiology in the Young 1992, 2, 382-386.)

fistola arterovenosa coronarica congenita (CCAVF)
Comunicazione diretta tra l'arteria coronaria e la camera cardiaca, una grossa arteria o la vena cava, bypassando la rete capillare coronarica.

Fontan extracardiaca
Vedi intervento di Fontan.

forame bulbo-ventricolare
Sinonimo forame primario, forame ventricolare primario, forame interventricolare primario. Un termine embriologico che descrive la connessione tra i segmenti di entrata posti a sinistra (atrio primitivo e presumibilmente ventricolo sinistro) e di segmenti di uscita posti a destra (ventricolo destro e tronco-cono) nel primitivo tubo cardiaco.

forame ovale pervio (PFO)
Mancata fusione anatomica della valvola del forame ovale con il lembo della fossa ovale che normalmente avviene quando la pressione in atrio sinistro diventa più alta di quella in atrio destro, dopo la nascita. Non c'è un deficit strutturale del tessuto del setto atriale. Il forame è generalmente chiuso quando la pressione in atrio sinistro è superiore a quella dell'atrio destro ma può riaprirsi se la pressione in atrio destro aumenta. La pervietà del forame ovale è osservata in circa il 35% della popolazione adulta negli studi patologici. La più bassa e variabile incidenza riportata in studi clinici può dipendere dalla tecnica utilizzata per la sua identificazione. *Sinonimo* PFO.

giustapposizione delle auricole
Rara anomalia vista nei pazienti con trasposizione delle grosse arterie e altre cardiopatie congenite complesse (dextrocardia, atresia della valvola tricuspide, ecc.), dove le auricole atriali sono accostate. La auricola atriale destra passa immediatamente sotto l'arteria polmonare tronco nei pazienti con giustapposizione sinistra delle auricole.

Gore-Tex®
Materiale sintetico spesso usato per costruire condotti o altri dispositivi prostetici per la chirurgia palliativa o riparativa delle cardiopatie congenite.

GUCH
Grown-up Congenital Heart Disease. Termine coniato dalla dott.ssa Jane Somerville. *Sinonimo* adulti con cardiopatia congenita.

heterograft
Tessuto o organo trapiantato proveniente da specie differente.

homograft
Trapianto di un organo o di un tessuto da un individuo a un altro della stessa specie.

infracristale
Localizzato sotto la cresta sopraventricolare nel tratto di efflusso del ventricolo destro. *Vedi* cresta sopraventricolare.

infundibulo, infundibolare
Riferito al segmento di connessione del ventricolo con le grosse arterie. Normalmente è sottopolmonare ma può essere anche sottoartico e può

essere bilaterale o assente. Un infundibulo bilaterale può essere presente nei pazienti con TGA, DIV, stenosi polmonare, VDDU con DIV, stenosi polmonare e nelle malposizioni anatomicamente corrette. *Sinonimo* cono.

infundibulo del ventricolo destro
Segmento di connessione tra il corpo del ventricolo destro e l'arteria polmonare. *Sinonimo* cono del ventricolo destro. *Vedi anche* infundibulo.

interruzione dell'arco aortico
Vedi anomalie dell'arco aortico.

interruzione della vena cava inferiore
La vena cava inferiore è interrotta sopra le vene epatiche con un conseguente drenaggio del sistema venoso attraverso una vena azygos alla vena cava superiore. Le vene epatiche entrano direttamente nell'atrio destro. a questa anomalia è frequentemente associata a cardiopatie congenite complesse, in particolare all'isomerismo di tipo sinistro.

intervento di Baffes
Anastomosi delle vene polmonari destre all'atrio destro e della VCI all'atrio sinistro usando un allograft aortico per connettere la VCI e l'atrio sinistro. (Baffes TG. A new method for surgical correction of transposition of the aorta and pulmonary artery. Surg Gynecol Obstet 1956, 102, 227-233). Questo intervento determina una parziale correzione fisiologica nei pazienti con trasposizione completa delle grosse arterie. Lillehei e Varco descrissero originariamente questa procedura nel 1953. (Lillehei CW, Varco RL. Certain physiologic, pathologic, and surgical features of complete transposition of great vessels. Surgery 1953, 34, 376-400.

intervento di Brock
Intervento palliativo al fine di incrementare il flusso polmonare e ridurre lo shunt destro-sinistro nella tetralogia di Fallot. Consiste nella resezione di parte dell'infundibolo ventricolare destro utilizzando un punch o uno strumento da biopsia introdotto attraverso il ventricolo destro al fine di ridurre l'ostruzione al tratto di efflusso del ventricolo destro senza la chiusura del DIV. L'intervento fu eseguito senza circolazione extra corporea (Brock RC. Pulmonary valvotomy for the relied of congenital pulmonary stenosis: report of three cases. British Medical Journal 1948, 1, 1121-1126.

intervento di Damus-Kaye-Stansel
Procedura indirizzata ai pazienti con una anomala connessione ventricolo-arteriosa che non siano candidati per uno switch arterioso (es.: TGA) e con pattern coronario anormale, ventricolo destro a doppia uscita con severa stenosi subaortica, ostruzione al tratto di efflusso del ventricolo sistemico in cuori univentricolari. L'intervento consiste in una anastomo-

si della porzione prossimale del tronco della polmonare transecato con modalità termino laterale all'aorta ascendente per assicurare il flusso ematico del ventricolo sistemico all'aorta; le arterie coronarie non sono traslocate e sono perfuse in maniera retrograda. L'orifizio aortico e il DIV (se presenti) sono chiusi con un patch. Il condotto tra il ventricolo destro e l'arteria polmonare distale provvede al flusso ematico ai polmoni. La procedura fu descritta nel 1975. (Damus PS. Correspondence. Annals of Thoracic Surgery 1975, 20, 724-725. Kaye MP. Anatomic correction of transposition of the great arteries. Mayo Clinic Proceedings 1975, 50, 638-640. Stansel HC Jr. A new operation for d-loop transposition of the great vessels. Annals of Thoracic Surgery 1975, 19, 565-567.)

intervento di doppio switch
Intervento utilizzato nei pazienti con l-trasposizione delle grosse arterie (L-TGA; trasposizione congenitamente corretta delle grosse arterie; CCTGA) e anche nei pazienti precedentemente sottoposti a intervento di Mustard o Senning per trasposizione completa delle grosse arterie (D-TGA). Consiste in una correzione anatomica delle relazioni tra i ventricoli e le grosse arterie così che il ventricolo sinistro supporta la circolazione sistemica. Include uno switch arterioso (*vedi* intervento di Jatene) in tutti i casi, come anche uno switch atriale (intervento di Mustard o Senning) nei casi di L-TGA, o invertire un intervento di Mustard o Senning precedentemente eseguito nei casi di D-TGA.

intervento di Fontan
Intervento palliativo per pazienti con una circolazione univentricolare, caratterizzata dal convogliare il ritorno venoso sistemico alle arterie polmonari, generalmente senza l'utilizzo o l'interposizione del ventricolo sottopolmonare. Esistono molte varianti, tutte miranti alla normalizzazione della saturazione in ossigeno sistemica e all'eliminazione del sovraccarico di volume del ventricolo funzionante.

- Fontan classica. Originariamente un condotto valvolato tra l'atrio destro e l'arteria polmonare (Fontan F, Baudet E. Surgical reapair of tricuspid atresia. Thorax 1971, 26, 240-248.) Successivamente modificato con un'anastomosi diretta tra l'atrio destro e l'arteria polmonare.
- Fontan extracardiaca. Il sangue della vena cava inferiore è direzionato alle arterie polmonari attraverso un condotto extracardiaco. La vena cava superiore è anastomizzata all'arteria polmonare come nello shunt di Glenn bidirezionale.
- Fontan fenestrata. Creazione chirurgica di un difetto interatriale nel patch atriale o nel baffle al fine di fornire una valvola di sfogo determinando uno shunt destro-sinistro per ridurre la pressione nel circuito venoso sistemico, con conseguente riduzione dell'ossigenazione sistemica.
- Tunnel laterale. *Vedi anche* connessione cavo-polmonare totale (TCPC).

- Fontan atrio destro-ventricolo destro. condotto (spesso valvolato) tra l'atrio destro e il ventricolo destro. anche conosciuta come modificazione di Bjork. (Bjork VO et al. Right atrial-ventricular anastomosis for correction of tricuspid atresia. Journal of Thoracic and Cardiovascular Surgery 1979, 77, 452-458.)
- Connessione cavo-polmonare totale (TCPC). Il flusso della vena cava inferiore è diretto attraverso un baffle all'interno dell'atrio destro verso la porzione inferiore della già divisa vena cava superiore o dell'auricola destra, la quale è connessa all'arteria polmonare. La porzione superiore della vena cava superiore è connessa al margine superiore dell'arteria polmonare come nell'intervento di Glenn bidirezionale. Gran parte dell'atrio destro è esclusa dal circuito venoso sistemico. *Sinonimo* Fontan con tunnel laterale.

intervento di Glenn
Intervento palliativo con l'intento di aumentare il flusso polmonare, e quindi la saturazione di ossigeno sistemica, in cui un'anastomosi diretta è creata tra la vena cava superiore (VCS) e l'arteria polmonare (AP). Questa procedura non determina un sovraccarico di volume del ventricolo sistemico.
- Glenn classica. Anastomosi termino-terminale tra la VCS e la AP destra transecata con divisione/legatura della VCS al di sotto dell'anastomosi. Le più comuni complicanze a lungo termine di questo intervento sono lo sviluppo di fistole artero-venose acquisite intrapolmonari con progressiva, associata desaturazione sistemica arteriosa. (Glenn WW. Circulatory bypass of the right side of the heart. IV. Shunt between superior vena cava and distal right pulmonary artery: report of clinical application. New England Journal of Medicine 1958, 259, 117-120.)
- Glenn bidirezionale. Anastomosi termino-laterale la VCS transecata alla AP destra. (Haller JA Jr et al. Experimental studies in permanent bypass of the right heart. Surgery 1966, 59, 1128-1132. Azzolina G et al. tricuspid atresia: experience in surgical management with a modified cavopulmonary anastomosis. Thorax 1972, 27, 111-115. Hopkins RA et al. Physiologic rationale for a bi-directional cavopulmonary shunt. A versatile complement to the Fontan principle. Journal of Thoracic and Cardiovascular Surgery 1985,90, 391-398.)

intervento di Ilbawi
Procedura chirurgica per la trasposizione congenitamente corretta con DIV e stenosi polmonare in cui viene stabilita una connessione con un baffle all'interno del ventricolo destro tra il ventricolo sinistro e l'aorta. Il ventricolo destro è connesso all'arteria polmonare utilizzando un condotto valvolato. Uno switch atriale è associato. Il ventricolo sinistro supporta la circolazione sistemica (Ilbawi MN et al. An alternative approach to the surgical management of physiologically corrected transposition with ventricular septal defect and pulmonary stenosis or atresia. Journal of Thoracic and Cardiovascular Surgery 1990, 100, 410-415.)

intervento di Jatene
Sinonimo intervento di switch arterioso. Un intervento utilizzato nella trasposizione completa delle grosse arterie, in cui vengono transecate l'aorta nel suo attaccamento al ventricolo destro e l'arteria polmonare dal ventricolo sinistro e poi riattaccate ai ventricoli controlaterali, con associato reimpianto degli osti coronari nella neo-aorta. Come conseguenza il ventricolo sinistro supporterà la circolazione sistemica. (Jatene AD et al. Anatomic correction of transposition of the great vessels. Journal of Thoracic and Cardiovascular Surgery 1976, 72, 364-370.) Vedi anche manovra di Lecompte.

intervento di Konno
Correzione della stenosi sottovalvolare aortica a tunnel con una aorto-ventricoloplastica. L'intervento consiste nell'allargamento del tratto di efflusso del ventricolo sinistro tramite l'inserimento di un patch nel setto interventricolare, nella sostituzione della valvola aortica e nell'allargamento dell'anello aortico e dell'aorta ascendente. (Konno S et al. A new method prosthetic valve replacement in congenital aortic stenosis associated with hypoplasia of the aortic valve ring. Journal of Thoracic and Cardiovascular Surgery 1975, 70, 909-917). Nelle forme severe e complesse di ostruzione al tratto di efflusso del ventricolo sinistro un condotto valvolato può essere inserito tra l'apice del ventricolo sinistro e l'aorta discendente. (Didonato RM et al. Left ventricular-aortic conduits in paediatric patients. Journal of Thoracic and Cardiovascular Surgery 1984, 88, 82-91. Frommelt PC et al. Natural history of apical left ventricular to aortic conduits in paediatric patients. Circulation 1991, 84 [Suppl III], 213-218).

intervento di Mustard
Intervento per la trasposizione completa delle grosse arterie in cui i ritorni venosi sono indirizzati al ventricolo controlaterale attraverso un baffle atriale costruito con pericardio autologo o più raramente con materiale sintetico, dopo rimozione della maggior parte del setto interatriale. Come conseguenza il ventricolo destro supporta la circolazione sistemica. È una forma di switch atriale (*vedi anche* intervento di Senning, intervento di switch atriale, intervento di doppio switch). (Mustard WT. Successful two-stage correction of transposition of the great vessel. Surgery 1964, 55, 469-472.)

intervento di Norwood
Intervento a più stadi per la sindrome del cuore sinistro ipoplasico. Viene creato uno shunt sistemico-polmonare, seguito da un'operazione tipo Fontan a più stadi (generalmente attraverso un intervento di emi-Fontan) risultante in una fisiologia tipo ventricolo singolo. Il ventricolo morfologicamente destro supporta la circolazione sistemica.

intervento palliativo o palliazione
Intervento eseguito con l'intento di attenuare i sintomi o migliorare alcuni degli effetti negativi di una patologia senza agire sui fondamenti fisio-

logici e anatomici della patologia stessa. È in contrasto con il termine intervento riparativo o correttivo.

intervento di Rashkind
Septostomia atriale con pallone eseguita come procedura palliativa nei bambini con D-TGA. (Rashkind WJ, Mille WW. Creation of an atrial septal defect without thoracotomy: a palliative approach to complete transposition of the great arteries. Journal of the American Medical Association 1966, 196, 991-992.)

intervento di Rastelli
Intervento per la correzione della trasposizione completa delle grosse arterie in associazione con grande DIV e stenosi polmonare dove viene stabilita una comunicazione tra il ventricolo sinistro e l'aorta attraverso il DIV utilizzando un baffle all'interno del ventricolo destro. Il ventricolo destro è connesso all'arteria polmonare utilizzando un condotto valvolato e la connessione ventricolo sinistro-arteria polmonare è chiusa. Come conseguenza il ventricolo sinistro supporta la circolazione sistemica. (Rastelli GC et al. Anatomic correction of transposition of the great arteries with ventricular septal defect and subpulmonary stenosis. Journal of Thoracic and Cardiovascular Surgery 1969, 58, 545-552.)

intervento di Ross
Sistema di sostituzione della valvola aortica utilizzando l'impianto della valvola polmonare dell'anello e del tronco polmonare dello stesso paziente in posizione aortica con reimpianto delle coronarie nella neo-aorta. Il tratto di efflusso del ventricolo destro è ricostruito con un homograft. (Ross D. Pulmonary valve autotransplantation [the Ross operation]. Journal of Cardiac Surgery 1988, 3, 313-319.)

intervento di Senning
Intervento per la trasposizione completa delle grosse arterie in cui i ritorni venosi sono diretti e indirizzati ai ventricoli controlaterali attraverso un baffle atriale modellato in situ utilizzando la parete dell'atrio destro e il setto interatriale. Come conseguenza il ventricolo destro supporta la circolazione sistemica. È un tipo di switch atriale. *Vedi anche* intervento di Mustard, intervento di switch atriale, intervento di doppio switch. (Senning A. Surgical correction of transposition of the great vessels. Surgery 1959, 45, 966-980.)

intervento di switch atriale
Procedura chirurgica per reindirizzare i ritorni venosi al ventricolo controlaterale. Se usata nella trasposizione completa delle grosse arterie (con intervento di Mustard o di Senning) determina una correzione fisiologica della circolazione, lasciando il ventricolo destro a sostenere la circolazione sistemica. Nei pazienti con L-trasposizione delle grosse arterie e nei pa-

zienti che abbiano già precedentemente avuto intervento di Mustard o Senning, è utilizzata come parte di una "procedura di doppio switch" con conseguente correzione anatomica della circolazione con il ventricolo sinistro a sostegno della circolazione sistemica. *Vedi anche* procedura di doppio switch.

ipertensione polmonare
Incremento della pressione dell'arteria polmonare. Un semplice metodo per definire la severità dell'ipertensione polmonare è il rapporto pressorio sistolico polmonare/aortico:

Severità	Rapporto
leggera	>0.3, <0.6
moderata	>0.6, <0.9
severa	>0.9 (sindrome di Eisenmenger)

iperviscosità
Eccessivo aumento della viscosità del sangue, che può essere secondario alla eritrocitosi nei pazienti con cardiopatia congenita cianogena. I sintomi della iperviscosità includono: emicrania, ridotta capacità di attenzione, depressione e senso di distacco, disturbi visivi (macchie visive, visioni doppie, amaurosi fugace); parestesie alle dita della mano e del piede o alle labbra; tinnito; affaticamento; mialgie(incluso muscoli toracici e addominali) e debolezza muscolare. (Perloff JK et al. Adults with cyanotic congenital heart disease: ematologic management. Annals of Internal Medicine 1988, 109, 406-413.) Anche la pesantezza delle gambe o una sensazione di freddo possono essere un segno di iperviscosità (osservazione del Dr. E. Oechslin). Poiché i sintomi non sono specifici, la loro relazione con la iperviscosità è testimoniata se questi si attenuano dopo salasso. Il deficit in ferro e la disidratazione peggiorano l'iperviscosità e devono essere assolutamente evitati o trattati se presenti.

ipossiemia differenziale; cianosi differenziale
Differenza nel grado di ipossia/cianosi nelle differenti estremità come risultato di uno shunt destro-sinistro localizzato. La situazione più comune è quella di una ipossia/cianosi più marcata nei piedi e spesso nella mano sinistra in rapporto alla mano destra e al capo, in pazienti con dotto di Botallo pervio o con evoluzione verso la sindrome di Eisenmenger.

IPP
Ipertensione polmonare primitiva. *Vedi* ipertensione polmonare.

ISACCD
International Society for Adult Congenital Cardiac Disease. Per informazioni visitare il sito: www.isaccd.org

isomerismo
Raddoppio o simmetria degli organi normalmente singoli o non identici (atri, polmoni, visceri) spesso associati con altre anomalie.
- Isomerismo destro. *Sinonimo* sindrome asplenica. Sindrome congenita caratterizzata dal raddoppio delle strutture morfologicamente di tipo destro: assenza della milza, presenza di bronchi destri bilateralmente, polmoni trilobati (destro) bilaterali, due atri morfologicamente destri, e anomalie multiple delle connessioni venose sistemiche polmonari, e altre anomalie cardiache complesse e anomalie non cardiache.
- Isomerismo sinistro. *Sinonimo* sindrome polisplenica. Una sindrome congenita caratterizzata dal raddoppio delle strutture morfologicamente di tipo sinistro: milze bilaterali multiple, presenza di bronchi di tipo sinistro bilateralmente, polmoni bilobati (sinistro) bilaterali, fegato mediano, due atri morfologicamente sinistri, cardiopatie congenite complesse e malformazioni non cardiache associate.

Kommerell
Vedi diverticolo di Kommerell.

lembi a ponte
I lembi superiore e inferiore a ponte della valvola atrioventricolare sono due lembi inequivocabilmente associati al difetto settale atrioventricolare. Fanno ponte o passano attraverso il setto interventricolare. Quando la porzione centrale del lembo a ponte corre all'interno del setto interventricolare, la valvola atrioventricolare è funzionalmente separata in una componente destra e una sinistra. Quando il lembo a ponte non corre all'interno del setto interventricolare, ma passa sopra la sua cresta, una valvola AV comune a guardia dell'orifizio AV comune, con un obbligatorio DIV, è il risultato finale.

levocardia
Orientamento verso sinistra dell'apice cardiaco (normale). *Vedi* posizione cardiaca.

levoposizione
Spostamento verso sinistra del cuore. *Vedi* posizione cardiaca.

ligamento arterioso
Struttura fibrosa normale che rappresenta il residuo del dotto arterioso di Botallo dopo la sua chiusura spontanea.

loop
Orientamento del tubo cardiaco primitivo (raramente verso destra, dextro, d-) che determina le relazioni atrioventricolari.
- d-loop. Ventricolo morfologicamente destro che è posizionato a destra del ventricolo morfologicamente sinistro.

- l-loop. Ventricolo morfologicamente destro che è posizionato a sinistra del ventricolo morfologicamente sinistro.

LVOTO
Left Ventricular Outflow Tract Obstruction, ostruzione del tratto di efflusso del ventricolo sinistro.

malattia di Roger
Piccolo difetto interventricolare restrittivo non associato a significativo sovraccarico di volume del ventricolo sinistro o a elevazione della pressione in arteria polmonare. Esiste un soffio da difetto interventricolare dovuto alla turbolenza ad alta velocità per lo shunt sinistro-destro attraverso il difetto.

malposizione
Anormalità della posizione cardiaca. *Vedi* posizione cardiaca.

manovra di Lecompte
L'arteria polmonare è portata anteriormente all'aorta durante un intervento di switch arterioso nei pazienti con d-trasposizione delle grosse arterie. *Vedi anche* intervento di Jatene.

MAPCA
Collaterali sistemico-polmonari. Anomalo grosso vaso arterioso che origina dall'aorta e si connette all'arteria polmonare (generalmente a livello dell'ilo polmonare) che rifornisce il polmone. Si ritrova nelle atresie polmonari complesse e in altre cardiopatie congenite complesse associate a una severa riduzione o assenza del flusso polmonare anterogrado dal ventricolo.

mesocardia
Apice cardiaco rivolto verso la linea mediana del torace. *Vedi* posizione cardiaca.

mesoposizione
Spostamento del cuore verso la linea mediana. *Vedi* posizione cardiaca.

mitrale ad arco
Presenza di accorciamento delle corde della valvola mitralica o assenza con lembi ispessiti che si inseriscono direttamente al muscolo papillare ("valvola di hammoc"). L'escursione della valvola mitralica è limitata e il risultato è una stenosi mitralica.

modifica di Björk
Vedi intervento di Fontan/Fontan atrio destro-ventricolo destro.

operazione di David
Procedura chirurgica per l'aneurisma dell'aorta ascendente caratterizzata dalla sostituzione dell'aorta ascendente con un condotto sintetico e un

rimodellamento dell'anello aortico al fine di preservare la valvola aortica. (David TE, Feindel CM. An aortic valve sparing operation for patients with aortic incompetence and aneurysm of the ascending aorta. Journal of Thoracic and Cardiovascular Surgery 1992, 103, 617-621.)

operazione di switch arterioso
Vedi procedura di Jatene.

ortotopico
Posizionato in una localizzazione anatomicamente normale, spesso in rapporto al trapianto di un organo.

override o cavalcamento aortico
Vedi tetralogia di Fallot.

pervietà del dotto arterioso (PDA)
Dotto arterioso che non va incontro alla normale chiusura nel primo periodo postatale. *Sinonimo* dotto arterioso pervio persistente, dotto arterioso persistente.

pentalogia di Fallot
Tetralogia di Fallot con un addizionale DIA o PFO. *Vedi* tetralogia di Fallot.

PFO
Vedi forame ovale pervio.

policitemia vera
Degenerazione neoplastica delle cellule ematiche (eritrociti, leucociti e piastrine) associata con un elevato e aumentato numero di cellule nel sangue periferico. Contrasta con l'eritrocitosi secondaria come vista nelle cardiopatie congenite cianogene. *Vedi anche* eritrocitosi.

posizione cardiaca
Posizione del cuore nel torace in base alla sua localizzazione e all'orientamento dell'apice:

- Localizzazione cardiaca – localizzazione del cuore nel torace:
  - levoposizione – verso sinistra;
  - mesoposizione – centrale;
  - destroposizione – verso destra.

La localizzazione cardiaca è determinata da molti fattori come alcune malformazioni cardiache, anomalie del mediastino e delle strutture toraciche, tumori, cifoscoliosi, anomalie del diaframma.

- Orientamento cardiaco – l'orientamento del cuore dalla base verso l'apice:
  - levocardia – apice diretto verso la parte sinistra;
  - mesocardia – apice orientato inferiormente verso la linea mediana;
  - dextrocardia – apice orientato verso destra.

L'asse dalla base verso l'apice del cuore è definito dall'allineamento dei ventricoli ed è indipendente dal sito cardiaco. Questo asse è meglio descritto dalla ecocardiografia attraverso le sezioni quattro camere parasternale e apicale.
- *Vedi situs.*

procedura di Bentall
Graft composito valvolato e reimpianto degli osti coronarici sul condotto. (Bentall H, DeBono A. A technique for complete replacement of the ascending aorta. *Thorax* 1968, **23**, 338-339.)
- Tecnica di esclusione: l'aorta nativa è rimossa e completamente sostituita dal graft protesico.
- Tecnica dell'inclusione: la parte dell'aorta nativa è richiusa attorno al graft così che il materiale protesico sia "incluso".

procedura di Sterling Edwards
Intervento palliativo per trasposizione delle grosse arterie in cui il setto atriale è resecato, riposizionato, e suturato alla sinistra delle vene polmonari destre al fine di produrre un drenaggio all'interno dell'atrio destro. La procedura determina uno shunt sinistro-destro di sangue ossigenato direttamente dentro l'atrio sistemico e il ventricolo, e scarica la circolazione polmonare in pazienti con trasposizione completa delle grosse arterie con iperafflusso polmonare. (Edwards WS, Bargeron LM et al. Reposition of right pulmonary veins in transposition of the great vessels. Journal of the American Medical Association 1964, 188, 522-523. Edwards WS, Bargeron LM. More effective palliation of the transposition of the great vessels. Journal of Thoracic and Cardiovascular Surgery 1965, 19, 790-795.)

protrusione dell'acetabolo
Anormale posizionamento della testa del femore all'interno dell'acetabolo. È una caratteristica radiologica utile per la diagnosi della sindrome di Marfan.

pseudotruncus arteriosus
Atresia polmonare con DIV, aorta biventricolare, e flusso polmonare dato da collaterali sistemico-polmonari. Questo assetto anatomico era stato precedentemente identificato come "*truncus arteriosus* di tipo IV" ma va considerato come una lesione morfologicamente differente dal *truncus arteriosus*. Nello *pseudotruncus* il singolo vaso che origina dai ventricoli è un aorta con la valvola aortica e non un *truncus* con una valvola truncale e il flusso polmonare è dato da collaterali sistemico-polmonari e non da vere arterie polmonari anomale.

rete di Chiari
Residuato fenestrato della valvola destra del seno venoso risultante in una incompleta regressione di questa struttura durante l'embriogenesi, descrit-

ta per la prima volta nel 1897 (Chiari H. Ueber Netzbildungen im rechten Vorhof. Beitr Pathos Anat 1897, 22, 1-10). L'incidenza è del 2% nelle autopsie e negli studi ecocardiografici. Si presenta come un reticolo atriale destro connesso con la valvola di Eustachio e di Tebesio e che si attacca alla cresta terminale. Può essere associato con la pervietà del forame ovale o un aneurisma del setto interatriale.

RVOTO
Right Ventricular Outflow Tract Obstruction, ostruzione del tratto di efflusso del ventricolo destro.

RVPAP
Ritorno venoso polmonare anomalo parziale. *Vedi* connessione anomala venosa polmonare.

RVPAT
Ritorno venoso polmonare anomalo totale. *Vedi* connessione anomala venosa polmonare.

salasso
Procedura palliativa che consiste nella rimozione di sangue intero (generalmente oltre 500 ml); può rappresentare una manovra terapeutica nei pazienti con cardiopatia congenita cianogena ed eritrocitosi secondaria che presentino sintomi di iperviscosità. Un concomitante rimpiazzo di volume è generalmente indicato.

sbilanciamento ventricolare
Nel caso dei difetti settali atrioventricolari, il termine sbilanciamento ventricolare si riferisce a una ipoplasia relativa di uno dei ventricoli in associazione con un anello atrioventricolare omolaterale di piccole dimensioni.

score Z, valore Z
Modalità di espressione di una variabile fisiologica correlata all'età e alla superficie corporea. È importante in pediatria. La misura parte da un valore medio normale a cui si associa un numero di deviazioni standard. (Rimordi HJA et al. A note on the concept of normality and abnormality in quantitation of pathologic findings in congenital heart disease. Pediatric Clinics of North America 1963, 10, 589-591. Daubeney PEF et al. Relationship of the dimension of cardiac structures to body size: an echocardiographic study in normal infants and children. Cardiology in the Young 1999, 9, 402-410.)

seno venoso
Struttura embriologica che rappresenta il precursore anatomico della vena cava inferiore, della vena cava superiore del seno coronarico e di parte del

definitivo atrio destro, localizzata esternamente all'atrio destro primitivo nel precoce periodo embriologico (dalla 3ª alla 4ª settimana di gestazione). La porzione del seno dell'atrio destro riceve la vena cava inferiore, la vena cava superiore e il seno coronario. Le valvole destra e sinistra del seno venoso separano il seno venoso dall'atrio destro primitivo, il precursore embriologico della porzione muscolare o trabecolata dell'atrio destro; è inclusa l'auricola destra che pertanto è in comunicazione con la valvola tricuspide. La valvola sinistra del seno venoso si congiunge al setto interatriale, regredisce ed è assorbita. La valvola destra del seno venoso si allarga dirige il sangue fetale ossigenato che viene dalla placenta e che attraverso la vena cava inferiore passa nel forame ovale. *Vedi anche cor triatriatum* destro, difetto tipo seno venoso.

septectomia atriale secondo Blalock-Hanlon
Procedura palliativa mirante a incrementare la saturazione arteriosa di ossigeno in pazienti con trasposizione completa delle grosse arterie, descritta per la prima volta nel 1950. Una septectomia atriale chirurgica è eseguita attraverso una toracotomia atriale destra, con rimozione della porzione posteriore del setto interatriale al fine di incrementare il mixing del ritorno venoso sistemico e polmonare a livello atriale. (Blalock A, Hanlon CR. Surgical treatment of complete transposition of aorta and pulmonary artery. Surg Gynecol Obstet 1950, 90, 1-15.)

setto atrioventricolare
Il setto atrioventricolare separa l'ingresso ventricolare sinistro dall'atrio destro. È costituito da due parti: una porzione muscolare dovuta al dislocamento apicale del lembo settale della valvola tricuspide in rapporto al corrispondente attaccamento della valvola mitrale, e una porzione fibrosa superiore all'attaccamento del lembo settale della valvola tricuspide. Quest'ultima porzione separa l'atrio destro dal tratto di efflusso ventricolare sinistro sottoaortico. *Vedi anche* difetto tipo Gerbode.

shunt
Movimento del sangue attraverso una connessione anomala, congenita o creata chirurgicamente, che mette in comunicazione due circuiti, a livello dell'atrio, dei ventricoli, o delle grosse arterie. Il termine "shunt" è un termine fisiologico in contrasto con il termine "connessione" che invece è un termine anatomico.

shunt di Blalock-Taussig
Intervento palliativo che mira a incrementare il flusso polmonare, e quindi la saturazione sistemica di ossigeno. È caratterizzato dalla creazione di un'anastomosi tra l'arteria succlavia e l'arteria polmonare omolaterale, sia direttamente con un'anastomosi terminolaterale (classica) o utilizzando l'interposizione di un tubicino (modificata). (Blalock A, Taussig HB. The surgical treatment of malformations of the heart on which there is pul-

monary stenosis or pulmonary atresia. Journal of the American Medical Association 1945, 128, 189-202.)

shunt di Potts
Intervento palliativo che si propone l'aumento del flusso polmonare e quindi della saturazione sistemica di ossigeno. La procedura consiste nel creare una piccola comunicazione tra un'arteria polmonare e l'aorta discendente toracica omolaterale. È spesso complicata dallo sviluppo di malattia vascolare polmonare, se troppo grande, o da stenosi o atresia acquisita dell'arteria polmonare in caso di distorsione. (Potts WJ et al. Anastomosi of aorta to pulmonary artery: certain types of congenital heart disease. Journal of the American Medical Association 1946, 132, 627-631.)

shunt di Waterston
Intervento palliativo con l'intento di aumentare il flusso polmonare e quindi la saturazione sistemica di ossigeno, consistente nel creare una piccola comunicazione tra l'arteria polmonare principale e l'aorta ascendente. È spesso complicata dallo sviluppo di malattia vascolare ostruttiva polmonare se la comunicazione è troppo ampia. Non di rado può essere causa di distorsione dell'arteria polmonare. (Waterston DJ. Treatment of Fallot's tetralogy in children under one year of age. Rozhl Chir 1962, 41, 181-183.)

sindrome asplenica
Vedi isomerismo/isomerismo destro.

sindrome del cuore sinistro ipoplasico
Sindrome con un ampio spettro di variabilità e severità delle manifestazioni con ipoplasia, stenosi o atresia a differenti livelli delle sezioni sinistre del cuore inclusi l'aorta, la valvola aortica, il tratto di efflusso del ventricolo sinistro, il ventricolo sinistro, la valvola mitrale e l'atrio sinistro.

sindrome degli occhi di gatto
Sindrome dovuta a una duplicazione a tandem del cromosoma 22 o a un cromosoma 22 isodicentrico così che la regione critica 22pter → q11 è duplicata. Le caratteristiche fenotipiche includono deficit mentale, malformazioni anali e renali, ipertelorismo e altro. Il ritorno venoso polmonare anomalo totale è la più comune cardiopatia congenita (circa il 40% dei pazienti).

sindrome della scimitarra
Una costellazione di anomalie comprendenti una connessione venosa polmonare anomala totale o parziale infradiaframmatica del polmone destro verso la vena cava inferiore, spesso associata a ipoplasia del polmone di destra e dell'arteria polmonare di destra. La porzione inferiore del polmone di destra tende a ricevere un supporto arterioso che gli deriva dall'aorta addominale. Il nome della sindrome deriva dall'apparenza nella radio-

grafia del torace in proiezione anteroposteriore dell'ombra formata dalla connessione venosa anomalo-polmonare che ricorda una spada turca, o scimitarra.

sindrome del QT lungo
Anomalo allungamento della durata del tratto QT con conseguente rischio di torsione di punta, sincope e morte improvvisa. Può essere congenita o acquisita (farmaci come gli antiaritmici, gli antistaminici, alcuni antibiotici, alterazioni degli elettroliti come l'ipocalcemia, ipomagnesemia, ipopotassiemia: ipotiroidismo e altri fattori). L'intervallo QT dovrebbe essere in relazione alla frequenza cardiaca.

sindrome di Alagille
Vedi displasia arterioepatica.

sindrome di Bland-White-Garland
L'arteria coronaria principale sinistra origina dall'arteria polmonare. Il primo report descriveva le caratteristiche cliniche e patologiche della malattia e fu pubblicato nel 1933 (Bland EF, White PD, Garland J. Congenital anomalies of the coronary arteries: report of an unusual case associated with cardiac hypertrophy. American Heart Journal 1933, 8, 787-801 *Sinonimo* ALCAPA.

sindrome di DiGeorge
Sindrome autosomica dominante ora conosciuta come parte del "CATCH 22". Come originariamente descritta, è caratterizzata da ipocalcemia infantile, immunodeficienza dovuta a ipoplasia timica, e anomalie cardiache di tipo cono-truncale. *Vedi anche* CATCH 22.

sindrome di Down
La più comune malformazione causata dalla trisomia 21. La maggior parte dei pazienti (95%) ha la completa trisomia del cromosoma 21; alcuni hanno una traslocazione o forme mosaico. Il fenotipo è diagnostico (bassa statura, aspetto caratteristico, ritardo mentale, brachitactilia, instabilità atranto-assiale, anomalie della tiroide e dei leucociti). Le cardiopatie congenite sono frequenti (il difetto settale atrioventricolare e il difetto interventricolare sono le più diffuse). Il prolasso della valvola mitralica o l'insufficienza aortica possono anch'esse essere presenti. I pazienti con sindrome di Down hanno una particolare predisposizione allo sviluppo precoce della malattia vascolare polmonare.

sindrome di Ehlers-Danlos (EDS)
Gruppo di anomalie ereditarie del tessuto connettivo (specificatamente anomalie del collagene). Iperestensibilità delle articolazioni, iperelasticità e fragilità della pelle sono comuni in tutte le forme; il paziente presenta contusioni frequenti.

- Ehlers-Danlos tipo I, II e III, con eredità autosomica dominante dimostrata, sono le forme più comuni e rappresentano circa il 30% dei casi. Le anomalie cardiovascolari sono generalmente moderate e consistono prevalentemente nel prolasso della valvola mitrale e tricuspide. Una dilatazione delle arterie principali, inclusa l'aorta, può essere presente. La rottura dell'aorta è vista raramente nel tipo I ma non nel tipo II e III.
- La sindrome di Ehlers-Danlos tipo IV è anch'essa autosomica dominante, ma frequentemente può insorgere de novo. È una forma "arteriosa", caratterizzata da dilatazione dell'aorta e rottura della media che può avvenire spontaneamente o dopo trauma. È dovuta a una malformazione del procollagene tipo III, e comprende circa il 10% dei casi di sindrome di Ehlers-Danlos.
- Esistono altri sei rari tipi di sindrome di Ehlers-Danlos.

sindrome di Eisenmenger
Forma estrema di malattia vascolare polmonare, conseguenza di un preesistente shunt sistemico-polmonare a causa del quale le resistenze vascolari polmonari aumentano a tal punto che la pressione polmonare è vicina o pari a quella sistemica. Esiste uno shunt inverso (destro-sinistrto) o bidirezionale a livello delle grosse arterie, ventricolare, e/o a livello atriale. *Vedi anche* classificazione di Heath-Edwards. *Vedi anche* ipertensione polmonare.

sindrome di Ellis-van Creveld
Sindrome autosomica recessiva in cui l'atrio comune, il difetto interatriale tipo *ostium primum* e il difetto settale atrioventricolare parziale rappresentano le malformazioni cardiache più frequenti.

sindrome di Holt-Oram
Sindrome autosomica dominante consistente in anomalie radiali del braccio e della mano associate a un difetto interatriale tipo *ostium secundum* (forma più comune), a DIV, o più raramente ad altre cardiopatie congenite. (Holt M, Oram S. Familial heart disease with skeletal manifestations. British Heart Journal 1960, 22, 236-242.) Il gene per questa sindrome è sul 12q2. (Basson CT et al. The clinical and genetic spectrum of the Holt-Oram sindrome (heart-hand sindrome) New England Journal of Medicine 1994, 330, 885-891.)

sindrome di Hunter
Sindrome genetica dovuta al deficit dell'enzima iduronato solfato (mucopolisaccaridasi) caratterizzata da una trasmissione di tipo ereditario recessivo. Le manifestazioni cliniche sono variabili. I pazienti si presentano con modificazione dello scheletro, ritardo mentale, ipertensione arteriosa e coinvolgimento delle valvole atrioventricolari semilunari, con possibili conseguenti insufficienze valvolari.

sindrome di Hurler
Sindrome generica dovuta al deficit dell'enzima a-L-iduronidase (mucopolisaccaridasi) con trasmissione ereditaria di tipo autosomico recessivo. Il fenotipo si presenta variabile, con anomalie del sistema scheletrico, anomalie oculari, epatosplenomegalia, ritardo mentale e stenosi valvolare mitralica.

sindrome di Kartagener
Sindrome autosomica recessiva caratterizzata da totale *situs inversus*, destrocardia e difetto della motilità ciliare, a sua volta causa di sinusiti, bronchiectasie e immobilità spermatica (Kartagener M. Zur Pathogenese der Bronchiektasien: Bronchiektasien bei Situs viscerum insersus. Beitr Klinik Tuberkul 1933, 28, 231-234. Kartagener M. et al. Bronchiectasis with situs inversus. Archives of Pediatrics 1962, 79, 193-196. Miller RD et al. Kartagener's syndrome. Chest 1972, 62, 130-136.)

sindrome di LEOPARD
Questa condizione autosomica dominante è caratterizzata dalla presenza di lentiggini, anomalie elettrocardiografiche, ipertelorismo, stenosi polmonare, anomalie dei genitali, ritardo nella crescita e sordità. Raramente possono essere presenti una cardiomiopatia o cardiopatie congenite complesse.

sindrome di Lutembacher
Difetto interatriale associato a stenosi della valvola mitralica. La stenosi della valvola mitralica è generalmente acquisita (reumatica).

sindrome di Marfan
Malattia del tessuto connettivale con trasmissione autosomica dominante determinata da un difetto nel gene della fibrillina nel cromosoma 15. L'espressione fenotipica è estremamente variabile. I pazienti possono avere un'alta statura, una anormale proporzione corporea, anomalie oculari, ectasia durale, protrusione dell'acetabolo e presenza di anomalie del sistema scheletrico e cardiovascolare. Il prolasso della valvola mitrale con insufficienza mitralica, la dilatazione/aneurisma dell'aorta ascendente con conseguente insufficienza aortica e la dissecazione aortica sono le manifestazioni cardiovascolari più comuni. *Vedi anche* criteri di Ghent.

sindrome di Noonan
Sindrome autosomica dominante fenotipicamente simile alla sindrome di Turner, dovuta a una anomalia nel cromosoma 12q. È associata a cardiopatie congenite, particolarmente in presenza di stenosi valvolare polmonare da valvola displasica, stenosi dell'arteria polmonare, DIA, tetralogia di Fallot, cardiomiopatia ipertrofica. Un linfedema congenito è frequentemente associato, ma può passare inosservato. (Noonan JA, Ehmke DA. Associated non-cardiac malformations in children with congenital heart disease. Midwest Society for Pediatric Research 1963, 63, 468.)

sindrome di Shprintzen
Vedi sindrome velo-cardio-facciale. *Vedi* CATCH 22.

sindrome di Turner
Sindrome clinica dovuta a un cariotipo 45XO in circa il 50% dei casi con 45XO/45XX mosaicismo e altre anomalie cromosomiche X. Presenta un caratteristico, ma al tempo stesso variabile fenotipo in associazione con anomalie cardiache congenite, in special modo coartazione dell'aorta post-duttale e altre lesioni ostruttive delle sezioni sinistre, come anche un drenaggio venoso polmonare anomalo parziale senza DIA. Il fenotipo femminile varia con l'età di presentazione e ha tratti comuni con la sindrome di Noonan.

sindrome di Williams
Sindrome autosomica dominante, spesso a insorgenza de novo, associata con un'anomalia dell'elastina, ipocalcemia infantile, media alterazione cognitiva e la cosiddetta "personalità cocktail", e cardiopatie congenite, in special modo stenosi aortica sopravalvolare e stenosi polmonari periferiche multiple. (William JC et al. Supravalvular aortic stenosis. Circulation 1961, 24, 1311-1318. Beuren A et al. supravalvular aortic stenosis in association with mental retardation and certain facial features. Circulation 1962, 26, 1235-1240.)

sindrome di Wolff-Parkinson-White (WPW)
Via di conduzione laterale accessoria atrioventricolare determinante un caratteristico ECG e aritmie atriali (e a volte ventricolari). La sindrome WPW può essere isolata o associata con cardiopatie congenite. Si riscontra nel 25% dei pazienti con anomalia di Ebstein. Generalmente questi pazienti possono avere anche più di una via anomala accessoria.

sindrome polisplenica
Vedi isomerismo/isomerismo sinistro.

sindrome rubeolica
Ampio spettro di malformazioni derivanti dall'aver contratto la rosolia precocemente in gravidanza e comprendenti cataratta, retinopatia, sordità, cardiopatie congenite, lesioni ossee, ritardo mentale, ecc. Lo spettro delle cardiopatie congenite è ampio e include la stenosi dell'arteria polmonare, la pervietà del dotto arterioso, la tetralogia di Fallot e il difetto interventricolare.

sindrome velo-cardio-facciale
Sindrome caratterizzata da palatoschisi, anomalia della *facies* (naso lungo a impianto largo, faccia allungata, orecchie a impianto basso), insufficienza velo-faringea e cardiopatie congenite (malformazioni cono-truncali, DIV isolato, tetralogia di Fallot). È dovuta a una microdelezione del cromosoma 22q11. *Sinonimo* sindrome di Shprintzen. *Vedi anche* CATCH 22.

singolo (es.: atrio *singolo*, ventricolo *singolo*, ecc.)
Implica l'assenza di una corrispondente struttura controlaterale. Contrasta con il termine "comune" che implica invece la presenza di strutture bilaterali ma assenza della settazione.

situs
Sinonimo lateralizzazione. La posizione dell'atrio morfologicamente destro determina la lateralizzazione e l'identificazione del *situs* ed è indipendente dalla direzione dell'apice cardiaco o dalla posizione dei ventricoli o delle grosse arterie.

- *Situs ambiguus.* Indeterminata lateralizzazione (generalmente negli isomerismi atriali).
- *Situs inversus.* Lateralizzazione speculare generalmente opposta alla normale. Atrio morfologicamente destro posto a sinistra.
- *Situs inversus* totale. Totale lateralizzazione speculare. La posizione di tutti gli organi lateralizzati è invertita.
- *Situs solitus.* Normale lateralizzazione. Atrio morfologicamente destro posto a destra.

sling dell'arteria polmonare
Anomala origine dell'arteria polmonare sinistra dall'arteria polmonare destra, così che questa circonda e passa attorno alla trachea. Può essere associata con anelli cartilaginei completi della trachea, causa di possibile stenosi tracheale. Può presentarsi come entità isolata o in associazione con altre cardiopatie congenite.

soffio a vela
Caratteristica auscultatoria presente in alcuni pazienti con anomalia di Ebstein. Il soffio include la chiusura della valvola mitrale come prima componente, con una componente tricuspidalica dilazionata. L'anomalo, grande lembo anteriore tricuspidalico schiocca come l'apertura di una vela al vento e causa questa chiusura dilazionata. Il soffio a vela non è un click da eiezione, anche se può simularlo.

sopracristale
Localizzato sopra la cresta sopraventricolare nel tratto di efflusso del ventricolo destro in contiguità con l'origine delle grosse arterie. *Vedi* cresta sopraventricolare.

sostituzione dell'aorta ascendente risparmiando la valvola aortica
Vedi operazione di David.

stent
Protesi intravascolare (intraluminale) che funge da impalcatura per un vaso dopo una dilatazione con pallone transluminale, al fine di mantenere la pervietà dello stesso.

studio cardiopolmonare
Studio della fisiologia cardiopolmonare a riposo e sotto stress, comprendente almeno i seguenti elementi: funzione polmonare a riposo, studio dello stress e del massimo esercizio fisico, consumo di ossigeno, soglia anaerobica, saturazione di ossigeno sotto sforzo.

tetralogia di Fallot
Cardiopatia congenita caratterizzata da un'ostruzione del tratto di efflusso del ventricolo destro a livello infundibolare e un grosso DIV non restrittivo. Le altre due componenti della tetralogia sono un scavalcamento dell'aorta e un'ipertrofia concentrica del ventricolo destro. Un'ostruzione del tratto di efflusso del ventricolo destro a livello valvolare (stenosi polmonare), o più distale a livello dell'arteria polmonare, sono spesso presenti. La causa morfogenetica è il malallineamento del setto infundibolare che fallisce la sua unione con il setto trabecolato a causa di una sua deviazione anteriore. Lillehei descrisse per primo la correzione nel 1955 (Lillehei CW et al. Direct vision intracardiac surgical correction of the tetralogy of Fallot, pentalogy of Fallot, and pulmonary atresia defects; reports of first ten cases. Annals of Surgery 1955, 142, 418-445.)
- Pentalogia di Fallot. Tetralogia di Fallot in associazione con DIA o PFO.
- Tetralogia di Fallot rosa. Tetralogia di Fallot che si presenta con un aumentato flusso polmonare e una minima cianosi per un basso grado di ostruzione al tratto di efflusso del ventricolo destro. *Sinonimo* Fallot acianotico.

tetralogia di Fallot rosa
Vedi tetralogia di Fallot.

transanulare
Attraverso l'anello. In rapporto con l'ostruzione del tratto di efflusso del ventricolo destro nella tetralogia di Fallot il termine si riferisce all'anello valvolare polmonare, che spesso deve essere allargato con un patch transanulare con conseguente insufficienza polmonare. Il patch transanulare fu per la prima volta descritto nel 1959. (Kirklin JW et al. Surgical treatment for tetralogy of Fallot by open intracardiac repair. Journal of Thoracic Surgery 1959, 37, 22-51.)

trasposizione completa delle grosse arterie
Sinonimo trasposizione classica; d-trasposizione; D-TGA; concordanza atrioventricolare con discordanza ventricolo-arteriosa. Una anomalia caratterizzata dal fatto che l'aorta origina dal ventricolo destro e l'arteria polmonare origina dal ventricolo sinistro. Il ventricolo destro sostiene la circolazione sistemica.

trasposizione congenitamente corretta delle grosse arterie
Sinonimo CCTGA; l-trasposizione; L-TGA; discordanza atrioventricolare con discordanza ventricolo-arteriosa; doppia discordanza. Un'anomalia in cui l'aorta origina dal ventricolo destro e l'arteria polmonare dal ventricolo sinistro a cui si somma una connessione atrioventricolare discordante;

pertanto l'atrio destro si connette con il ventricolo sinistro e l'atrio sinistro si connette con il ventricolo destro. Normalmente sono presenti cardiopatie associate, le più comuni delle quali sono il difetto interventricolare, la stenosi polmonare, e/o l'ipoplasia di un ventricolo. Il ventricolo destro sostiene la circolazione sistemica.

trasposizione delle grosse arterie (TGA)
Vedi connessione ventricolo-arteriosa discordante e *Vedi sotto*:
- TGA semplice. Connessione ventricolo-arteriosa discordante in cui il tronco polmonare origina dal ventricolo sinistro e l'aorta origina dal ventricolo destro senza nessun'altra cardiopatia associata.
- Trasposizione complessa delle grosse arterie. Connessione ventricolo-arteriosa discordante in cui il tronco polmonare origina dal ventricolo sinistro e l'aorta origina dal ventricolo destro con anomalie associate, la più comune delle quali è il difetto interventricolare.

tronco arterioso comune
Vedi truncus arteriosus.

truncus arteriosus
Una singola arteria (*truncus*) origina dalla base del cuore a causa di una mancata divisione prossimale in aorta e arteria polmonare. Pertanto ambedue le arterie polmonari e le arterie sistemiche, come le arterie coronariche, originano dal tronco comune. Il *truncus arteriosus* si divide in due tipi in relazione alla presenza del DIV o di un setto interventricolare intatto. *Sinonimo* tronco arterioso comune.

valvola aortica bicuspide
Anomalia in cui la valvola aortica è costituita da due sole cuspidi invece delle usuali tre. Esiste sempre un rafe o un abbozzo di commissura che divide la cuspide più grande in maniera anatomica, ma non funzionale. Questa anomalia è riscontrabile nel 2% della popolazione generale e nel 75% dei pazienti con coartazione aortica.

valvola atrioventricolare (valvola AV)
Valvola rivolta verso l'ingresso di un ventricolo. Le valvole AV seguono i rispettivi ventricoli, la valvola tricuspide è sempre associata al ventricolo destro mentre la valvola mitrale è sempre associata al ventricolo sinistro. Tuttavia, nel quadro di un difetto settale atrioventricolare, non esistono una vera valvola mitrale o una vera valvola tricuspide. Nelle forme più severe esiste un singolo orifizio atrioventricolare costituito da cinque lembi valvolari. La "valvola AV sinistra" comprende il lembo laterale sinistro e la porzione sinistra del lembo a ponte superiore (anteriore) e inferiore (posteriore), mentre la "valvola AV destra" include il lembo inferiore destro, il lembo antero-superiore destro e la porzione destra dei lembi a ponte superiore e inferiore.
- Cleft della valvola AV. Un difetto spesso coinvolgente la valvola AV sinistra nelle forme di CAV costituite dalla congiunzione dei lembi a ponte

superiore e inferiore. Un cleft può anche essere osservato nel lembo settale tricuspidalico. Una simile ma morfologicamente distinta entità può coinvolgere il lembo anteriore o più raramente quello posteriore della valvola mitrale nei cuori normali.
- Valvola AV comune. Costituita da una valvola a V a 5 lembi nelle forme complete di difetto del setto atrioventricolare correlata con ambedue i ventricoli.
- Valvola AV overriding. Descrive una valvola a V correlata ad ambedue i ventricoli. Sovrasta il setto interventricolare al di sopra di un DIV.
- Valvola AV straddling. Descrive una valvola AV con una anomala inserzione delle corde tendinee o dei muscoli papillari all'interno del ventricolo controlaterale (è necessario un DIV).

valvola atrioventricolare sistemica
La valvola atrioventricolare che sovrasta l'ingresso del ventricolo sistemico.

valvola atrioventricolare straddling
Vedi valvola atrioventricolare.

valvola atrioventricolare venosa (o polmonare)
Valvola atrioventricolare che sovrasta l'ingresso del ventricolo polmonare.

valvola di Eustachio
Residuo della valvola destra del seno venoso a livello dell'entrata della vena cava inferiore nell'atrio destro.

valvola di Tebesio
Residuo della valvola destra del seno venoso che sorvegliava l'apertura del seno coronarico.

valvola mitrale a paracadute
Anomalia della valvola mitrale nella quale tutte le corde tendinee della valvola, che possono essere più corte e più spesse, si inseriscono in un singolo e anomalo muscolo papillare. È generalmente causa di stenosi mitralica. La valvola mitrale a paracadute può essere parte del complesso di Shone. *Vedi anche* complesso di Shone.

valvola overriding
Valvola atrioventricolare che sovrasta ambedue i ventricoli oppure valvola semilunare che origina da ambedue i ventricoli.

vasi arteriosi dell'arco isolati
Vedi anomalie dell'arco aortico.

vena cava superiore sinistra persistente (VCSSP)
Persistenza della vena cardinale anteriore sinistra (che normalmente si oblitera durante l'embriogenesi) che determina la persistenza della vena cava superiore sinistra. La VCSSP drena normalmente attraverso il seno

coronario nell'atrio destro in più del 90% dei pazienti, ma raramente può aprirsi direttamente sull'atrio sinistro in associazione con altre cardiopatie congenite (es.: isomerismo). La sua incidenza è di circa lo 0,5% nella popolazione generale, ma più alta nei pazienti con cardiopatia congenita.

ventricoli tipo sopra-sotto
Vedi cuore superiore-inferiore

ventricolo destro a doppia uscita (VDDU)
Ambedue le arterie originano prevalentemente dal ventricolo morfologicamente destro; generalmente non c'è continuità fibrosa tra la valvola semilunare e le valvole atrioventricolari; è presente un difetto interventricolare. Quando il difetto interventricolare è in posizione sottoaortica senza ostruzione del tratto di efflusso del ventricolo destro, la fisiologia è identica a quella del DIV. Se è presente un'ostruzione del tratto di efflusso del VD, la fisiologia simula quella della tetralogia di Fallot. Quando il DIV è in posizione sottopolmonare (anomalia di Taussig-Bing) la fisiologia simula quella della trasposizione completa delle grosse arterie. *Vedi anche* anomalia di Taussig-Bing.

ventricolo destro bi-camerato
Separazione del ventricolo destro (VD) in una camera di ingresso ad alta pressione, e una camera infundibolare a bassa pressione. La separazione è generalmente prodotta dalla ipertrofia della "banda settomarginale". Quando è presente, il DIV è generalmente in connessione con la camera di ingresso ad alta pressione.

ventricolo sinistro a doppia entrata (VSDI)
Vedi connessione univentricolare.

ventricolo sinistro a doppia uscita (VSDU)
Sia l'arteria polmonare che l'aorta originano prevalentemente dal ventricolo morfologicamente sinistro. Il ventricolo sinistro a doppia uscita è una patologia rara, e radicalmente meno frequente del ventricolo destro a doppia uscita.

ventricolo sottopolmonare
Il ventricolo che è in relazione più diretta con l'arteria polmonare.

unifocalizzazione
Tecnica chirurgica che crea un tronco comune da collaterali sistemico-polmonari multiple e che è parte del trattamento chirurgico di atresia delle polmonari complesse.

unità Wood
Unità non standard di espressione delle resistenze vascolari polmonari (mmHg/L), che prende il nome da Paul Wood, il famoso cardiologo inglese. Una unità Wood è equivalente a 80 dyn.cm.sec^{-5}.

unroofed coronary sinus
Anomalia in cui esiste un deficit della normale separazione del seno coronarico dall'atrio sinistro. Poiché il seno coronarico passa dietro l'atrio sinistro nel suo "groove" ventricolare, il seno coronarico drenerà all'interno dell'atrio sinistro. È una forma di assenza del seno coronarico.

xenograft
Tessuto o organo usato nel trapianto, derivante da un'altra specie. *Sinonimo* heterograft.

Appendice: calcolo degli shunt

Background

Nonostante la sempre maggior importanza delle tecniche di ecocardiografia doppler e di risonanza magnetica, lo standard clinico per quantificare i flussi, in particolar modo in pazienti con shunt intracardiaci, resta la valutazione basata sul cateterismo cardiaco.

La severità e la significatività degli shunt, e di conseguenza delle decisioni relative alla procedura terapeutica interventistica, sono spesso prese proprio in base a questi calcoli.

Benché siano potenzialmente disponibili diversi strumenti nel laboratorio di emodinamica, così come gli indicatori della diluizione, sino ad oggi il metodo più generalmente accettato è rappresentato dai dati ossimetrici applicati al principio di Fick. Tuttavia il metodo presuppone che vengano fatte ripetute valutazioni del contenuto di ossigeno, della stabilità fisiologica e del mixing del sangue "shuntato", che devono essere ben compresi (Hillis et al., 1985). Questo breve capitolo permette una rivalutazione dei calcoli che sono necessari sottolineando le potenziali fonti di errore insite nell'utilizzo di questo metodo.

Un mezzo di calcolo online con le stesse funzioni è attualmente disponibile all'indirizzo (http://www.rbh.nthames.nhs.uk/cardiology/flowcalculations.asp).

Dati richiesti

1. Emoglobina (Hb in g/dl).
2. Consumo di ossigeno (VO_2 in ml/min): meglio se si misura con un sensore per l'ossigeno al momento del cateterismo. Spesso i valori si basano sull'assunzione di valori normali disponibili in letteratura. (LaFarge & Miettinen, 1970), per esempio:
   (a) Donne: $VO_2 = BSA \times [138.1\text{-}17.04 \times \text{In (età)} + 0.378\ FC]$
   (b) Uomini: $VO_2 = BSA \times [-\ 11.49 \times \text{In (età)} + 0.378 \times FC]$
3. Percentuale di saturazione d'ossigeno dei seguenti distretti:
   (a) Sangue venoso misto (SVM_{sat}): diverse possibilità di determinare il SVM_{sat} basandosi su campioni prelevati a livello del VCS_{sat} e VCI_{sat}.

Un approccio standard consiste nell'utilizzare il valore del prelievo a livello della VCS da solo considerandolo come valore uguale al sangue venoso misto, poiché è approssimativamente la media tra il valore della VCI (il sangue renale è meno desaturato) e il seno coronarico (il sangue coronarico è più desaturato). Un'alternativa può essere un calcolo medio che si basa su una delle seguenti formule (Flamm et al., 1970; French et al., 1983; Pirwitz et al., 1997):

(i) $SVM_{sat} = [(VCS_{sat} \times 3)] + VCI_{sat}\ 1/4$
(ii) $SVM_{sat} = [(VCS_{sat}) + (VCI_{sat} \times 2)]/3$
(iii) $SVM_{sat} = [VCS_{sat} \times 2 + (VCI \times 3)]/5$

(b) Arteria polmonare (AP_{sat}): generalmente si ottiene da un prelievo a livello dell'arteria polmonare principale. Sarebbe ottimale effettuare un prelievo dall'arteria polmonare destra e dall'arteria polmonare sinistra in modo selettivo e fornire un valore medio, soprattutto in presenza di un dotto arterioso pervio.
(c) Vena polmonare (VP_{sat}): si dovrebbe ottenere un prelievo attraverso un difetto interatriale o un forame ovale pervio. Vene polmonari diverse possono avere valori diversi dovuti a un grado di mismatch ventilatorio (Iga et al., 1999). Pertanto come valore misto, tipo una saturazione a livello dell'atrio di sinistra, dovrebbe essere utilizzato un campione nel sito più incontaminato possibile se non presente uno shunt a livello atriale.
(d) Saturazione aortica (AO_{sat}): può essere misurata direttamente da ogni punto a livello dell'aorta; spesso il prelievo viene fatto a livello dell'arteria femorale. La saturazione percutanea di ossigeno può in alcuni casi sostituire con ragionevole accuratezza tale prelievo, fermo restando che non vi sia un dotto arterioso pervio.

Formule

Calcolo dei flussi sulla base del principio di Fick:

$$\text{Flusso} = \frac{\text{consumo di ossigeno } (VO_2)}{\text{(contenuto di ossigeno in un sito prossimale)} - \text{(contenuto di ossigeno in un sito distale)}}$$

Il contenuto di ossigeno è la capacità di trasportare O_2 moltiplicata per la saturazione di O_2.

1. Si può calcolare la capacità di trasporto di O_2 come segue:

$$O_{2\text{capacità}} = Hb \times 1{,}36 \times 10$$

2. Flusso sanguigno (Q) in L/min:

(a) $Q_{\text{polmonare}} = VO_2/[O_{2\text{capacità}} \times VP_{sat} - AP_{sat})/100]$

(b) $Q_{sistemico} = VO_2/[O_{2capacità} \times (AO_{sat} - SVM_{sat})/100]$

(c) Il flusso effettivo è la quantità di flusso che non shunta e che va dal letto capillare sistemico a quello polmonare:

$$Q_{effettivo} = VO_2/[O_{2capacità} \times (VP_{sat} - SVM_{sat})/100]$$

3. Volumi di shunt in L/min:

(a) Shunt destro-sinistro = $Q_{sistemico} - Q_{effettivo}$
(b) Shunt sinistro-destro = $Q_{polmonare} - Q_{effettivo}$

4. Flusso/sezioni di shunt:

(a) $Q_{polmonare} / Q_{sistemico}$ (Qp/Qs)

$$= \frac{AO_{sat} - VM_{sat}}{VP_{sat} - AP_{sat}}$$

(b) Frazione di shunt polmonare (la frazione di flusso polmonare dovuta a uno shunt sinistro-destro)

$$= \frac{AP_{sat} - VM_{sat}}{VP_{sat} - VM_{sat}}$$

(c) Frazione di shunt sistemico (la frazione di flusso sistemico dovuta a uno shunt destr-sinistro)

$$= \frac{VP_{sat} - AO_{sat}}{PV_{sat} - VM_{sat}}$$

Fonti potenziali di errore

1. *Misure ossimetriche:* errori modesti nella misurazione della saturazione possono determinare errori significativi nel calcolo del Qp/Qs (Cigarroa et al., 1989; Sheperd et al., 1997).
   Le saturazioni dovrebbero essere misurate utilizzando la spettrofotometria o determinando la PO_2 dall'emo-gas analisi e calcolando la saturazione di ossigeno utilizzando la curva di dissociazione dell'ossiemoglobina. La spettrofotometria può essere fonte di errore nei pazienti con carbossiemoglobina o iperbilirubinemia. L'emo-gas analisi può risultare errata in quelle condizioni in cui ci può essere un significativo scivolamento della curva di dissociazione, come ad esempio nel caso di anemia o di altre problematiche metaboliche. I pazienti con una cardiopatia cianogena cronica spesso hanno uno spostamento della curva di dissociazione. Una pulizia incompleta prima di ottenere un campione può determinare anch'essa un errore.

2. *Integrazione di ossigeno*: di solito la quantità di ossigeno disciolto nel sangue è trascurabile nell'uso delle formule sopra riportate, fatta eccezione per i pazienti in cui vi sia un'alta quantità di ossigeno supplementare. Infatti mettere il paziente in integrazione di ossigeno può determinare in alcuni casi un aumento dei valori calcolati. Pertanto i campioni dovrebbero essere misurati utilizzando un emo-gas analizzatore e l'ossigeno contenuto in ciascuna condizione dovrebbe essere ricalcolato come segue (quando la PO_2 è data in mmHg):

$$\text{contenuto di } O_2 = (O_{2\text{capacità}} \times SaO_2) + (PO_2 \times 0{,}003)$$

3. *Condizioni di alto flusso:* nelle condizioni di alto flusso la saturazione del sangue venoso misto è più alta e pertanto la sensibilità per determinare gli shunt è più bassa.
4. I valori e le tabelle tradizionalmente riportati per i VO_2 si basano su individui sedati normali, e pertanto non rappresentativi della popolazione dei pazienti. Ogni paziente ha una variazione del consumo di ossigeno da minuto a minuto. Pertanto i dati andranno ottenuti con la maggior velocità possibile, preferibilmente prelevando a ritroso e inoltre in una situazione di quiete, a riposo e in condizioni controllate.

Letture consigliate

Cigarroa RG, Lange RA, Hillis LD (1989) Oximetric quantitation of intracardiac left-to-right shunting: limitations of the Qp/Qs ratio. American Journal of Cardiology, 64, 246-247

Flamm MD, Cohn KE, Hancock EW (1970) Ventricular function in atrial septal defect. American Journal of Medicine, 48, 286-294

French WJ, Chang P, Forsythe S, Criley JM (1983) Estimation of mixed venous oxygen saturation. Catheter Cardiovascular Diagnosis, 9, 25-31

Hillis LD, Winniford MD, Jackson JA, Firth BG (1985) Measurements of left-to-right intracardiac shunting in adults: oximetric versus indicator dilution techniques. Catheter Cardiovascular Diagnosis, 11, 467-472

Iga K, Izumi C, Matsumura M et al (1999) Partial pressure of oxygen is lower in the left upper pulmonary vein than in the right in adults with atrial septal defect: difference in $P(O_2)$ between the right and left pulmonary veins. Chest, 115, 679-683

LaFarge CG, Miettinen OS (1970) The estimation of oxygen consumption. Cardiovascular Research, 4, 23-30

Pirwitz MJ, Willard JE, Landau C, Hillis LD, Lange RA (1997) A critical reappraisal of the oximetric assessment of intracardiac left-to-right shunting in adults. American Heart Journal, 133, 413-417

Shepherd AP, Steinke JM, McMahan CA (1997) Effect of oximetry error on the diagnostic value of the Qp/Qs ratio. International Journal of Cardiology, 61, 247-259

Indice analitico

Finito di stampare nel mese di dicembre 2006

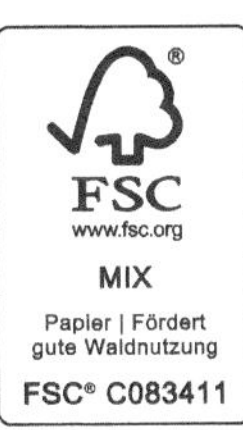

Zeitfracht Medien GmbH
Ferdinand-Jühlke-Straße 7
99095 Erfurt, Deutschland
produktsicherheit@kolibri360.de